影像学核心复习系列丛书

Matthew S. Davenport

GENITOURINARY IMAGING *A Core Review*

生殖泌尿影像学

核心复习

编　著　〔美〕马修·S.达文波特

主　审　邵国良

主　译　张联合　夏瑞明　徐秀芳

天津出版传媒集团

天津科技翻译出版有限公司

著作权合同登记号:图字:02－2019－102

图书在版编目(CIP)数据

生殖泌尿影像学 : 核心复习 / (美) 马修·S. 达文波特 (Matthew S. Davenport) 编著 ; 张联合, 夏瑞明, 徐秀芳主译. — 天津 : 天津科技翻译出版有限公司, 2020. 10
(影像学核心复习系列丛书)
书名原文: Genitourinary Imaging: A Core Review
ISBN 978－7－5433－4047－3

Ⅰ. ①生… Ⅱ. ①马… ②张… ③夏… ④徐… Ⅲ. ①泌尿生殖系统－泌尿系统疾病－影像诊断 Ⅳ. ①R691.04

中国版本图书馆 CIP 数据核字(2020)第 168631 号

Matthew S. Davenport: Genitourinary Imaging: A Core Review. ISBN: 978－1－4511－9407－4

本书提供了药物的适应证、副作用和剂量疗程,可能根据实际情况进行调整。读者须阅读药品包装盒内的使用说明书,并遵照医嘱使用。本书的作者、编辑、出版者或发行者对因使用本书信息所造成的错误、疏忽或任何后果不承担责任,对出版物的内容不做明示的或隐含的保证。作者、编辑、出版者或发行者对由本书引起的任何人身伤害或财产损害不承担任何责任。

授权单位:Wolters Kluwer Health, Inc.
出　　版:天津科技翻译出版有限公司
出 版 人:刘子媛
地　　址:天津市南开区白堤路 244 号
邮政编码:300192
电　　话:(022)87894896
传　　真:(022)87895650
网　　址:www.tsttpc.com
印　　刷:山东临沂新华印刷物流集团有限责任公司
发　　行:全国新华书店
版本记录:889mm×1194mm　16 开本　14.5 印张　380 千字
2020 年 10 月第 1 版　2020 年 10 月第 1 次印刷
定价:128.00 元

(如发现印装问题,可与出版社调换)

译者名单

主　审

邵国良　浙江省肿瘤医院

主　译

张联合　武警浙江总队医院

夏瑞明　绍兴文理学院医学院

徐秀芳　杭州医学院医学影像学院

副主译

林　敏　浙江中医药大学附属第三医院

舒锦尔　金华市中心医院

赵振华　绍兴市人民医院

龙德云　中国武警海警总队医院

译校者　（按姓氏汉语拼音排序）

蔡菲菲　绍兴市人民医院

崔　璨　金华市中心医院

丁海军　浙江省皮肤病医院

高智琴　杭州市萧山区中医医院

顾晓丽　上海中医药大学附属光华医院

韩　铮　金华市中心医院

梁　红　杭州医学院

梁嘉豪　杭州医学院

林　敏　浙江中医药大学附属第三医院

龙德云　中国武警海警总队医院

舒锦尔　金华市中心医院

田曼曼　浙江中医药大学附属第三医院

王大江　杭州医学院

吴　坚　杭州医学院
夏　毅　南方医科大学
夏瑞明　绍兴文理学院医学院
徐秀芳　杭州医学院医学影像学院
杨丙奎　浙江中医药大学附属第三医院
杨立光　浙江省诸暨市人民医院
杨民霞　绍兴市人民医院
杨永波　浙江省肿瘤医院
虞晓菁　浙江大学医学院附属邵逸夫医院
曾晶晶　浙江中医药大学附属第三医院
张丹妮　杭州医学院
张国强　中国武警海警总队医院
张建军　浙江医院
张联合　武警浙江总队医院
张峭巍　浙江大学医学院附属邵逸夫医院
张晓丹　浙江大学医学院附属妇产科医院
赵振华　绍兴市人民医院
周敏清　金华市中心医院
朱姬莹　杭州医学院

中文版序言

“医学影像”顾名思义是采用不同方法对人体组织的解剖结构和功能活动进行成像和显示，以用于疾病诊断和治疗监测。临床工作中有大量的影像图像需要放射科医师进行分析、解读。能否准确无误地分析、解读取决于放射科医师的知识和经验。不断对照分析各种病例是放射科医师学习知识、积累经验的有效途径，对于年轻医师尤其如此。

由美国密歇根大学医学院放射科马修·S.达文波特博士编著的《生殖泌尿影像学：核心复习》一书有别于系统教材，其采用美国放射学委员会（ABR）核心考试模式，紧扣美国放射科医师执业考试的核心内容，以问题为导向、结合影像资料深入浅出地分析、讨论每个案例。全书共10章内容，300道选择题，内容涵盖了对比剂、男性和女性生殖泌尿系统和后腹膜等各种常见疾病的病理解剖、成像原理、诊断和鉴别诊断分析，还提供了参考文献。放射科医师认真阅读该书可以大幅度提高专业知识水平。

张联合、夏瑞明和徐秀芳教授带领的翻译团队，花费了大量时间和精力，将本书翻译成中文出版，为我国放射科医师、泌尿科医师提供了一本实用且简易明了的医学影像学参考书。张联合和夏瑞明教授都是我的研究生，看到他们事业有成、专业卓著，作为老师还有什么能比这更感到欣慰的呢！长江后浪推前浪，一代更比一代强。飞速发展的医学影像学需要大量年轻有为的放射科医师加入，在此我衷心祝愿他们在守护国人身体健康的征程中成绩斐然！

章士正

浙江大学医学院附属邵逸夫医院放射科

2020年7月18日于杭州

中文版前言

由美国密歇根大学医学院马修·S.达文波特博士编著的《生殖泌尿影像学：核心复习》是《影像学核心复习系列丛书》中的一本，涉及生殖泌尿影像学最重要的方面，并根据美国放射学委员会(ABR)核心考试的模式编写。

本书主要以生殖泌尿系统的器官为线索，共分为10章，包含300道选择题，包括图像采集、对比剂应用、医源性不良事件、影像诊断、经皮活检和导管引流技术、疾病治疗、研究设计和医学伦理等诸多内容，书中图像典型而清晰。每个选项无论对错都有详细的解释，同时每道问题都提供了相应的参考文献，以供读者进一步研读。每完成一道选择题就相当于一次临床问题的讨论，这种形式深入浅出，有助于读者的理解和记忆，也是一个理论联系实际的过程；既可以帮助年轻的放射科医师、临床医师复习生殖泌尿影像学的基本概念和基础理论，也有助于提高他们的临床实践技能。相信本书能成为放射科医师、临床医师和医学生有价值的参考书。

我们很高兴与各位译者一起承担了本书的翻译工作。在翻译过程中，为了尽可能地做到"信、达、雅"，大家夜以继日，广泛地查阅有关文献，反复论证。有时为了一句话，甚至是一个词的精准翻译，常常反复酝酿，仔细斟酌，力求如实反映原著精髓。限于我们的专业知识和翻译水平，书中难免有不足之处，敬请读者们批评指正。

最后，感谢天津科技翻译出版有限公司在本书出版过程中给予的大力支持！

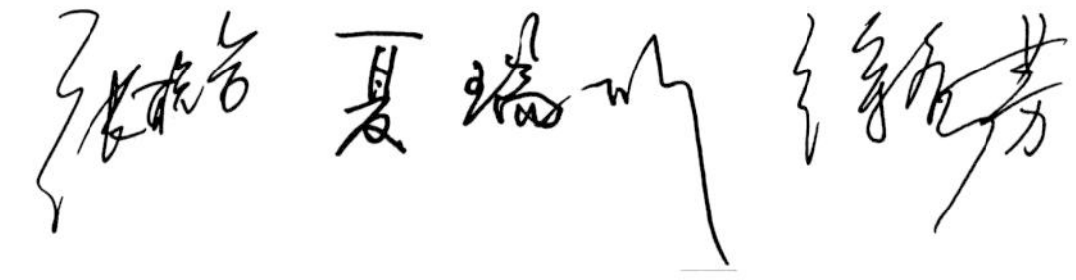

2020年8月

丛书序言

《生殖泌尿影像学：核心复习》是《影像学核心复习系列丛书》中的一本。从某种意义来说，这本书涵盖了生殖泌尿系统影像学最重要的知识点。我相信本书对于住院医师是一个非常有价值的参考指南，可以评估自身知识掌握情况，以问题的形式进行复习，这类似于美国放射学委员会(ABR)的核心考试模式。

本书由马修·S.达文波特博士编著，出色地体现了以核心复习为目的的系列丛书的理念。该书很好地涵盖了关键的主题，并提供了高质量图像。多项选择题按照类别分为几章，以便让读者更容易地学习所需要的内容。大部分习题以多项选择题匹配相应拓展问题的形式呈现，每个选项，无论对错，都有详细的解释。每个问题都提供了相应的参考文献，有助于读者进一步深入学习。这种模式对于准备再次认证(MOC)考试的放射科医师也很有帮助。

《影像学核心复习系列丛书》旨在为住院医师、专科医师或执业医师，以类似于ABR核心考试的模式，提供大约300道多项选择题，对专业重要概念、理论和临床实践进行复习。《影像学核心复习系列丛书》并不是详尽无遗，而是提供在ABR核心考试中可能出现的并且是临床实践中必需的内容。

作为《影像学核心复习系列丛书》的主编，我很高兴与全国许多为该丛书做出贡献的杰出人士合作。这一系列丛书凝聚了许多专家的心血，感谢他们的无私奉献，没有他们的付出，就不会有该系列丛书的出版。

感谢马修·S.达文波特博士的出色工作。我相信《生殖泌尿影像学：核心复习》一书将成为住院医师复习备考的宝贵资料，同时也是专科医师和放射科执业医师极有价值的参考工具书。

比伦·A.沙哈

丛书主编

前言

《生殖泌尿影像学:核心复习》综合了多个学科知识,涉及生殖泌尿系统放射学的诸多方面,包括图像采集物理学、对比剂应用、医源性不良事件、影像诊断、经皮活检和导管引流技术、疾病治疗、研究设计和医学伦理等,可以很好地帮助正在准备美国放射学委员会(ABR)核心考试的读者,以及正在准备再次认证(MOC)考试的放射科医师。当然,我们无法仅以一本300道选择题的书来全面覆盖放射学的知识,但是书中的每道题都是重中之重。为了倡导更深层次的自主学习,每道问题后面都提供了参考资料。我尽可能地引用了现行的安全有效的实践指南。

非常感谢 Christi 和 Quinn、Patricia Quinn Davenport、Jim Ellis、Tom Chenevert、Elaine Caoili、Jonathan Rubin、Rich Cohan、Hero Hussain、Ellen Higgins、Anna Fox、Anastasia Hryhorczuk、Jonathan Dillman、Bill Masch、Sarah Abate、Bill Weadock、Joel Platt、N. Reed Dunnick、Jeff Nadig、Biren Shah、Ronald Buckwalter,以及 Wolters Kluwer 的工作人员。

还要特别感谢 Jim Ellis,其对全书进行严格审读,力求更正每一处错误!你们没有看到的错误,都是他的功劳;而你们看到的错误,则是我的失败。要是他能帮我改正人生中的其他错误就好了!

马修·S.达文波特

致各位读者：

希望本书能够为您答疑解惑，起到抛砖引玉的作用！

马修·S.达文波特

目 录

第 1 章　对比剂

问题

1　患者女，60 岁，接受静脉注射非离子型低渗性碘对比剂后出现过敏性休克，图中所示药物正确的使用剂量是：

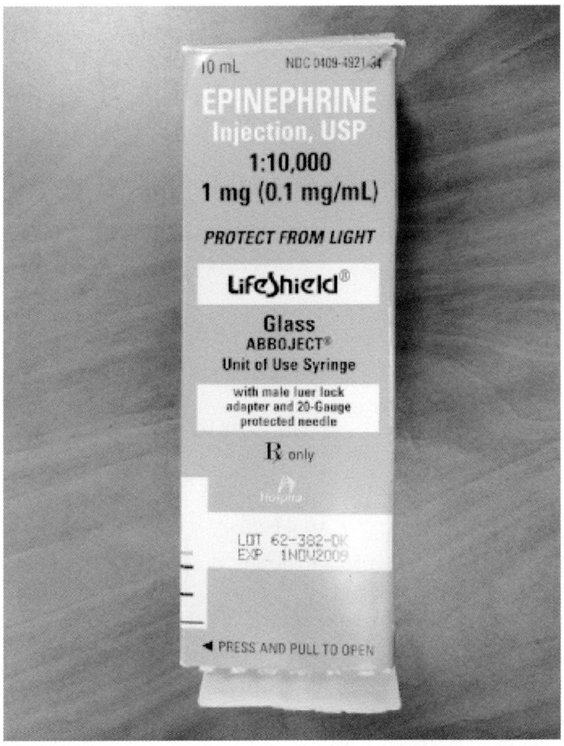

A. 0.1mg 静脉注射　　B. 1.0mg 静脉注射

C. 0.1mg 肌内注射　　D. 1.0mg 肌内注射

E. 图中所示药物禁止用于过敏性休克的治疗

2　钆对比剂 T1 增强的主要效应是：

A. 直接缩短 T1 弛豫时间　　B. 间接缩短 T1 弛豫时间

C. 间接延长 T1 弛豫时间　　D. 直接延长 T1 弛豫时间

3　患者女，42 岁，试图通过肘前窝的周围静脉置管注射 125mL 非离子型低渗性碘对比剂，但只注射了 100mL 后就停止了。注射后 2h 内注射部位疼痛渐进性加重，以下哪项因素强烈提示患者需要外科会诊？

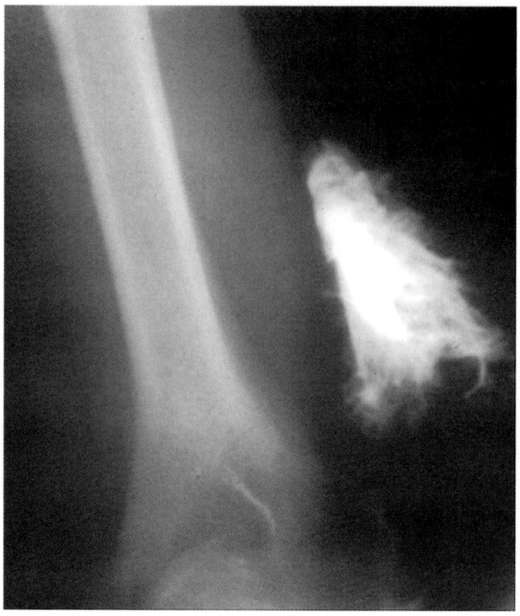

A. 患者的症状（渐进性的疼痛）

B. 患者的年龄（42 岁）

C. 计划注射的剂量（125mL）

D. 实际注射的剂量（100mL）

E. 注射的部位（肘前窝）

4 患者男，68 岁，患有前列腺癌，计划行盆腔 MR 检查。其估算的肾小球滤过率（eGFR）只有 31mL/(min · 1.73m^2)，担心该患者有可能发生肾源性系统性纤维化（NSF）。以下哪项对比剂发生无混杂因素 NSF 的风险最低？

A. 钆双胺（欧乃影）

B. 钆喷酸葡胺（马根维显）

C. 钆弗塞胺（安磁力）

D. 钆特醇（普络显思）

5 以下哪项是辨别过敏性休克与血管迷走反射的最重要因素？

A. 血压

B. 血氧饱和度

C. 心率

D. 体温

6 患者男，55 岁，患有高血压。静脉注射 120mL 非离子型低渗性碘对比剂 1min 后出现头晕、恶心。在对患者生命体征进行监测的过程中（图像如下所示），患者失去意识。使患者仰卧，抬高双腿，并快速静脉注射补液，患者意识仍未恢复，脉搏未发生改变。接下来最佳的处理方法是：

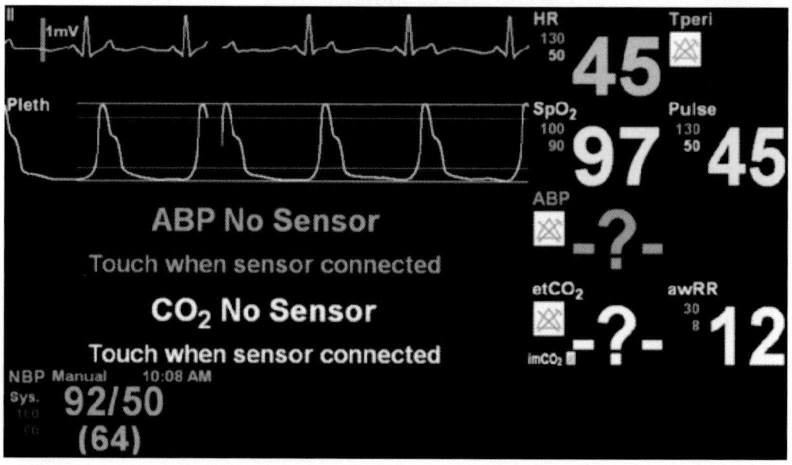

A. 静脉注射肾上腺素 0.1mg　　B. 静脉注射苯海拉明 50mg

C. 静脉注射阿托品 0.6mg　　D. 静脉注射甲泼尼龙 125mg

7 患者男，62 岁，患有严重高血压、外周血管病变及慢性肾病Ⅲb 期[eGFR：35mL/(min·1.73m^2)]，计划行肾动脉 CTA 检查。以下哪项是提高和维持血管显影最有效的方式，同时可以降低碘对比剂的使用剂量？

A. 降低管电流　　B. 降低管电压

C. 增加管电流　　D. 增加管电压

8 患者男，60 岁，患有 2 型糖尿病、冠状动脉疾病、高血压和心律失常。因肝功能异常，计划行腹部 CT 三期增强扫描。其 eGFR 为 40mL/(min·1.73m^2)。患者正在服用下列药物：格列吡嗪 5mg，口服，1 次/天；美托洛尔 50mg，口服，2 次/天；二甲双胍 500mg，口服，1 次/天；胺碘酮 400mg，口服，1 次/天。接下来最佳的处理方法是：

A. 继续检查，不需要特别的预防措施。

B. 重新安排检查时间，嘱咐患者检查前 24h 停用二甲双胍。

C. 继续检查，嘱咐患者检查后暂时停用二甲双胍。

D. 重新安排检查时间，并与患者的心脏病科医生讨论停用胺碘酮。

E. 继续检查，嘱咐患者检查后停用胺碘酮。

9 患者女，51 岁，因右下腹疼痛接受 CT 增强扫描。其右前臂注射部位出现了约 125mL 的对比剂外渗，发生骨筋膜室综合征的可能性为：

A. $<2\%$　　B. 5%

C. 20%　　D. 50%

10 肠道外给予超小型超顺磁性氧化铁颗粒（USPIO）用于 MR 成像，其主要机制是：

A. 缩短 T1 时间　　B. 化学位移伪影

C. 延长 T2 时间　　D. 磁敏感伪影

11 注射 USPIO 前后的 T2*W 图像上，下列哪项表现最能提示直肠周围短径 5mm 的淋巴结为恶性？

A. 注射 USPIO 后弥漫性信号丢失　　B. 注射 USPIO 后比肌肉信号高的均匀高信号

C. 注射 USPIO 前比肌肉信号高的均匀高信号　　D. 注射 USPIO 前比肌肉信号高的不均匀高信号

12 人体血浆渗透压为 285～295mmol/L，以下哪项是大多数低渗性碘对比剂的近似渗透压？

A. 300mmol/L　　B. 600mmol/L

C. 900mmol/L　　D. 1200mmol/L

13 与大多数低渗性碘对比剂相比，大多数高渗性碘对比剂的渗透压接近于：

A. 300mmol/L　　B. 600mmol/L

C. 900mmol/L　　D. 1200mmol/L

14 以下哪项对比剂是等渗性对比剂？

A. 碘克沙醇 652mg/mL（威视派克 320）　　B. 碘海醇 647mg/mL（欧乃派克 300）

C. 碘帕醇 61%（碘比乐 300）　　D. 碘佛醇 64%（安射力 300）

15 患者女，38 岁，宫颈癌Ⅲ期，计划行胸部、腹部及盆腔 CT 增强扫描。患者既往有碘对比剂过敏史（表现为支气管痉挛），未提前使用皮质类固醇药物。检查前，患者需要口服皮质类固醇来预防碘对比剂不良反应，其最短起效时间是：

A. 2h　　B. 4h

C. 12h　　D. 20h

16 患者女，24 岁，妊娠晚期，临床急诊为右下腹痛，盆腔超声检查为阴性，腹部或盆腔 MR 检查不适用。静脉注射 100mL 非离子型低渗性碘对比剂行腹部和盆腔 CT 增强检查（未口服对比剂）。该对比剂对新生儿甲状腺功能最有可能的影响是：

A. 新生儿甲状腺功能减退的概率为 90%。　　B. 新生儿甲状腺功能减退的概率为 50%。

C. 新生儿甲状腺功能减退的概率为 20%。　　D. 新生儿甲状腺功能减退的概率为 5%。

E. 新生儿甲状腺功能减退的概率 <1%。

17 部分慢性肾病患者注射钆对比剂后有发生 NSF 的风险。美国食品和药物管理局（FDA）建议的禁止使用高风险钆对比剂的 eGFR 是：

A. <60mL/(min · 1.73m^2)　　B. <45mL/(min · 1.73m^2)

C. <30mL/(min · 1.73m^2)　　D. <15mL/(min · 1.73m^2)

18 患者女，51 岁，因右下腹痛行 CT 增强扫描。静脉注射 125mL 非离子型低渗性碘对比剂，发现右肾病变（如下图所示）。接下来最佳的处理方法是：

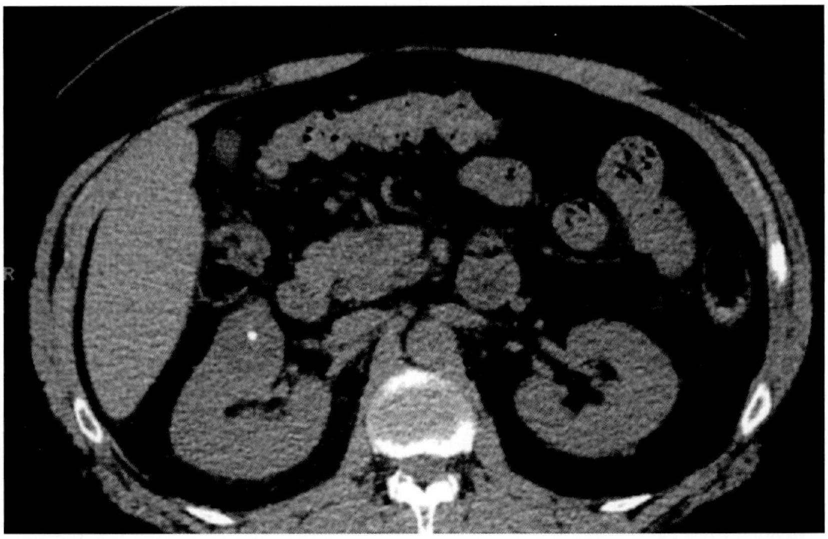

A. 进行体格检查。　　B. 建议行 MR 检查。

C. 建议随访 6 个月。　　D. 建议泌尿科会诊。

19 患者女，32 岁，哺乳期女性，肾功能正常，产后 4 周出现胸膜炎性胸痛。注射 100mL 非离子型低渗性碘对比剂行 CT 增强扫描肺动脉成像。患者向医师咨询检查后哺乳相关注意事项，最适合的建议是：

A. 对婴儿的影响较小，但未经小型系列研究证实。应建议患者抽吸乳汁并丢弃 3 天。

B. 对婴儿的影响较小，但未经小型系列研究证实。应建议患者抽吸乳汁并丢弃 1 天。

C. 对婴儿的影响甚微或不存在，应建议患者可以选择抽吸乳汁并丢弃 3 天。

D. 对婴儿的影响甚微或不存在，应建议患者可以选择抽吸乳汁并丢弃 1 天。

20 患者男，22 岁，严重车祸伤，6h 前于外院接受腹部和盆腔 CT 增强扫描，诊断为肝脏、脾脏及肾脏撕裂伤。临床计划行输尿管损伤的评估，询问是否需要再次团注对比剂。对于肾功能正常的患者，静脉注射非离子型低渗性碘对比剂的半衰期接近于：

A. 30min　　B. 2h

C. 4h　　D. 8h

21 患者女，82 岁，患有高血压、外周血管疾病和双侧小腿跛行，每天吸烟 2 包，计划行下肢动脉 CT 血管造影。检查前 eGFR 为 28mL/(min · 1.73m^2)。6 个月前，eGFR 为 27mL/(min · 1.73m^2)。以下哪项措施最能肯定地减少对比剂引起的肾毒性？

A. 扫描前和扫描后各口服 600mg N - 乙酰半胱氨酸，2 次/12 小时。

B. 扫描前和扫描后各 1 次静脉团注 1000mL 0.45% 的氯化钠。

C. 扫描前和扫描后各口服 1200mg N - 乙酰半胱氨酸，2 次/12 小时。

D. 扫描前和扫描后各 1 次静脉团注 1000mL 0.9% 的氯化钠。

22 患者男，66 岁，装有左锁骨下起搏器，评估是否存在脊髓压迫。需要立即行脊髓 CT 成像。由于时间紧迫，脊髓造影将在胃肠检查室中进行。在进行检查之前，与对比剂的使用相关的最重要的事项是：

A. 只能使用非离子型碘对比剂。

B. 只能使用渗透压约为 300mmol/L 的碘对比剂。

C. 只能使用加热到人体体温的碘对比剂。

D. 只能使用含葡甲胺盐的碘对比剂。

23 患者女，33 岁，肾功能正常，最近诊断为 Graves 病。注射 80mL 非离子型低渗性碘对比剂，行胸部 CT 增强扫描。CT 增强扫描后 1 周需要行 ^{131}I 治疗。 为确保来自对比剂中的非放射性碘从患者的甲状腺中清除，在给予 ^{131}I 治疗剂量之前应等待多长时间？

A. 无须额外等待（总等待时间：1 周）。　B. 需额外等待 1 周（总等待时间：2 周）。

C. 需额外等待 3 周（总等待时间：4 周）。　D. 需额外等待 7 周（总等待时间：8 周）。

24 患者男，50 岁，对多种食物和药物过敏，并有高血压史。动脉注射约 50mL 等渗性碘对比剂后出现弥散性红斑和精神状态的改变。给患者静脉注射 1L 0.9% NaCl 并吸氧（鼻导管 4L），监测生命体征（如下图所示）。可使用 1:1000 肾上腺素，理想的注射部位是：

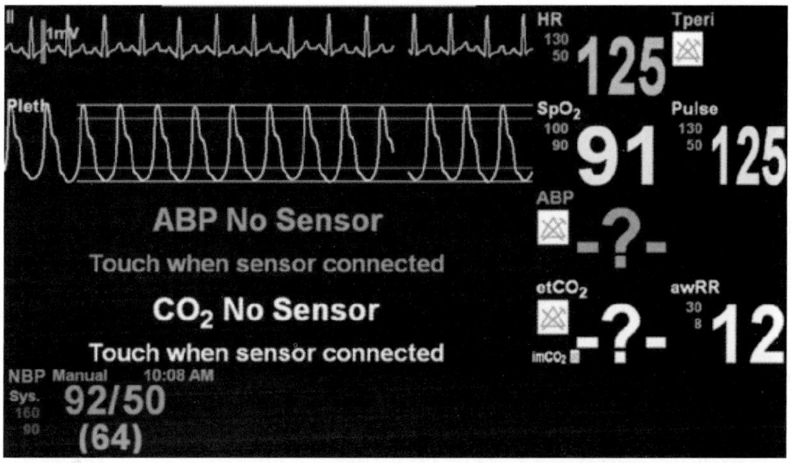

A. 心肌　　B. 外周静脉

C. 皮下组织　　D. 股四头肌

E. 不需要肾上腺素

25 患者男，60 岁，既往出现 2 次非离子型低渗性碘对比剂的过敏反应（均表现为荨麻疹）。患者上次 CT 增强检查之前，采用了标准的口服皮质类固醇预防方案，并表示剂量均遵医嘱，但仍出现了荨麻疹。现患者左下腹疼痛，计划行腹部和盆腔增强 CT 扫描，采用与上次相同的预防方案，此次增强检查后患者发生严重的对比剂反应的可能性是：

A. <1%　　B. 10%
C. 25%　　D. 50%
E. 100%

26 患者女，39 岁，患有雷诺综合征和系统性红斑狼疮，右手指渐进性疼痛加重持续 2 个月。计划行激发试验的数字减影血管造影术（DSA），使用哪种对比剂引起的不适感最轻？

A. 碘帕醇 61%（碘比乐 300）　　B. 碘佛醇 64%（安射力 300）
C. 碘克沙醇 652mg/mL（威视派克 320）　　D. 碘海醇 647mg/mL（欧乃派克 300）

27 以下化学结构式描绘的是哪种对比剂？

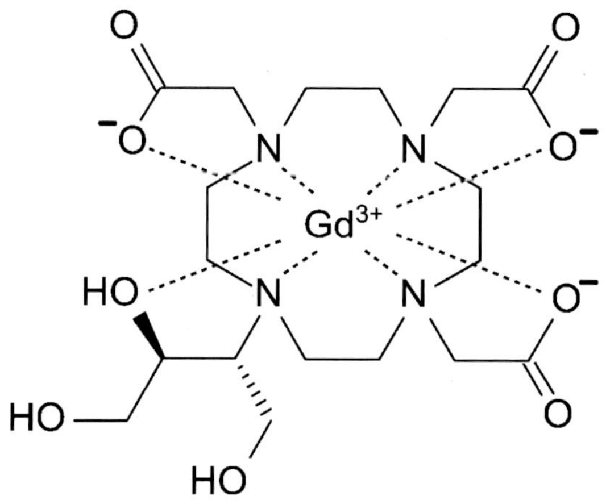

A. 钆磷维塞三钠（Ablavar）　　B. 钆喷酸葡胺（马根维显）
C. 钆弗塞胺（安磁力）　　D. 钆贝葡胺（莫迪司）
E. 钆布醇（加乐显）

28 患者男，30 岁，患有多发性内分泌瘤病（MEN 2b 型）和早发性高血压，计划行腹部肾上腺 CT 扫描。患者多年前接受预防性甲状腺切除术，无过敏史或其他药物治疗史。根据这些信息，对该患者注射 125mL 非离子型低渗性碘对比剂有何风险？

A. 没有高于一般人群的风险。　　B. 严重过敏样反应的可能性较高。
C. 高血压危象的可能性较高。　　D. 甲状腺危象的可能性较高。

29 患者女，28 岁，患有季节性过敏和哮喘，静脉注射 125mL 碘对比剂后出现喉部紧缩感和声音嘶哑，吸气时可听见高调音。注射 1∶1000 肾上腺素的最佳剂量是：

A. 0.1mg　　B. 0.3mg
C. 0.7mg　　D. 1.0mg
E. 不需要肾上腺素

30 患者男，75 岁，患有外周血管疾病和高血压，表现为急性贫血和便血。其 eGFR 为 25mL/(min·1.73m^2)，行标记红血细胞的肾动态显像（如下图所示）。如果行血管造影，以下哪种对比剂引起肾毒性的风险最小？

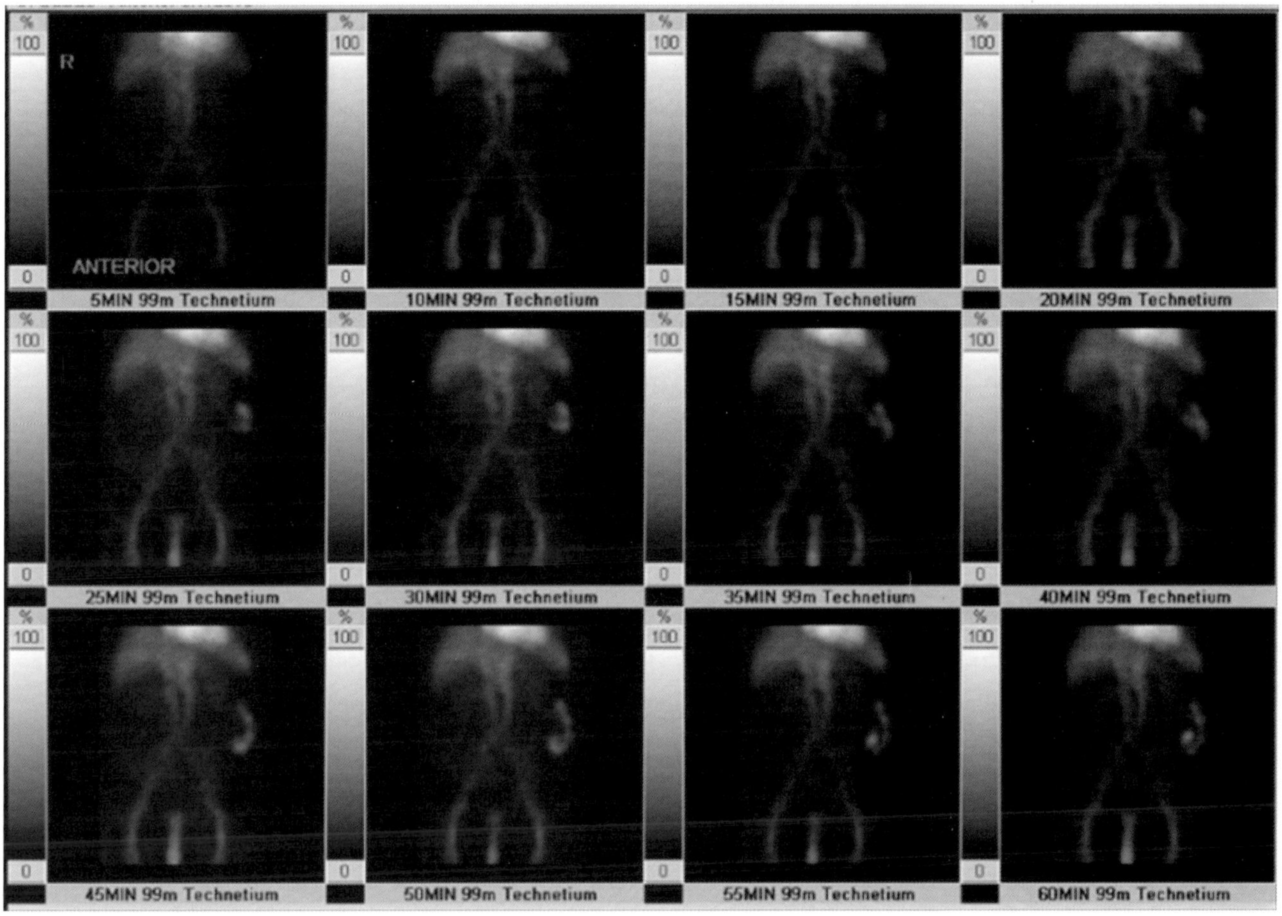

A. 碘帕醇 61.2%（碘比乐 300）
B. 碘克沙醇 652mg/mL（威视派克 320）
C. 钆喷酸葡胺（马根维显）
D. CO_2
E. 碘他拉葡胺（康瑞 280）

答案与解析

1　**答案 A**。图中所示的药物是 1∶10 000 的肾上腺素。该浓度用于静脉注射，比用于肌内注射的浓度（1∶1000）低 10 倍。推荐的静脉注射肾上腺素（1∶10 000）剂量为 0.1mg，相当于 1mL。1mg（10mL）是用于心跳呼吸骤停（如无脉性电活动）的治疗剂量，而不是用于过敏反应的治疗剂量。静脉注射肾上腺素的过量与心血管毒性相关，包括心肌梗死和脑卒中。

参考文献：American College of Radiology Committee on Drugs and Contrast Media. *Manual on contrast media*, 9th ed. Reston, VA: American College of Radiology, 2013.

2　**答案 B**。钆离子有 7 个未成对的电子。这些未成对的电子产生的磁场以接近拉莫尔频率的频率振动，产生微小的磁矩。这些微小的磁场与水和脂肪中的氢质子相互作用促进电子 - 原子核 - 偶极的交互作用。这个过程加快了自旋转移，促进了从高能态到低能态的弛豫，间接缩短了 T1 弛豫时间。缩短 T1 弛豫时间增加 T1W 信号强度。延长 T1 弛豫时间减少 T1W 信号强度。含钆对比剂产生的信号强度是间接的——观察的不是对比剂本身，而是其对局部的质子环境的作用。

参考文献：McRobbie DW, Moore EA, Graves MJ, et al. *MRI: From proton to picture*. Cambridge, UK: Cambridge University Press, 2007.

3　**答案 A**。此题描述的是对比剂外溢事件。绝大多数的对比剂外溢是轻微的，没有持久影响，很少会导致骨筋膜室综合征。这种严重的并发症可因组织间隙压力升高引起组织坏死。患者的症状是是否需要外科会诊的最佳指标。轻微和（或）改善的症状通常是良性的，而严重的、持续的和（或）进行性的症状则应被重视。对比剂外溢发生的高危预测因素包括：老年患者、无法有效沟通的患者、儿科患者、使用金属静脉留置针注射、留置时间过长的静脉留置针、大剂量注射（ >50mL）、静脉进针困难、注射入小静脉（例如手背）。中度或重度外溢损伤的高危预测因素包括进行性肿胀或疼痛、患肢的组织灌注或感觉异常、皮肤溃疡和水疱。

参考文献：American College of Radiology Committee on Drugs and Contrast Media. *Manual on contrast media*, 9th ed. Reston, VA: American College of Radiology, 2013. Wang CL, Cohan RH, Ellis JH, et al. Frequency, management, and outcome of extravasation of nonionic iodinated contrast material in 69,657 intravenous injections. *Radiology* 2007;243:80 – 87.

4　**答案 D**。肾源性系统性纤维化（NSF）是一种罕见的危及生命的疾病，发生于接受含钆对比剂的急性肾功能损伤和严重的慢性肾病患者（特别是慢性肾病Ⅳ期和Ⅴ期）。NSF 被认为是由于钆离子从其螯合物中解离出来，随后游离钆沉积到组织中导致成纤维细胞增殖。NSF 患者可以出现疼痛性关节挛缩，皮肤“木质”外观，终末器官损伤甚至死亡。三种钆对比剂与大多数无混淆因素的病例相关（“无混淆因素”指 NSF 的发生只与一种对比剂暴露有关）。这些对比剂包括钆双胺（欧乃影）、钆喷酸葡胺（马根维显）、钆弗塞胺（安磁力）。钆特醇（普络显思）是一种大环结构的含钆对比剂。大环结构对比剂发生 NSF 的概率较低。因其化学结构可使钆离子与其螯合物结合紧密，防止钆离子的解离及在组织中沉积。

参考文献： American College of Radiology Committee on Drugs and Contrast Media. *Manual on contrast media*, 9th ed. Reston, VA: American College of Radiology, 2013. U. S. Food and Drug Administration. *FDA drug safety communication: New warnings for using gadolinium-based contrast agents in patients with kidney dysfunction.* December 2010 updatE. Accessed September 2013.

5 **答案 C**。过敏性休克和血管迷走神经反射都可以表现为低血压。两者最初的氧饱和度及体温可以相对正常。识别两者的关键因素是患者的心率。过敏性休克伴随着心动过速(>100bpm),这是对外周血管扩张的生理反应,而血管迷走反射则伴随着心动过缓(<60bpm),这是由迷走神经的副交感作用引起的。

参考文献： American College of Radiology Committee on Drugs and Contrast Media. *Manual on contrast media*, 9th ed. Reston, VA: American College of Radiology, 2013.

6 **答案 C**。此题描述的是血管迷走反射[心动过缓(45bpm)和低血压(92/50mmHg, 1mmHg = 0.133kPa)]。其典型表现为心动过缓、低血压和精神状态的改变,偶有意识丧失。心动过缓(<60bpm)是其与过敏性休克的区别。过敏性休克常表现为心动过速(>100bpm)。血管迷走反射保守措施(例如,使患者仰卧、抬高患者的腿、使用等渗静脉输液)无效时,则静脉注射阿托品 0.6~1.0mg。

苯海拉明(答案 B)和甲泼尼龙(答案 D)是治疗过敏样反应的药物。肾上腺素(答案 A)是治疗过敏性休克和其他严重过敏样反应的药物。血管迷走神经反射是生理反射(不是过敏样反应),因此不需要像过敏样反应那样治疗。

参考文献： American College of Radiology Committee on Drugs and Contrast Media. *Manual on contrast media*, 9th ed. Reston, VA: American College of Radiology, 2013.

7 **答案 B**。管电压预示着混合波长的 X 线束中所包含的峰值能量。低管电压将射线束的平均能量移近碘的 K 边缘(33.2keV),从而增加碘的衰减。这有效地增加了碘的衰减效果,同时增加了图像噪声,最适合于诸如 CT 血管造影之类的高对比度检查,这些检查受噪声增加的影响较小。增加管电压将会产生相反的效果,X 线束总能量增加而远离碘的 K 边缘,降低了碘对比剂的衰减效果。管电流反映施加到 X 线管的电流,并影响其释放的 X 线的数量。改变管电流不会改变衰减。

参考文献： Heyer CM, Mohr PS, Lemburg SP, et al. Image quality and radiation exposure at pulmonary CT angiography with 100- or 120-kVp protocol: prospective randomized study. *Radiology* 2007; 245: 577-583.

Yeh BM, Shepherd JA, Wang ZJ, et al. Dual energy and low kVp CT in the abdomen. *AJR Am J Roentgenol* 2009;193:47-54.

8 **答案 C**。服用含二甲双胍药物的患者如果出现急性肾损伤,发生危及生命的乳酸酸中毒较罕见。由于中度至重度慢性肾功能不全的患者可能存在对比剂引起的肾毒性,接受含二甲双胍药物的患者在增强扫描时应停止服用含二甲双胍的药物,并且至少 48h 后才能重新开始服用。如果 48h 后没有急性肾损伤的证据,则可以重新开始服用药物。

胺碘酮和碘对比剂都含有碘,但这些药物之间没有明显的相互作用。重要的是,要记住对碘对比剂的过敏样反应不是由于碘的存在。碘是人体的生理元素。含碘的产品如胺碘酮、局部碘剂与碘对比剂之间并没有交叉反应。

参考文献： American College of Radiology Committee on Drugs and Contrast Media. *Manual on contrast media*, 9th ed. Reston, VA: American College of Radiology, 2013.

Lakshmanadoss U, Lindsley J, Glick D, et al. Incidence of amiodarone hypersensitivity in patients with a previous allergy to iodine or iodinated contrast agents. *Pharmacotherapy* 2012;32:618 – 622.

9 **答案 A**。即使对比剂外溢体积很大(例如 >100mL),外渗事件导致骨筋膜室综合征的情况也极其罕见。文献表明这一比率 <2%,在一系列 475 例外渗事件中(Wang,2007),61 次外渗量为 100 ~ 150mL 的外渗事件中骨筋膜室综合征发生 0 次,54 次外渗量为 50 ~99mL 的外渗事件中发生 1 次。<50mL 的小容量外渗事件,该概率可能更低(同一系列 321 次外渗事件中发生 0 次)。

参考文献: American College of Radiology Committee on Drugs and Contrast Media. *Manual on contrast media*, 9th ed. Reston, VA: American College of Radiology, 2013.

Wang CL, Cohan RH, Ellis JH, et al. Frequency, management, and outcome of extravasation of nonionic iodinated contrast material in 69,657 intravenous injections. *Radiology* 2007;243:80 – 87.

10 **答案 D**。超小型超顺磁性氧化铁颗粒(USPIO)被循环的巨噬细胞清除并沉积在正常淋巴组织中,其中的铁使局部磁环境变形并产生金属敏感性效应。这产生了"阴性对比",其中正常淋巴结(含有巨噬细胞)信号缺失,肿瘤性淋巴结(缺乏巨噬细胞)仍然可见。肿瘤性淋巴结全部或部分由肿瘤细胞取代,循环中的巨噬细胞无法输送铁离子进入受累的淋巴结部分。

缩短 T1 弛豫时间(答案 A)是 T1W 图像中含钆对比剂信号产生的主要机制。虽然 USPIO 缩短 T1 弛豫时间,但这不是主要机制:缩短 T2 弛豫时间和 T2* 效应占主导地位。

延长 T2 弛豫时间(答案 C)在 T2W 图像上产生增加的信号强度(例如,水具有长的 T2)并不是 USPIO 的特征;铁离子缩短 T2 弛豫时间。

化学位移伪影(答案 B)是一种不相关的伪影,由于脂肪和水质子的不同共振频率所致(在 1.5T 中约为 3.5ppm 或 220Hz)。化学位移伪影有两种类型。第一种化学位移伪影引起脂肪质子在频率编码方向上的位移,从而在信号丢失的地方形成暗带,在信号被添加的地方形成亮带。第二种化学位移伪影是脂肪和水质子的旋转相位相差 180°时造成同时含脂肪和水质子的体素中信号丢失。

参考文献: Lahaye MJ, Engelen SME, Kessels AGH, et al. USPIO-enhanced MR imaging for nodal staging in patients with primary rectal cancer: predictive criteria. *Radiology* 2008;246:804 – 811.

Leyendecker JR, Brown JJ, Merkle EM. *Practical guide to abdominal MRI*, 2nd ed. Philadelphia PA: Lippincott Williams & Wilkins, 2010.

11 **答案 B**。USPIO 增强的 T2* W MRI 图像上的异常淋巴结缺乏对铁颗粒摄取,导致 T2W 信号强度的保留(比肌肉高的信号)。完全被肿瘤浸润的淋巴结不包含正常的巨噬细胞,因此不包含铁。正常淋巴结具有含铁的巨噬细胞,表现为均匀信号缺失区。

与 USPIO 增强扫描相比,平扫 T2W 图像的形态学标准(例如,边界不规则、信号强度不均匀)的阳性预测值较低。请记住,USPIO 的增强是"阴性增强"。USPIO 摄取导致信号强度丧失(无信号)是良性预测因子。缺乏 USPIO 摄取的淋巴结保持其原有的信号强度是恶性肿瘤的预测因子。这与传统含钆对比剂所见的模式相反,与引起"增强"的机制直接相关。

参考文献: Bellin MF, Roy C, Kinkel K, et al. Lymph node metastases: safety and effectiveness of MR imaging with ultrasmall superparamagnetic iron oxide particles—initial clinical experiencE. *Radiology* 1998; 207:799 - 808.

Koh DM, George C, Temple L, et al. Diagnostic accuracy of nodal enhancement pattern of rectal cancer at MRI enhanced with ultrasmall superparamagnetic iron oxide: findings in pathologically matched mesorectal lymph nodes. *AJR Am J Roentgenol* 2010;194: W505 - W513.

12 **答案 B**。下表显示，当碘对比剂中的碘化物质约为 300mgI/mL 时，渗透压与人体血浆渗透压接近。

物质	近似渗透压
人体血浆	285 ~ 295mmol/L
等渗性碘对比剂	约 300mmol/L
低渗性碘对比剂	约 600mmol/L
高渗性碘对比剂	约 1200mmol/L

人体血浆渗透压约为 290mmol/L。因此，所谓的“低渗性”碘对比剂的渗透压实际上约为人血浆渗透压的 2 倍。由于历史原因，它们被称为“低渗透压”。早期使用的对比剂（“高渗性”碘对比剂）的渗透压（约 1200mmol/L）约为人体血浆渗透压的 4 倍。

参考文献：American College of Radiology Committee on Drugs and Contrast Media. *Manual on contrast media*, 9th ed. Reston, VA: American College of Radiology, 2013.

13 **答案 D**。下表显示，当碘对比剂中的碘化物质约为 300mgI/mL 时，渗透压与人体血浆渗透压接近。

物质	近似渗透压
人体血浆	285 ~ 295mmol/L
等渗性碘对比剂	约 300mmol/L
低渗性碘对比剂	约 600mmol/L
高渗性碘对比剂	约 1200mmol/L

当血管内给药时，高渗性碘对比剂比低渗性和等渗性碘对比剂的副作用更大。因此，高渗性碘对比剂不再用于常规血管内给药，现在最常用于腔内检查，例如，膀胱造影和灌肠。渗透压与离子性相关，但二者是两个不可互换的概念。离子型对比剂常在溶液中解离，有效地使颗粒数量加倍，因此增加渗透压（渗透压表示每千克水中溶质颗粒的数量）。高渗性碘对比剂通常是离子型的，而低渗性和等渗性碘对比剂通常是非离子型的，但也有例外（例如，碘克沙酸葡甲胺钠是离子型的，但具有“低”渗透性：约 600mmol/L）。

参考文献：American College of Radiology Committee on Drugs and Contrast Media. *Manual on contrast media*, 9th ed. Reston, VA: American College of Radiology, 2013.

14 **答案 A**。下表显示了该题目中相关对比剂的相对渗透压。在通用名称之后列出的重量 - 体积比（即 mg/mL，或以百分比表示）表示每毫升溶液中对比剂分子的重量。商品名后面列出的数字表示每毫升溶液中碘的含量(mg)。

物质	渗透压	等级
碘克沙醇 652mg/mL(威视派克 320)	290mmol/L	等渗透压
碘海醇 647mg/mL(欧乃派克 300)	672mmol/L	低渗透压
碘帕醇 61%(碘比乐 300)	616mmol/L	低渗透压
碘佛醇 64%(安射力 300)	651mmol/L	低渗透压

在列出的碘对比剂中,只有碘克沙醇(威视派克)是“等渗透压”。记住各种对比剂的具体渗透压并不重要,但应大致熟悉哪种对比剂属于哪个等级。低渗性碘对比剂比高渗性碘对比剂副作用更少,这已经被反复证实,但是低渗性与等渗性对比剂(例如,碘克沙醇)相比不具有明确的关系。虽然最初认为碘克沙醇诱导的肾毒性的发生率较低,但随后的论文提出质疑,常规使用碘克沙醇来预防外周血管造影术的对比剂相关并发症(除了不适之外)是否真的有益尚不明确。

参考文献: American College of Radiology Committee on Drugs and Contrast Media. *Manual on contrast media*, 9th ed. Reston, VA: American College of Radiology, 2013.

15 **答案 C**。对于预防碘对比剂不良反应,检查前口服皮质类固醇药物的最短起效时间是12h。有两种被广泛使用的方案,称为“拉瑟准备”(12h 方案:在对比剂给药前 12h 和 2h 口服 32mg 甲泼尼龙)和“格林伯格准备”(13h 方案:在对比剂给药前 13h、7h 和 1h 口服 50mg 泼尼松,并在对比剂给药前 1h 口服 50mg 苯海拉明)。“拉瑟准备”有最强有力的证据支持它,但两种方案都有着广泛的临床应用。对比剂给药前 2h 口服给药时间短,效果不佳。对比剂给药前 2 ~ 12h 之间的口服方案尚未经过严格测试。

参考文献: Greenberger PA, Patterson R, Radin RC. Two pretreatment regimens for high-risk patients receiving radiographic contrast media. *J Allergy Clin Immunol* 1984;74:540 - 543.

Lasser EC, Berry CC, Mishkin MM, et al. Pretreatment with corticosteroids to prevent adverse reactions to nonionic contrast media. *AJR Am J Roentgenol* 1994;162:523 - 526.

Lasser EC, Berry CC, Talner LB, et al. Pretreatment with corticosteroids to alleviate reactions to intravenous contrast material. *N Engl J Med* 1987;317:845 - 849.

O'Malley RB, Cohan RH, Ellis JH, et al. A survey on the use of premedication prior to iodinated and gadolinium-based contrast material administration. *J Am Coll Radiol* 2011;345 - 354.

16 **答案 E**。对于母体使用血管内碘对比剂会导致新生儿甲状腺功能减退症的关注由来已久。碘对比剂可以穿过胎盘并进入胎儿循环,使胎儿接触高剂量的碘。然而,研究发现,低渗性碘对比剂使新生儿发生甲状腺功能减退的风险可忽略不计(发生率 <1%)。例如,在一项研究中,344 名妊娠女性接触单剂量低渗性碘对比剂(Bourjeily,2010),仅有 1 名新生儿出现短暂性促甲状腺激素(TSH)升高,并且是同时接触碘对比剂和其他药物。

参考文献: Atwell TD, Lteif AN, Brown DL, et al. Neonatal thyroid function after administration of IV iodinated contrast agent to 21 pregnant patients. *AJR Am J Roentgenol* 2008;191:268 - 271.

Bourjeily G, Chalhoub M, Phornphutkul C, et al. Neonatal thyroid function: effect of a single exposure to iodinated contrast medium in utero. *Radiology* 2010;256:744 - 750.

Rajaram S, Exley CE, Fairlie F, et al. Effect of antenatal iodinated contrast agent on neonatal thyroid function. *Br J Radiol* 2012;85:e238 – 242.

17 **答案 C**。由于存在肾源性系统性纤维化的风险，美国 FDA 对急性肾损伤和（或）eGFR <30mL/(min · 1.73m²）的患者禁用了钆双胺（欧乃影）、钆喷酸葡胺（马根维显）和钆弗塞胺（安磁力）。这 3 种“风险最高”的对比剂由 FDA 特别指出，因为它们与最多数量的无混淆因素的 NSF 病例有关（无混淆因素意味着 NSF 在接触单一药物后才出现）。然而，除了这 3 种对比剂以外，许多含钆对比剂与 NSF 的发生有关，只是发病率低得多。因此，FDA 建议在急性肾损伤和（或）eGFR <30mL/(min · 1.73m²）的患者中慎用所有含钆对比剂。

参考文献：American College of Radiology Committee on Drugs and Contrast Media. *Manual on contrast media*, 9th ed. Reston, VA: American College of Radiology, 2013.

U. S. Food and Drug Administration. *FDA drug safety communication: New warnings for using gadolinium-based contrast agents in patients with kidney dysfunction*. December 2010 updatE. Accessed September 2013.

18 **答案 A**。尽管经静脉注射了对比剂，但 CT 图像并没有显示出增强作用。这表明有以下几种可能：对比剂外溢（如本例）、静脉导管故障（没有或仅有微量的对比剂通过导管）、扫描时间错误（不太可能，因为没有可见的对比剂）、方案错误（有医嘱但未执行对比剂注射），或不正确的患者（图像来自使用不同方案的不同患者）。

当注射对比剂但在扫描中不显示时，应怀疑有对比剂外渗，应检查患者是否有这方面的表现。外渗的症状包括注射部位红、肿、痛。

由于没有对比剂增强的图像，因此，该患者无法确定右肾肿块的特征，6 个月随访（答案 C）和泌尿科会诊（答案 D）不是最佳选择。可以考虑 MRI 检查（答案 B），尽管在对侧肢体中放置新的静脉导管并重复扫描更容易，然而处理可能的急性外渗事件比确定肾脏肿块更加紧迫。

参考文献：American College of Radiology Committee on Drugs and Contrast Media. *Manual on contrast media*, 9th ed. Reston, VA: American College of Radiology, 2013.

19 **答案 D**。由于其低脂溶性，使用的低渗性碘对比剂中 <1% 被排泄到母乳中，其中 <1% 将随后被婴儿的胃肠道吸收。因此，婴儿的全身剂量小于母体剂量的 1/10 000。美国放射学会发布的《对比剂应用手册》（第 9 版）中指出，对比剂对婴儿的风险非常小，不需要特别的预防措施。然而，如果母亲希望避免她的婴儿继发性暴露，可以选择在 24h 内抽吸并丢弃乳汁。在肾功能正常的个体中，大多数低渗性碘对比剂的半衰期接近 2h，这意味着约 20h（10 个半衰期）后母体内的浓度不会存在。因此，如果母亲抽吸并丢弃她的乳汁 1 天，这应该是足够长的时间以避免任何继发性暴露。

参考文献：American College of Radiology Committee on Drugs and Contrast Media. *Manual on contrast media*, 9th ed. Reston, VA: American College of Radiology, 2013.

Webb JAW, Thomsen HS, Morcos S, et al. The use of iodinated and gadolinium contrast media during pregnancy and lactation. *Eur Radiol* 2005;15:1234 – 1240.

20 **答案 B**。大多数低渗性碘对比剂在肾功能正常的个体中的半衰期约为 2h。因此，如果患者在对比剂推注后仅 6h 需要进行排泄期成像，则可能不需要第二次剂量（即患者可以在没有第二次推注的情况下达到相同效果的成像）。如果患者在对比剂推注 20h

(10 个半衰期)后重新进行排泄期成像,则对比剂已被完全排出,需要第二次推注。在急性肾损伤和(或)慢性肾病患者中,半衰期可以明显延长。低渗性碘对比剂主要经肾脏排泄。

参考文献: American College of Radiology Committee on Drugs and Contrast Media. *Manual on contrast media*, 9th ed. Reston, VA: American College of Radiology, 2013.

21 **答案 D**。唯一明确能够减少对比剂肾毒性(CIN)发生率的辅助措施是扩张静脉容量。使用等渗静脉注射液[例如,0.9% NaCl(“生理盐水”)]的容量扩张已经被证实优于低渗静脉注射液[例如,0.45% NaCl(“半生理盐水”)]。其他措施,包括使用等渗性对比剂[例如,碘克沙醇(威视派克)]代替低渗性对比剂、检查前和(或)检查后使用 N-乙酰半胱氨酸和碳酸氢钠进行容量扩张,并没有一致的结果,所以未普遍提倡。

参考文献: American College of Radiology Committee on Drugs and Contrast Media. *Manual on contrast media*, 9th ed. Reston, VA: American College of Radiology, 2013.

Weisbord SD, Palevsky PM. Prevention of contrast-induced nephropathy with volume expansion. *Clin J Am Soc Nephrol* 2008;3:273-280.

22 **答案 A**。仅非离子型低渗性碘对比剂用于椎管鞘内给药是非常重要的。离子型碘对比剂如果注入椎管鞘内,会引起癫痫发作和死亡。只有一小部分低渗性碘对比剂被批准用于椎管内给药。这些药物针对该适应证进行了特定标记,包括碘海醇(欧乃派克 180、欧乃派克 240、欧乃派克 300)和碘帕醇(碘比乐 200、碘比乐 300)。离子型对比剂通常用于胃肠系统(例如,灌肠)和生殖泌尿系统(例如,膀胱造影)的放射学检查。因此,不在同一房间内进行椎管内和腔内放射学检查以避免混用药物的意外,这是一种很好的做法。

批准用于椎管内使用的对比剂,其渗透压为 400~700mmol/L。用于椎管内使用的对比剂通常储存在室温下,而不是人体体温(答案 C)。含有葡甲胺盐的对比剂是离子型的,不应用于椎管内(答案 D)。

参考文献: American College of Radiology Committee on Drugs and Contrast Media. *Manual on contrast media*, 9th ed. Reston, VA: American College of Radiology, 2013.

McClennan BL. Contrast media alert. *Radiology* 1993;189:35.

23 **答案 C**。核医学协会建议在给予治疗性 ^{131}I 之前,静脉内碘对比剂暴露后有 3~4 周的停药期(如果肾功能正常)。如果忽略这一停药期,甲状腺将会被对比剂中的非放射性碘饱和,并与 ^{131}I 竞争,导致腺体治疗剂量不足。需要注意的是,3~4 周的停药时间与对比剂的循环半衰期没有直接关系,对于大多数常用的碘对比剂来说,其半衰期约为 2h。这是因为被甲状腺捕获的碘必须经过有机化才能再次进入体循环。

参考文献: Society of Nuclear Medicine treatment guideline for therapy of thyroid disease with Iodine-131 (sodium iodide), version 2.0.1-8. Accessed April 2014. http://interactive.snm.org/docs/Therapy%20of%20Thyroid%20Disease%20with%20Iodine-131%20v2.0.pdf

24 **答案 D**。该题描述了过敏性休克危及生命的情况(低血压、心动过速)。治疗采用肾上腺素。1:1000 肾上腺素是肌内注射和皮下给药的浓度,由于吸收较差和药物递送较慢,低血压患者不建议使用皮下注射。肌内注射 1:1000 肾上腺素的最佳部位是前外侧大腿(股四头肌)。其与肩膀(三角肌)相比,已被证明具有优越的药物输送能力。1:1000 肾上腺素不应血管内给药,因其会导致严重的心血管毒性(例如,心肌梗死、脑卒中)。

参考文献：American College of Radiology Committee on Drugs and Contrast Media. *Manual on contrast media*, 9th ed. Reston, VA: American College of Radiology, 2013.

Chowdhury BA, Meyer RJ. Intramuscular versus subcutaneous injection. *J Allergy Clin Immunol* 2001; 108:871 –873.

Simons FER, Roberts JR, Gu X, et al. Epinephrine absorption in children with a history of anaphylaxis. *J Allergy Clin Immunol* 1998;101:33 –37.

25 **答案 A**。该患者发生重大的对比剂“突破性”反应的风险 <1%(即检查前使用皮质类固醇药物而发生的严重过敏样反应)。在既往曾有任何严重程度的对比剂“突破性”反应的患者中,大多数(88%,174/197)再次使用类似对比剂做增强检查不会出现重复的“突破性”反应。当发生“突破性”反应时,反应的严重程度通常相似或低于原来的反应(92%,118/128)。在轻度反应的患者中,严重的“突破性”反应很罕见(0,0/103)。

参考文献：Davenport MS, Cohan RH, Caoili EM, et al. Repeat contrast medium reactions in premedicated patients: frequency and severity. *Radiology* 2009;253:372 –379.

26 **答案 C**。碘克沙醇是一种等渗性对比剂。与低渗性碘对比剂相比,其在外周血管造影术中不适感更少、发热感觉更轻。因此,通常被优先选择用于导管介导的小动脉造影。碘克沙醇是一种二聚体,其特征的化学组成如下图所示。

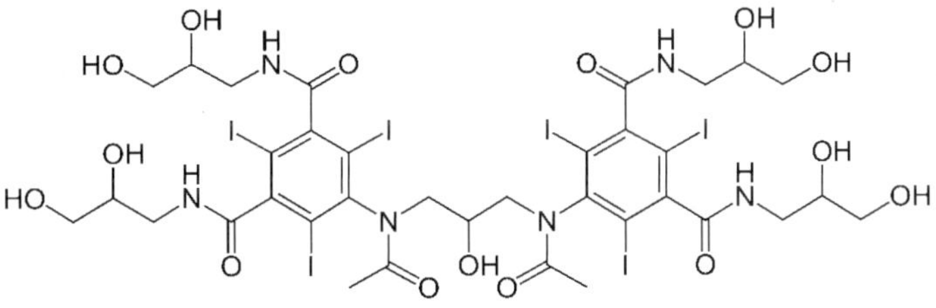

参考文献：McCullough PA, Capasso P. Patient discomfort associated with the use of intraarterial iodinated contrast media: a meta-analysis of comparative randomized controlled trials. *BMC Med Imaging* 2011; 11:12.

Pugh ND, Sissons GR, Ruttley MS, et al. Iodixanol in femoral arteriography (phase III): a comparative double-blind parallel trial between iodixanol and iopromidE. *Clin Radiol* 1993;47:96 –99.

Rosenblum JD, Siegel EL, Leef J, et al. Iodixanol and ioxaglate in adult aortography and peripheral angiography: a phase III clinical trial. *Acad Radiol* 1996;3:S514 –S518.

27 **答案 E**。图中所描绘的分子具有大环结构。具体而言,钆离子被分子键的“笼子”包围。与许多线性钆对比剂相比,大环对比剂中的钆离子其螯合物结合力更强。

钆的稳定性对预防 NSF 具有重要意义。NSF 是由于钆离子从其螯合物中解离出来并随后在组织中沉积。在被列为备选答案的对比剂中,只有钆布醇是一种大环对比剂。其他大环对比剂包括钆特醇(普络显思)和钆特酸葡胺(多它灵)。

了解每种对比剂的具体化学结构并不重要,但了解它们的分子类型很重要,因其与临床实践相关。另外两种钆对比剂的主要分类包括线性非离子型[例如,钆弗塞胺(安磁力)和钆双胺(欧乃影),两者都被认为有发生 NSF 的“高风险”,并且在钆对比剂中都具有最低的化学稳定性]和线性离子型(除了已经列出的之外,几乎其他剩余的钆对比剂都属于这类)。

参考文献：Morcos SK. Nephrogenic systemic fibrosis following the administration of extracellular gadolinium based contrast agents: is the stability of the contrast agent molecule an important factor in the pathogenesis of this condition? *Br J Radiol* 2007;80:73 – 76.

Rofsky NM, Sherry AD, Lenkinski RE. Nephrogenic systemic fibrosis: a chemical perspective. *Radiology* 2008;247:608 – 612.

28 **答案 A**。多发性内分泌瘤病(MEN 2B)患者有患甲状腺髓样癌和嗜铬细胞瘤的风险。预防性甲状腺切除术通常用于预防甲状腺髓样癌的发生。对于 MEN 2B 和早发性高血压患者,应高度怀疑嗜铬细胞瘤。一直以来人们担心,如果患者没有预先接受 α – 肾上腺素能阻滞,那么嗜铬细胞瘤患者使用碘对比剂可能会引发高血压危象。然而,资料显示,使用血管内非离子型低渗性碘对比剂的患者发生这种风险的概率可以忽略不计,并且在这一患者群体中不需要特别的预防措施。

参考文献: Baid SK, Lai EW, Wesley RA, et al. Brief communication: radiographic contrast infusion and catecholamine release in patients with pheochromocytoma. *Ann Intern Med* 2009;150:27 – 32.

Bessell-Browne R, O'Malley ME. CT of pheochromocytoma and paraganglioma: risk of adverse events with i. v. administration of nonionic contrast material. *AJR Am J Roentgenol* 2007;188:970 – 974.

Mukherjee JJ, Peppercorn PD, Reznek RH, et al. Pheochromocytoma: effect of nonionic contrast medium in CT on circulating catecholamine levels. *Radiology* 1997;202:227 – 231.

29 **答案 B**。此题描述的是危及生命的喉头水肿。喘鸣,是一种在吸气过程中可听见的高调音,是上呼吸道收缩(即喉部肿胀)的指标。这不同于喘息,这是呼气末可听见的高调音,并且是下呼吸道收缩(即支气管痉挛)的指标。肾上腺素治疗喉头水肿的剂量为 0.3mg(0.3mL,1∶1000 肾上腺素)。如果静脉注射肾上腺素,剂量应为 0.1mg(1mL,1∶10 000肾上腺素)。

用于治疗喘息(下呼吸道收缩)的一线药物是吸入 β_2 – 肾上腺素能激动剂(例如,沙丁胺醇)。如果支气管痉挛加重,并且对吸入 β_2 – 肾上腺素能激动剂疗法无反应,应给予肾上腺素。

参考文献: American College of Radiology Committee on Drugs and Contrast Media. *Manual on contrast media*, 9th ed. Reston, VA: American College of Radiology, 2013.

30 **答案 D**。CO_2 是一种低黏度气体,可用作血管造影的阴性对比剂。其不具有肾毒性风险,可用于急性肾损伤或严重慢性肾病患者。由于 CO_2 是气体,因此具有与液性对比剂不同的特性。例如,CO_2 的低黏度可能会增加急性外渗的敏感性,其沿上方表面扩散的趋势可能会限制近地侧血管腔的评估。另外,如果 CO_2 储存器被空气污染,动脉注射会引起气体栓塞并导致下游缺血。同样,静脉注射过量的 CO_2,即使没有污染,也可以置换右心内的血液,导致肺动脉血液输出受阻,并引起心脏骤停。CO_2 不可用作 CT 或 MRI 对比剂。

参考文献: Hawkins IF, Cho KJ, Caridi JG. Carbon dioxide in angiography to reduce the risk of contrast-induced nephropathy. *Radiol Clin North Am* 2009;47:813 – 825.

Nadolski GJ, Stavropoulos SW. Contrast alternatives for iodinated contrast allergy and renal dysfunction: options and limitations. *J Vasc Surg* 2013;57:593 – 598.

(周敏清 张丹妮 王大江 译 舒锦尔 徐秀芳 校)

第 2 章　肾脏（自体肾和移植肾）

问题

1　患者男，63 岁，少尿伴全身性炎性反应综合征，行腹部和盆腔 CT 检查。根据下图表现，最有可能的诊断是：

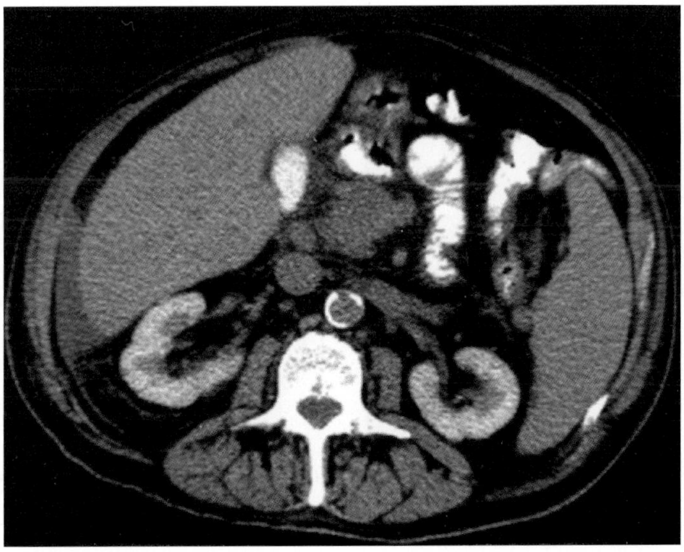

A. 对比剂肾毒性　　B. 急性肾小管坏死

C. 肾盂肾炎　　D. 近期使用了钆对比剂

2　患者女，61 岁，偶然发现肾脏占位后行腹部 MRI 检查。在 1.5T 双回波梯度回波（GRE）T1W 序列图像上，下列哪项最能说明此占位组织学很可能为良性？

A. TE = 2.2ms 图像上呈均匀低信号。　　B. TE = 4.4ms 图像上呈均匀低信号。

C. 在肿块与肾周脂肪的交界处出现印度墨水样伪影。

D. 在肿块与肾脏实质的交界处出现印度墨水样伪影。

3　患者男，52 岁，常染色体显性遗传多囊肾病，肾移植术第 1 天出现无尿和腹痛 12h。根据下图表现，下列哪项最能解释超声频谱波形？

A. 肾动脉狭窄　　B. 肾动静脉瘘

C. 肾静脉血栓形成　　D. 正常叠加波形

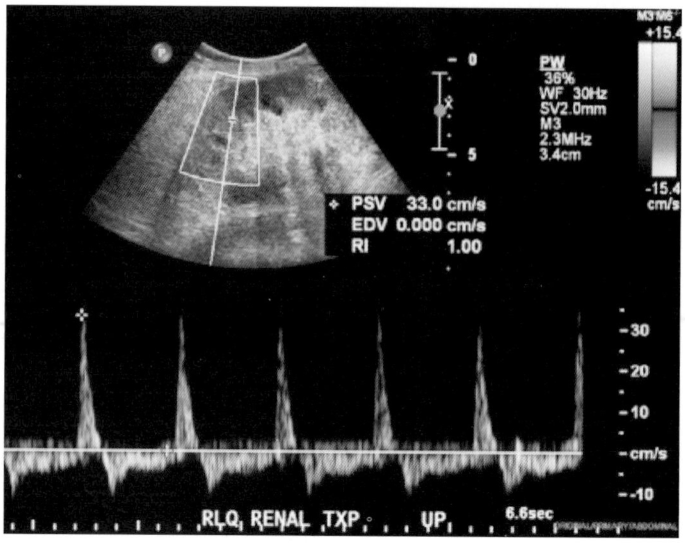

4　患者男，50 岁，肾移植后出现血尿，行多普勒超声检查。下列哪项最能解释图像上肾下极的表现？

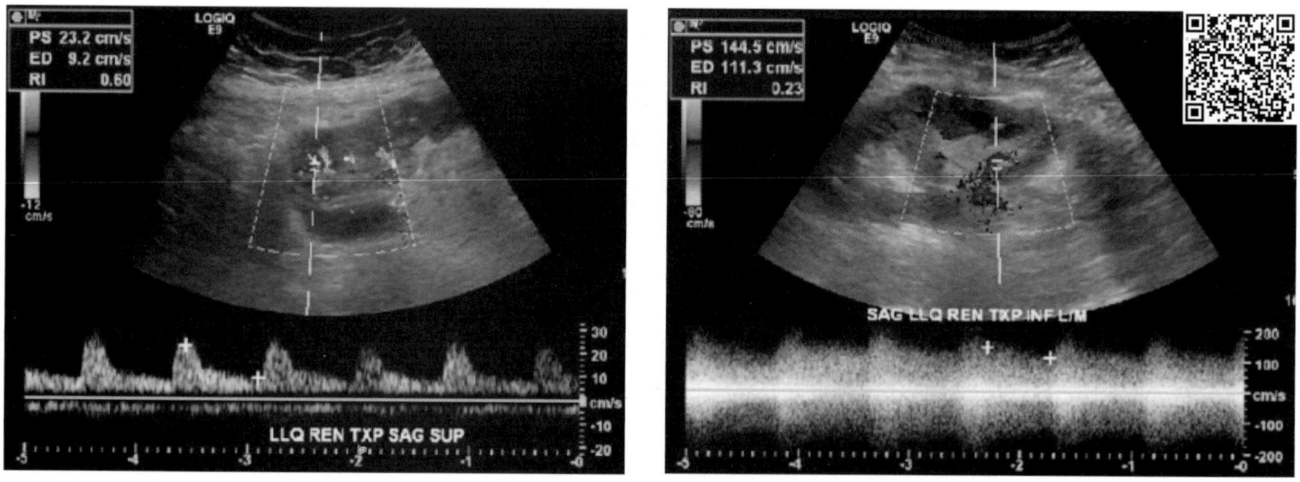

A. 结节性多动脉炎　　B. 医源性损伤

C. 先天性畸形　　D. 肾动脉血栓形成

E. 急性肾小管坏死

5　患者男，49 岁，偶然发现肾脏占位，行多期肾脏 CT 扫描。右肾发现直径 5.5cm 的孤立性外生性肿块，血供丰富，质地不均匀，未见明显脂肪组织，可见中央瘢痕。下列哪项最正确？

A. 肾癌　　B. 嗜酸细胞瘤

C. 血管平滑肌脂肪瘤　　D. 淋巴瘤

E. 尿路上皮癌　　F. 肿块性质不确定

6　患者女，34 岁，肾脏多发较小的实性回声占位，进行了一系列筛查。下列哪个图的表现最可能在此患者检查中出现？

A. A 图　　B. B 图

C. C 图　　D. D 图

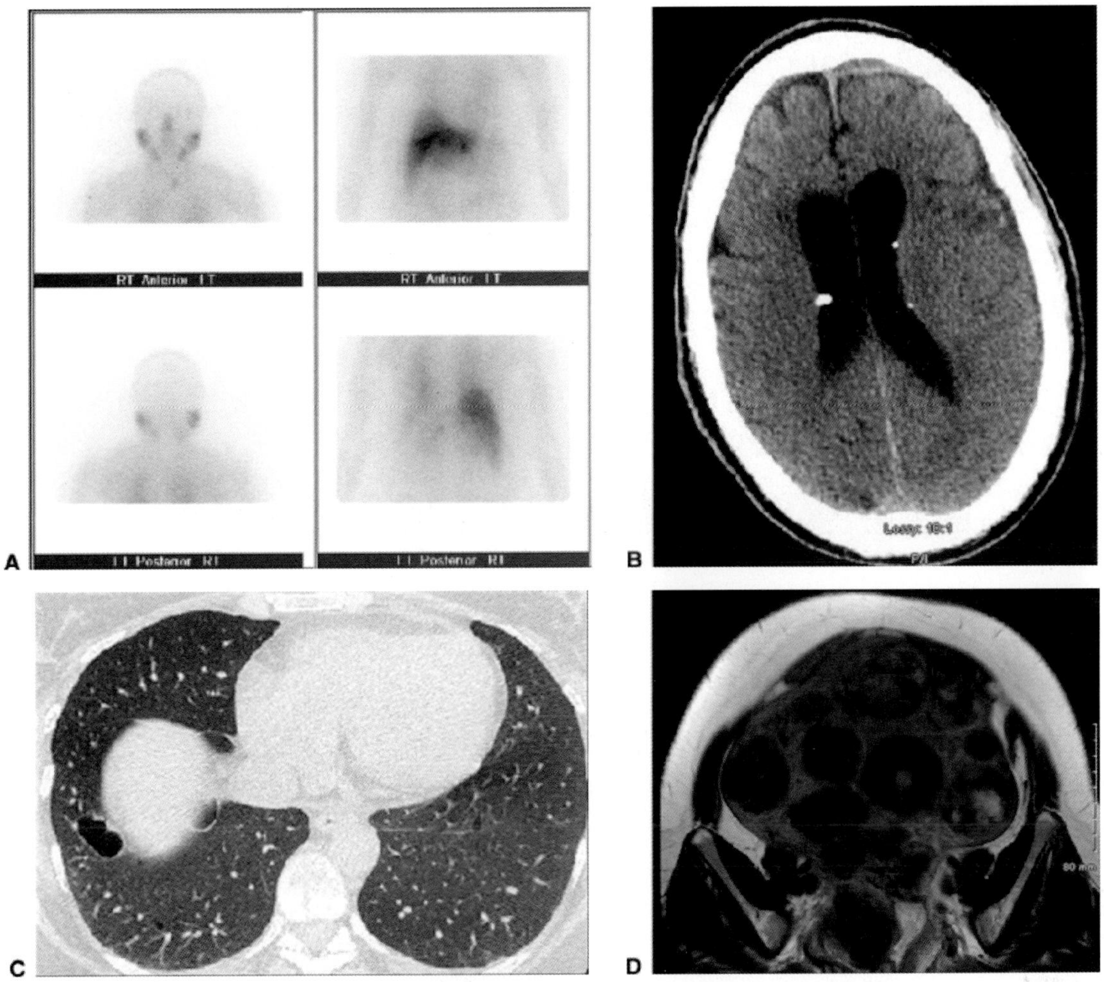

7 患者男，42 岁，1 型糖尿病伴终末期肾病，进行了肾移植。6 个月后，由于血清肌酐升高行经皮肾活检，随后的肾脏超声显示肾内动静脉瘘。其频谱多普勒波形特征是：

A. 高速、高阻　　　　B. 高速、低阻

C. 低速、高阻　　　　D. 低速、低阻

8 患者男，67 岁，右肾实性占位，经皮穿刺活检证实为肾透明细胞癌。在 1. 5T 双回波（同反相）GRE T1W 序列图像中，哪个伪影最好地解释了肿块内的表现？

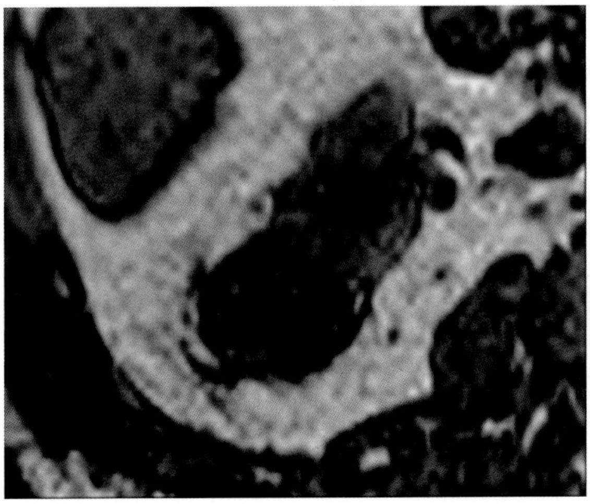

TE=2.2ms

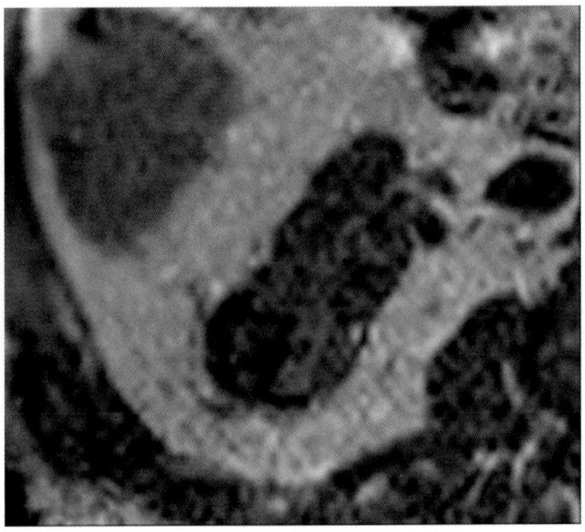

TE=4.4ms

A. 第一类化学位移伪影　　B. 第二类化学位移伪影
C. 第三类化学位移伪影　　D. 第四类化学位移伪影

9 患者男，60 岁，因乏力和体重减轻行 CT 增强扫描，显示双肾多发低密度肿块（CT 值为 30 ~ 50HU），肾脏轮廓未变形。MRI 证实肿块为实性。最有可能的诊断是：

A. 结节性硬化　　B. Birt - Hogg - Dubé 综合征
C. 肾细胞癌　　D. 泌尿上皮癌
E. 肾肉瘤　　F. 淋巴瘤
G. von Hippel - Lindau 综合征

10 患者女，37 岁，偶然发现肾脏囊性占位。增强扫描最高 CT 值为 180HU（如下图所示），平扫最高 CT 值为 30HU（未显示）。这个病灶的 Bosniak 分级是：

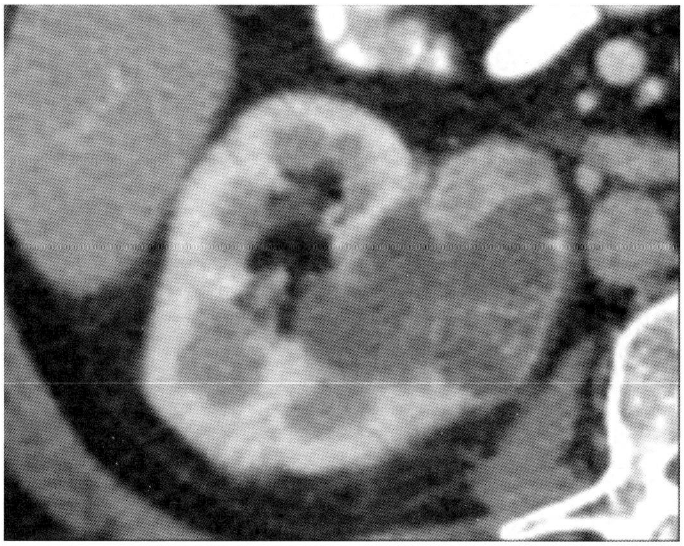

A. Bosniak Ⅰ级　　B. Bosniak Ⅱ级
C. Bosniak ⅡF 级　　D. Bosniak Ⅲ级
E. Bosniak Ⅳ级

11 患者女，30 岁，患有慢性尿路结石，并进行过多次 CT 检查（下图显示的是 3 年前的一次检查），现临床表现为腰痛和血尿。拟进行下一次肾结石 CT 检查。下列哪项是确保辐射剂量尽可能低（ALARA）的最佳方法？

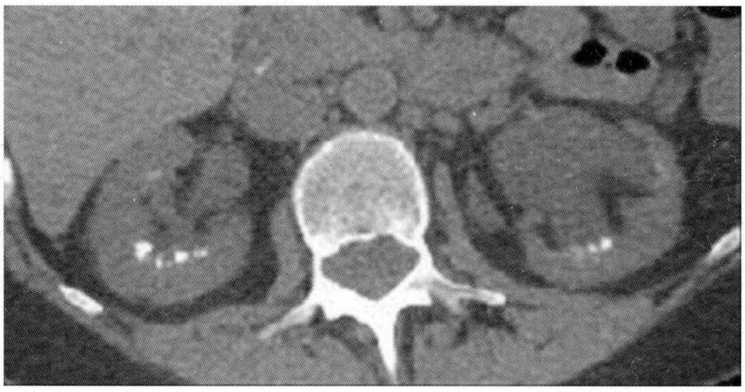

A. 将管电压从 120kV 降至 80kV。　　B. 将管电流从 400mA 降至 200mA。
C. 启用管电流调制。　　D. 将螺距从 1.0 提高到 1.25。

E. 用肾脏超声取代 CT。　　F. 启用自适应统计迭代重建。

G. 应用乳房和甲状腺防护器材。

12 患者女，59 岁，患有高血压，口服两种药物治疗。偶然发现以下表现（如图所示）。下一步最好进行：

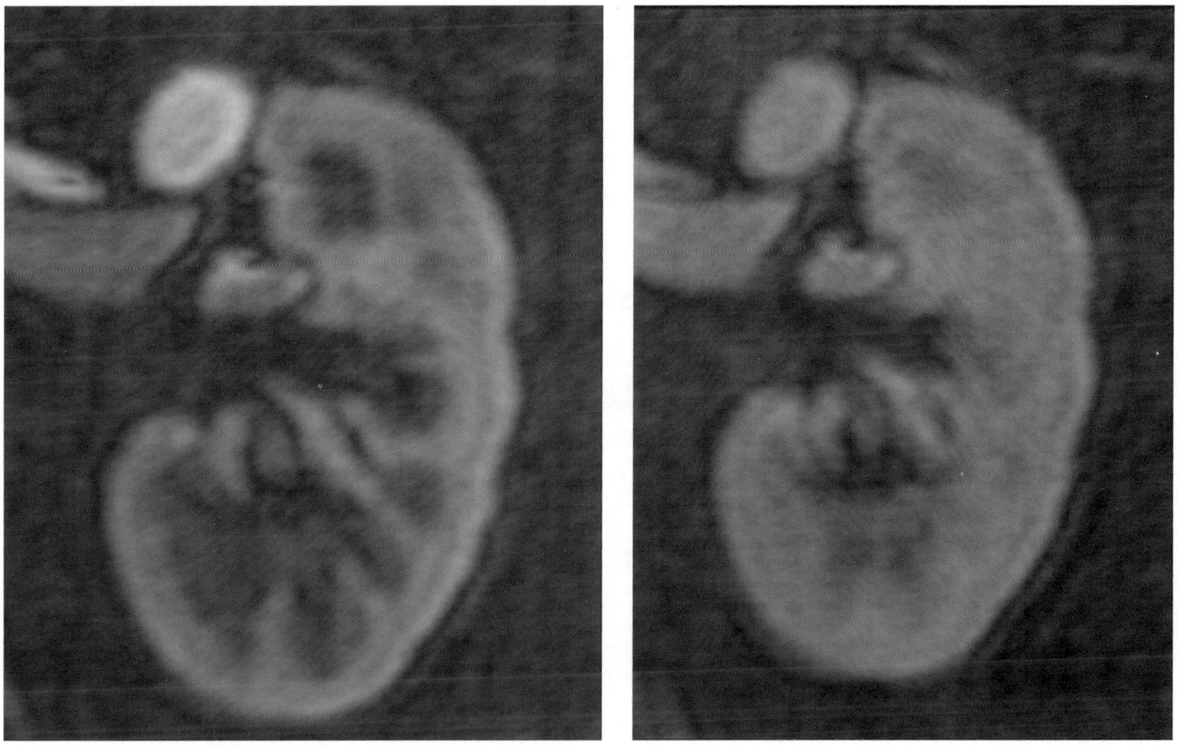

A. 部分肾切除术。　　B. 经皮穿刺活检。

C. 进一步影像学检查。　　D. 忽略，这是一个正常变异。

13 患者女，43 岁，腹部多期 CT 扫描发现右侧肾脏一个直径 1.4cm 的占位，平扫 CT 值为 32HU，增强扫描 CT 值为 50HU。然后行 MRI 检查（如下图所示）。根据 MRI 表现，对于增强前后病灶 CT 值的差异，最佳的解释是：

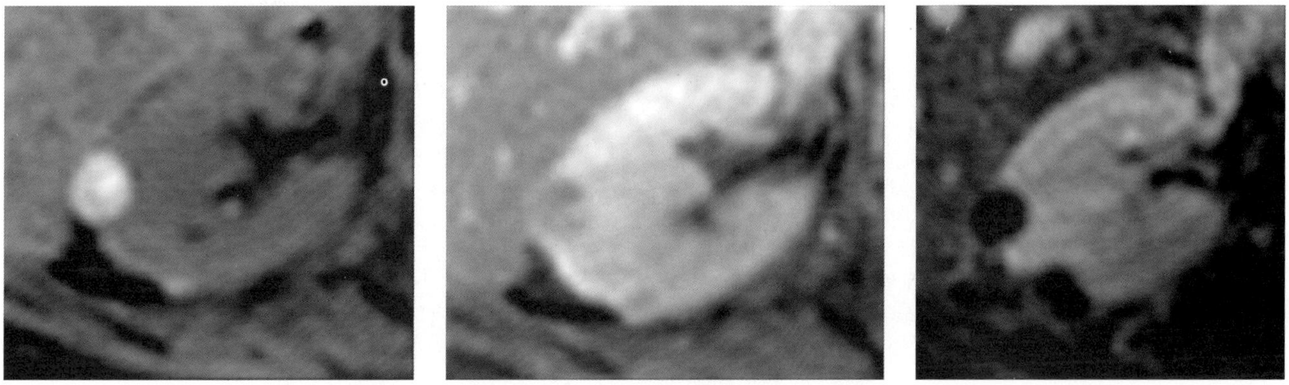

平扫 T1W 图像　　T1W 增强图像　　减影图像

A. 实性组织强化　　B. 管电流调制的应用

C. 射线硬化伪影的错误校正　　D. 呼吸运动伪影

14 患者女，40 岁，患有顽固性高血压，行肾动脉 CTA 检查。下列哪个图所示仅用球囊血管成形术即能取得最好的疗效？

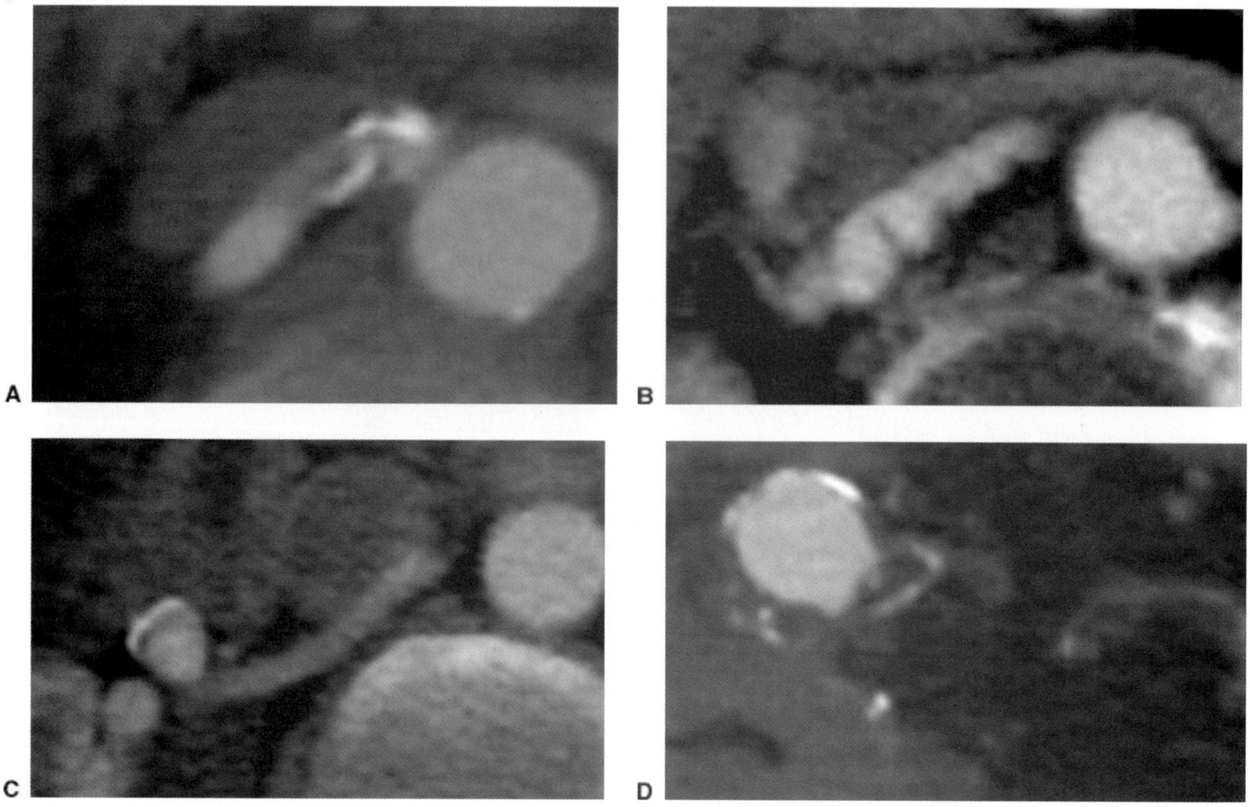

A. A 图　　B. B 图
C. C 图　　D. D 图

15 患者男，59 岁，患有尿毒症和低血压，6h 未排尿，行肾脏多普勒超声检查。以下哪个频谱多普勒波形最具急性肾小管坏死的特征？

A. 阻力指数 =1.0，舒张血流微小。
B. 阻力指数 =0.7，舒张期血流正常。
C. 阻力指数 =0.4，收缩期上升段变平缓。
D. 阻力指数 =0.2，动脉流速升高。

16 患者男，62 岁，血尿，左侧肾脏有一个较大占位。下列哪个危险因素与影像学表现关系最密切？

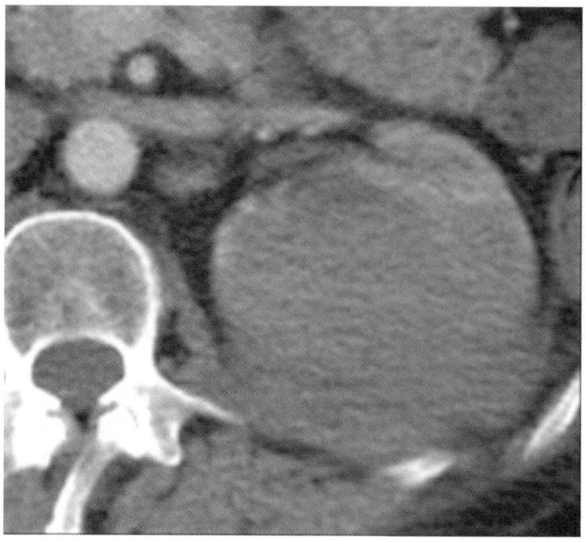

A. 实体器官移植　　B. 肥胖

C. 高血压　　D. von Hippel – Lindau 综合征

17 如下图所示，积液主要位于哪个腹膜后间隙?

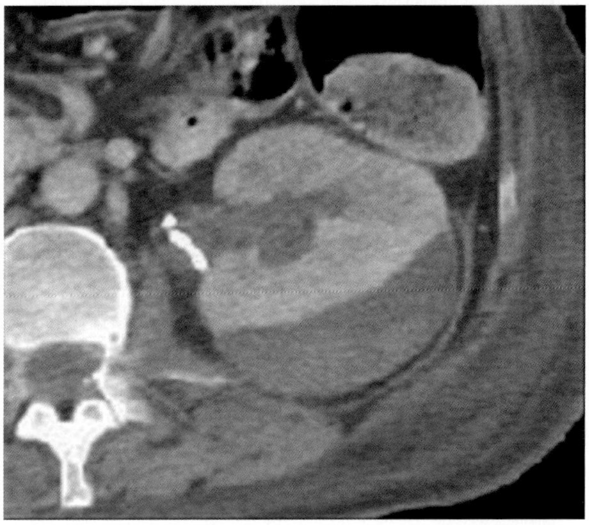

A. 肾旁前间隙　　B. 肾旁后间隙

C. 肾周间隙　　D. 包膜下间隙

18 患者男，45 岁，车祸，左侧肾脏撕裂伤。2 周后，因持续性腹痛行 CT 增强扫描。与 CT 图像所示的异常最密切相关的晚期并发症是:

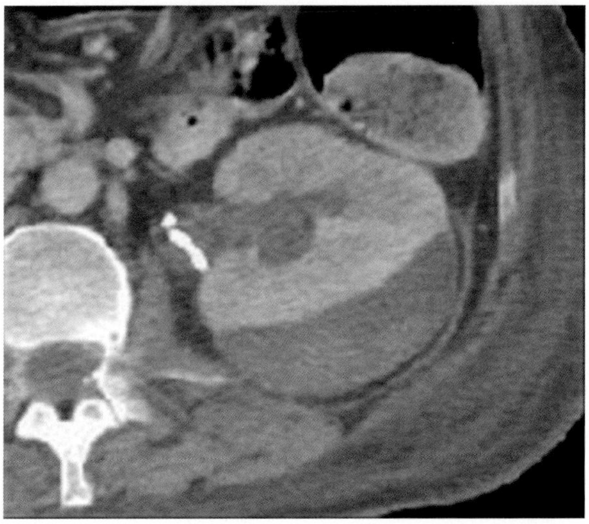

A. 肾结石　　B. 高血压

C. 肾盂肾炎　　D. 瘘管形成

19 患者女，55 岁，腹部 CT 平扫发现肾脏占位，CT 值 62HU，没有其他相关检查结果。下一步应进行:

A. 观察　　B. 进一步影像学检查

C. 肾肿块活检　　D. 肾部分切除术

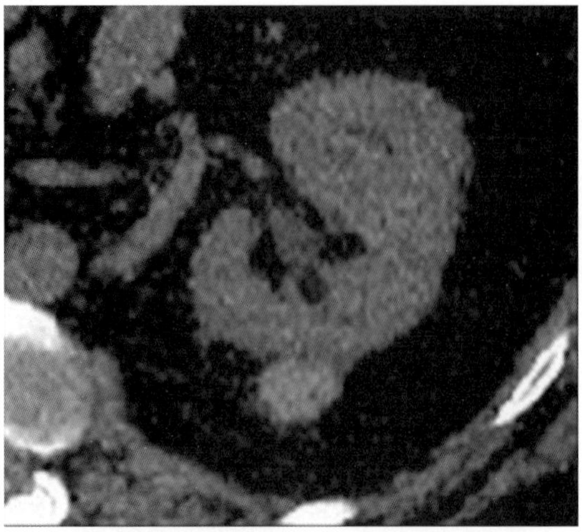

20　患儿女，2 岁，因腹胀及腹痛行腹部和盆腔 CT 检查。患儿泌尿道最可能被下列哪种微生物感染？

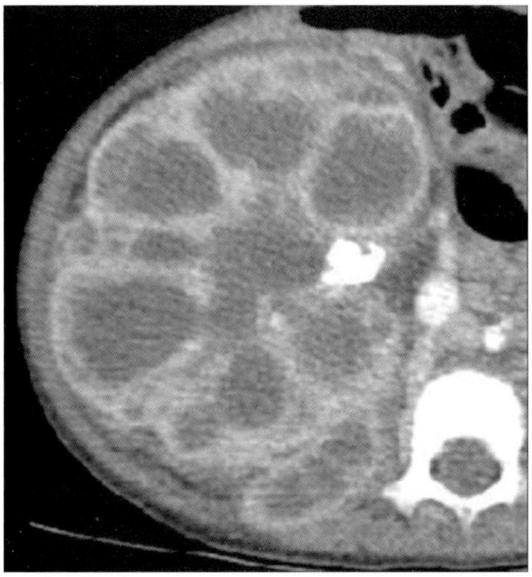

A. 血吸虫　　B. 奇异变形杆菌
C. 结核分枝杆菌　　D. 金黄色葡萄球菌
E. 多房棘球绦虫

21　患者男，52 岁，腰痛及排尿困难，静脉注射对比剂后 120s 行 CT 检查。下列哪项最能描述左侧肾脏的影像学表现？

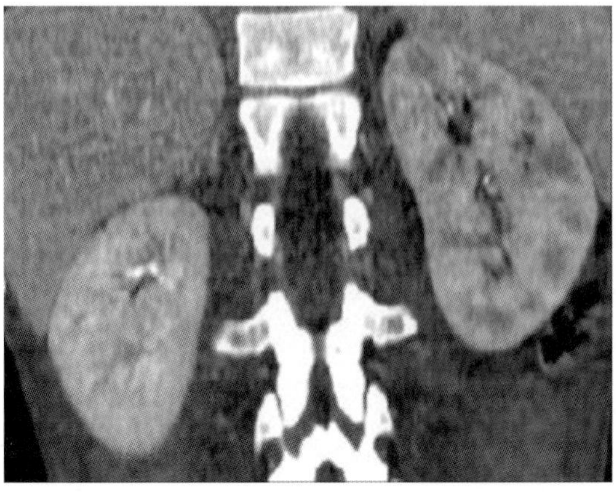

A. 条纹状肾显影　　B. 延迟性肾显影

C. 肾脏未显影　　D. 致密性肾显影

22 患者男，62 岁，吸烟伴慢性阻塞性肺病、冠状动脉疾病、高血压和周围血管疾病。行腹部和盆腔 CT 血管成像，左侧肾脏发现 1 个直径 1.8cm 的稍低密度肿块（35HU），质地不均匀，难以定性。然后行肾脏 MRI 检查。根据影像表现，最可能的解释是：

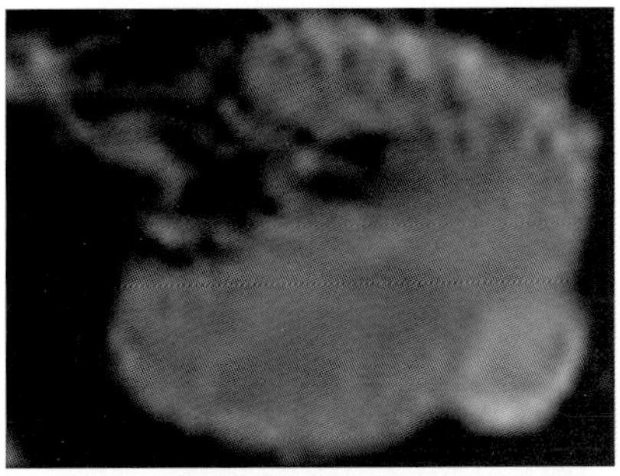

平扫 T1W 图像

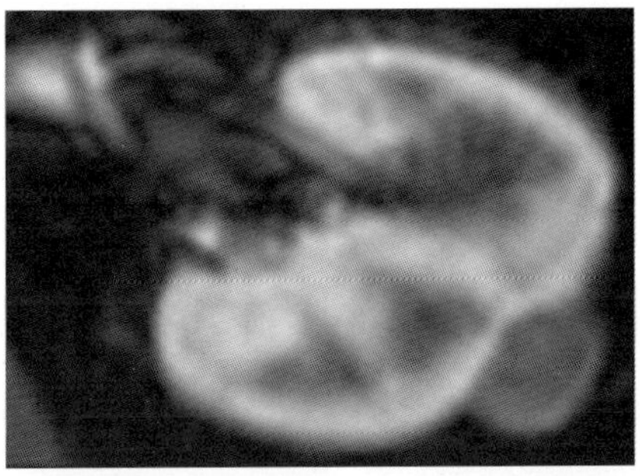

T1W 增强图像

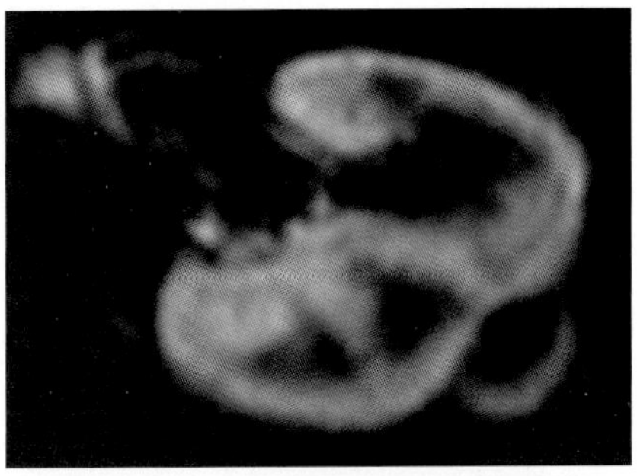

减影图像

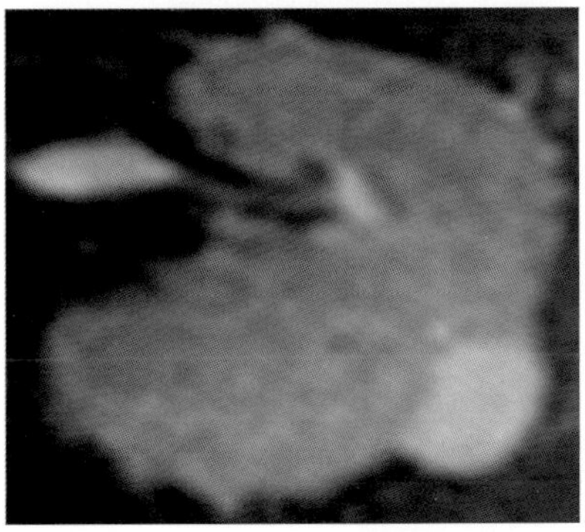

平扫 T2W 图像

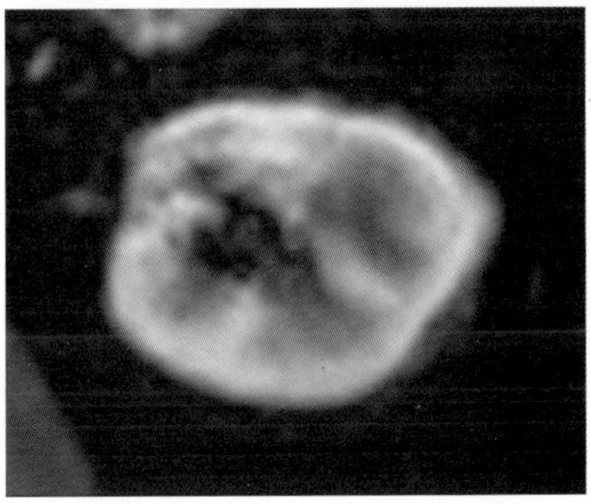

T1W 增强图像(病灶以远)

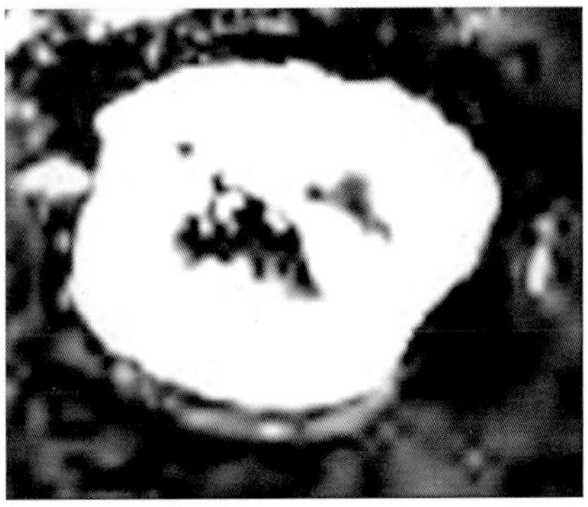

减影图像(病灶以远)

A. 化学位移伪影　　B. 误配准伪影

C. 壁上钙化　　D. 壁上软组织成分

23 患者 76 岁，背痛，行左侧肾脏 DSA 成像。下一步最好进行：

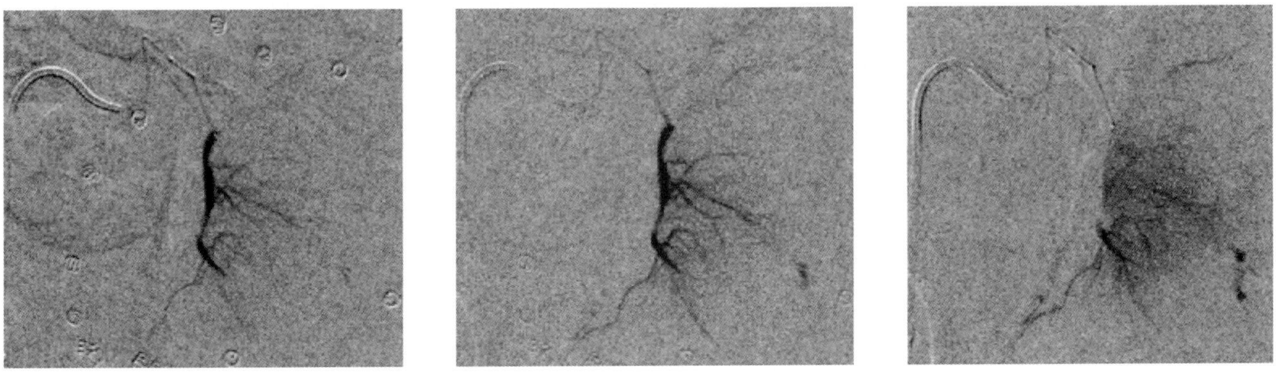

A. 覆膜支架术　　B. 球囊成形术

C. 栓塞术　　D. 观察

E. 外科手术

24 患者男，52 岁，经活检证实为胰腺癌，接受胰十二指肠切除术。术后怀疑有并发症，并行腹部增强 CT 检查（如下图所示）。以下哪项是急性肾梗死最特异的影像学征象？

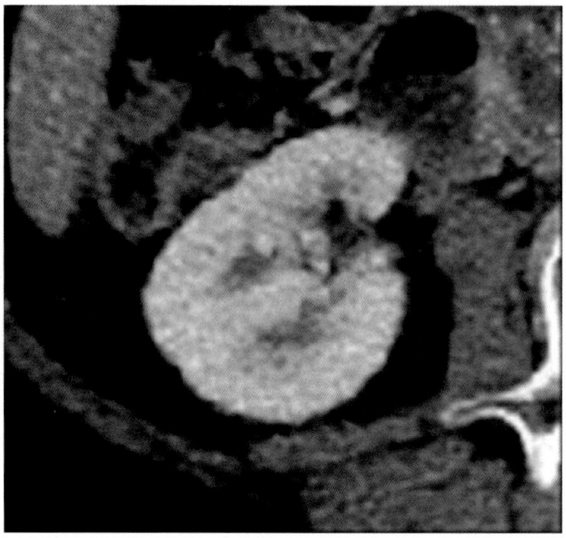

术前检查

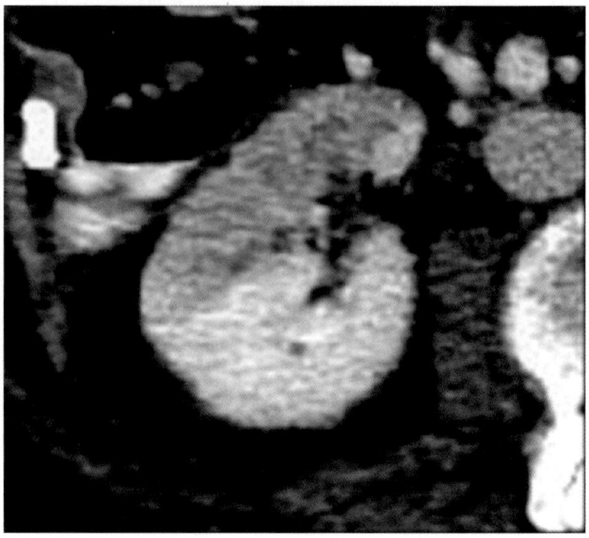

术后 2 周检查

A. 高密度和低密度带交替延伸至包膜

B. 境界清晰的皮质缺损伴肾盏憩室

C. 全肾显影延迟、集合系统扩张、尿路上皮强化

D. 局灶性楔形肾显影延迟伴薄层边缘强化

25 患者男，51 岁，患有 2 型糖尿病，右侧腰痛和排尿困难。患者多年未就诊。下一步应进行：

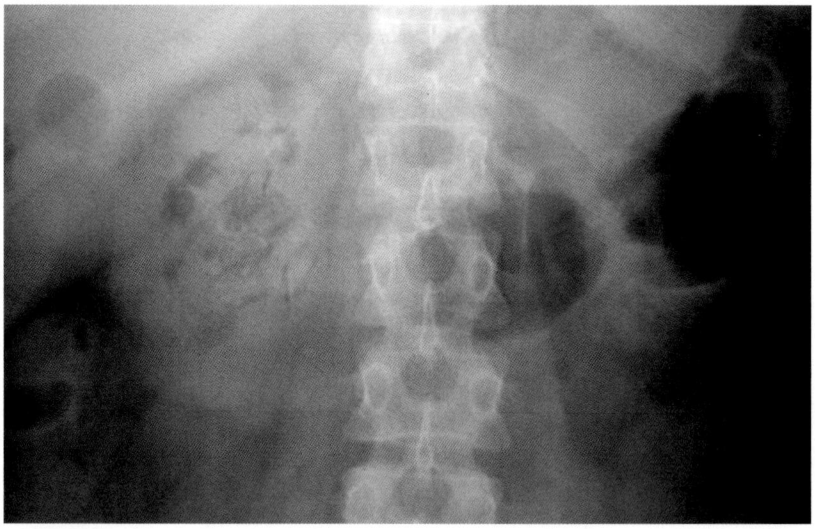

A. 病灶清除术　　B. 单纯肾切除术

C. 体外冲击波碎石术　　D. 静脉注射抗生素

26 患者女，52 岁，急性右侧腰痛，行 CT 增强检查。该患者最有可能出现以下哪种危险因素？

A. 复发性泌尿系感染　　B. 膀胱癌

C. 接受肝移植　　D. 真性红细胞增多症

E. 复发性肾结石

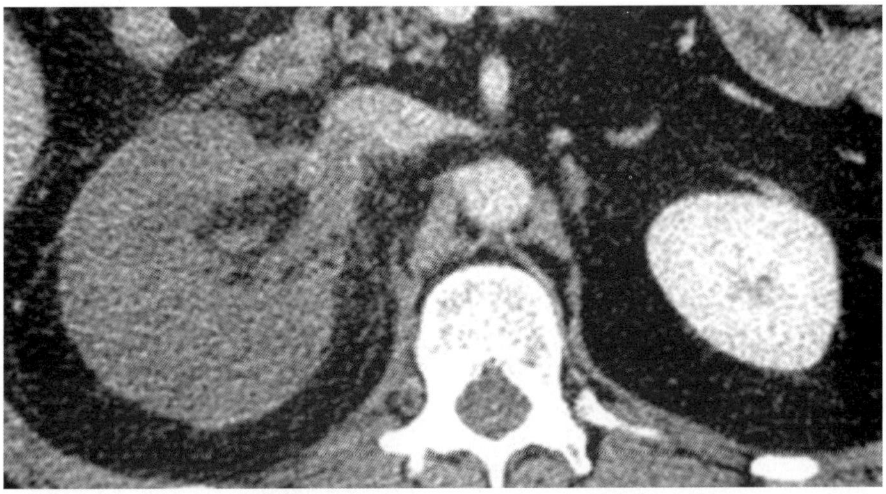

27 婴儿，1 月龄，肾脏异常（如下图所示）。该病还可能累及下列哪个器官？

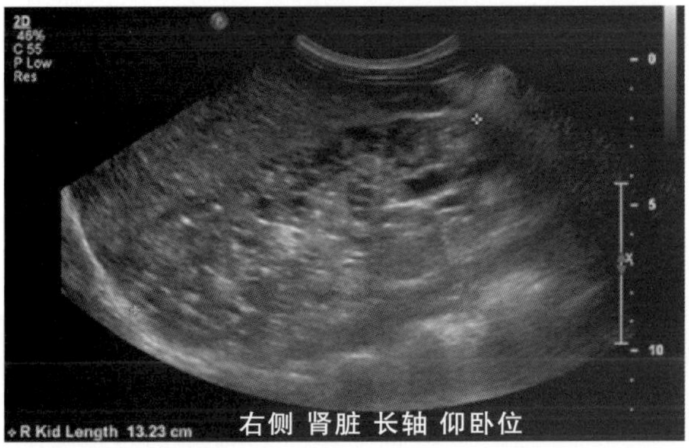

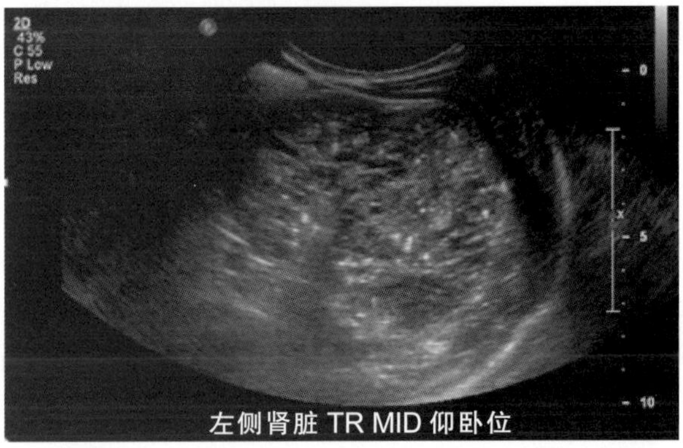

A. 脾脏　　B. 肝脏

C. 肾上腺　　D. 胰腺

E. 脊髓

28 患者男，62 岁，患有 2 型糖尿病、前列腺增生和尿潴留。与 6 个月前 CT 图像比较，此次 CT 图像发现左侧肾脏新发 2cm 大小占位。经过 2 周的抗生素治疗后，再次 CT 检查示左侧肾脏占位持续存在。增强扫描示肿块的 CT 值增加了 30HU。下一步最好进行：

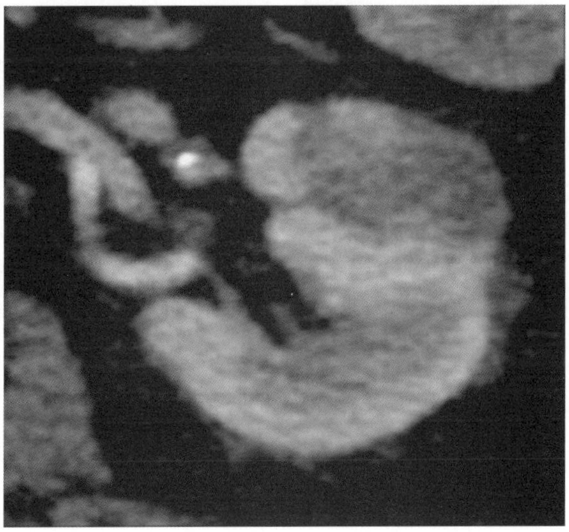

A. 热消融　　B. 部分肾切除术

C. 经皮穿刺活检　　D. MRI

29 患者男，54 岁，既往无明显病史，现出现发热、白细胞增多、心动过速、低血压和排尿困难。这种情况的最佳做法是：

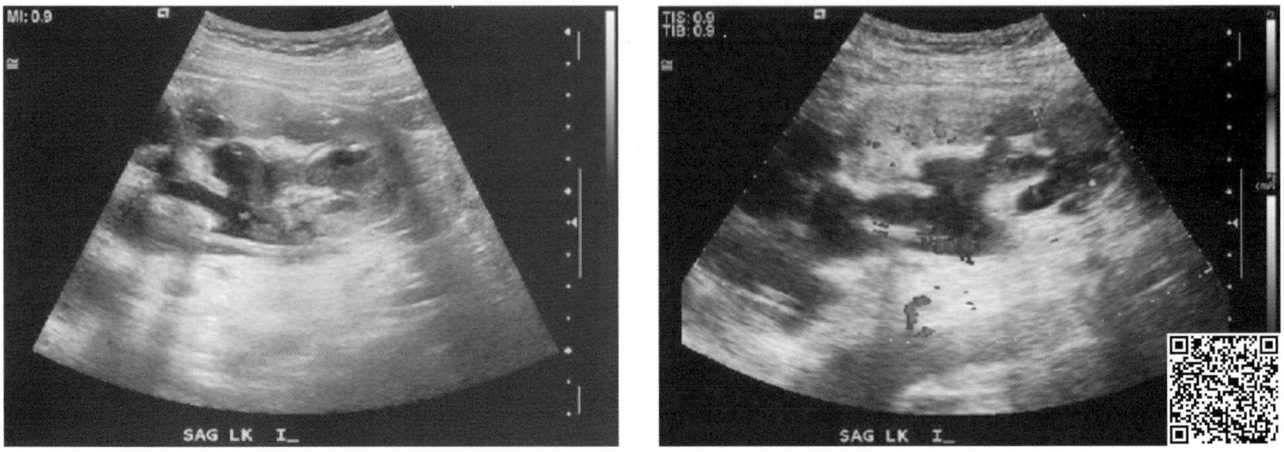

A. 抗生素治疗　　B. 经皮肾穿刺造瘘术

C. 肾切除术　　D. 观察

30 患者男，60 岁，腹部 CT 增强扫描显示肾脏异常。以下哪项与影像表现最密切相关？

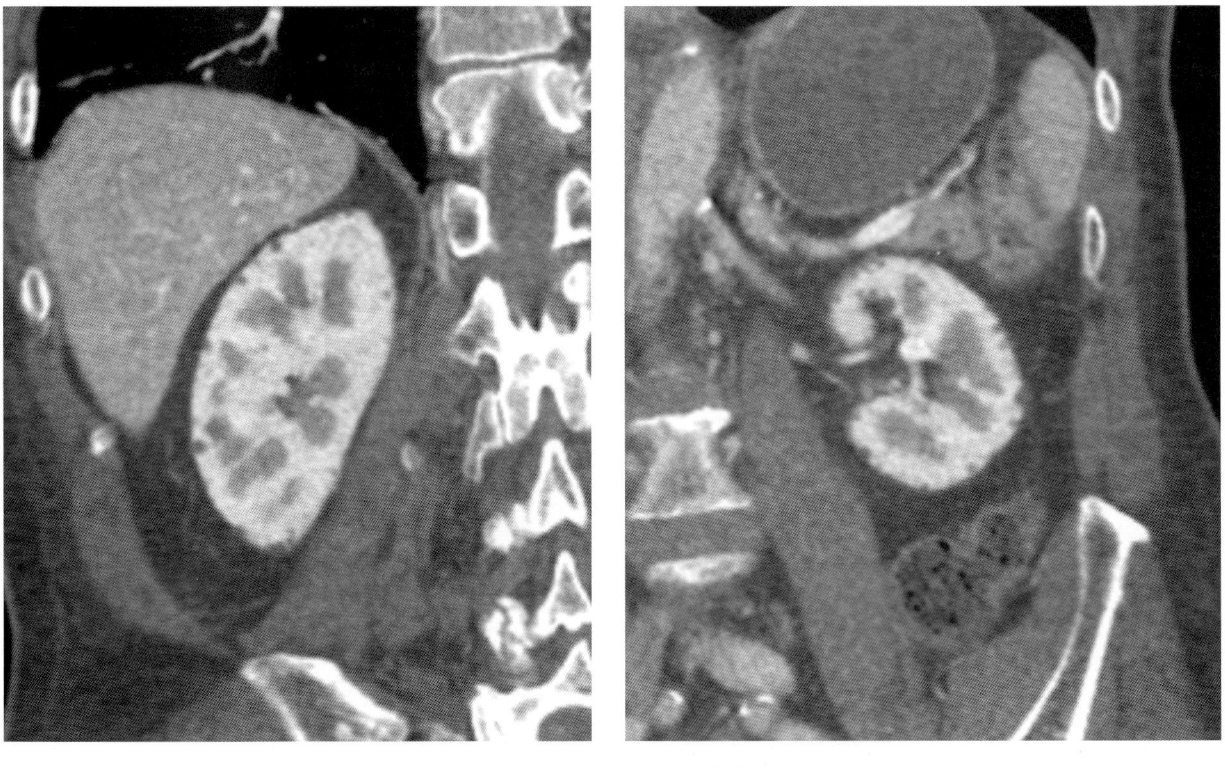

A. 肝肾综合征　　B. 情绪障碍

C. 未经治疗的高血压　　D. 抗低血糖药物

答案与解析

1　**答案 B**。图像显示肾脏（皮质髓质期）、胆囊（替代性排泄）和肠道（口服对比剂）的对比剂，但在血管或其他上腹部脏器中没有对比剂。这表明最近使用过的血管内对比剂异常滞留在肾实质内（即双侧肾显影延迟）。这种情况的最常见原因是近期患者血压低但做了增强 CT 检查或冠状动脉造影。延迟肾显影的一般鉴别诊断可简化如下。

（1）“血液流入”：肾动脉狭窄/血栓形成/血管撕裂；

（2）“血液流出”：肾静脉血栓形成；

（3）“尿液流入”：急性肾小管坏死、肾盂肾炎、肾小球肾炎；

（4）“尿液流出”：集合系统梗阻。

在本例中，延迟肾图呈双侧弥漫性。因此，急性肾小管坏死是最佳答案。对比剂引起的肾毒性（答案 A）可能会导致这一现象，但这并不是最佳答案，因为它是导致急性肾损伤的一个比较少见和特殊的原因。虽然肾盂肾炎可以是双侧的（答案 C），但更有可能出现条纹状肾显影。本病例增强的模式是全肾延迟型，而不是条纹型。虽然细胞外钆对比剂的 CT 表现可以类似稀释的碘对比剂（答案 D），但它一般遵循相同的动态增强模式。在这个病例中，这种增强模式是不正常的，因此，钆对比剂的使用不是最佳答案。

参考文献： Dyer RB, Munitz HA, Bechtold R, et al. The abnormal nephrogram. *Radiographics* 1986;6:1039 - 1063.

Saunders HS, Dyer RB, Shifrin RY, et al. The CT nephrogram: implications for evaluation of urinary tract disease. *Radiographics* 1995;15:1069 - 1085.

Wolin EA, Hartman DS, Olson JR. Nephrographic and pyelographic analysis of CT urography: differential diagnosis. *AJR Am J Roentgenol* 2013;200:1197 - 1203.

2　**答案 D**。双回波（同反相位）GRE T1W 序列成像有助于鉴别肾脏肿块。在 1.5T 图像上，脂肪和水质子在 TE = 2.2ms 时为反相位（180°相反），在 TE = 4.4ms 时为同相位（偶极子指向同一方向）。因此，TE = 2.2ms 时，同时有脂肪和水质子的体素信号丢失，而 TE = 4.4ms 时，信号将叠加。（注意，发生脂肪和水质子同反相位的回波时间随磁体的场强而变化。）

TE = 2.2ms（1.5T）时，含有“细胞内脂质”（即“微观脂肪”）的肿块中，体素中同时含有脂肪和水质子将会发生信号丢失。信号丢失将是片状的，不是线状的。良性（如血管平滑肌脂肪瘤）和恶性（如透明细胞肾癌）肾肿块均可以显示“细胞内脂质”。因此，不能单独用“细胞内脂质”来区分良性与恶性肾肿块（即答案 A 和 B 是不正确的）。

在含有“肉眼可见脂肪”的肿块中，TE = 2.2ms（1.5T）时，含有纯脂肪质子的部分不会造成信号丢失。这个“肉眼可见脂肪”毗邻含有水质子的软组织（如肾实质或肿块内不含脂肪的部分）时，会发生沿着“肉眼可见脂肪”边缘的线性信号丢失。同样，这是因为体素内同时存在脂肪和水质子。在“肉眼可见脂肪”与来自邻近软组织的水质子界面上的周边信号丢失被称为“印度墨水样伪影”，因其产生了一条明确的低信号线。然而，从根本上说，印度墨水样伪影和“细胞内脂质”是由同一过程引起的，它们的名称不同反映了它们在成像上的不同表现。

在脂肪和脂肪的边界上不产生黑色勾边伪影[如肿块内脂肪和肾周间隙内脂肪(答案 C 不正确)],因为只有当脂肪和水质子在同一个体素内时才能产生相反相位而抵消信号。肾脏肿块含有肉眼可见脂肪的,无论多少,几乎总是代表血管平滑肌脂肪瘤(答案 D 正确)。特例非常罕见(如肾细胞癌的骨化生),但此时经常可见钙化和(或)对邻近结构的侵袭。

参考文献: Bosniak MA, Megibow AJ, Hulnick DH, et al. CT diagnosis of renal angiomyolipomas: the importance of detecting small amounts of fat. *AJR Am J Roentgenol* 1988;151:497 – 501.

Hindman N, Ngo L, Genega EM, et al. Angiomyolipoma with minimal fat: can it be differentiated from clear cell renal cell carcinoma by using standard MR techniques? *Radiology* 2012;265:468 – 477.

Hood MN, Ho VB, Smirniotopoulos JG, et al. Chemical shift: the artifact and clinical tool revisited. *Radiographics* 1999;19:357 – 371.

Israel GM, Hindman N, Hecht E, et al. The use of opposed-phase chemical shift MRI in the diagnosis of renal angiomyolipomas. *AJR Am J Roentgenol* 2005;184:1868 – 1872.

3 **答案 C**。这些图像显示肾内弓状动脉血流的全舒张期反流。这表明较高的收缩期血流可以进入肾脏,但低速的舒张期血流必须通过动脉(而不是静脉)从肾脏逆流出来。注意,在收缩期间没有低于基线的流量。这是一个重要的特征,可以据此区别这个有临床意义的波形与同时采集的动脉和静脉所致的叠加波形(答案 D,这是常见的,而不一定是病理性的)。

肾移植术中肾内弓形动脉内的全舒张期反流可见于肾静脉血栓形成、急性肾小管坏死或急性排斥反应。在所有的情况下,这种波形的存在预示着移植肾的预后不良。同时出现全舒张期反流和无静脉血流时,高度考虑肾静脉血栓形成;出现肾静脉血栓时,移植失败率较高,可导致移植肾切除。一些移植肾可以通过紧急血栓切除术和(或)紧急溶栓术来挽救。导管定向溶栓和经皮血栓切除术仍在发展之中。

参考文献: Fathi T, Samhan M, Gawish F, et al. Renal allograft venous thrombosis is salvageable. *Renal Transplant* 2007; 39:1120 – 1121.

Kaveggia LP, Perrella RR, Grant EG, et al. Duplex Doppler sonography in renal allografts: the significance of reversed flow in diastole. *AJR Am J Roentgenol* 1990;155:295 – 298.

Kim HS, Fine DM, Atta MG. Catheter-directed thrombectomy and thrombolysis for acute renal vein thrombosis. *J Vasc Interv Radiol* 2006;17:815 – 822.

4 **答案 B**。图像显示移植肾的下极内有血管杂乱的血管团。频谱分析符合动静脉瘘的高速低阻波形特征。在这种情况下,血液从高速动脉直接进入低阻力静脉,而不经过毛细血管床。缺乏显著的流动阻抗导致低阻模式。肾动静脉瘘最常见的原因是肾活检,其中活检针造成肾内动脉与肾内静脉之间的异常沟通。肾动静脉瘘通常不是先天性的(答案 C)。

结节性多动脉炎(答案 A)是一种血管炎,其特征是有许多较小的肾内动脉瘤。肾动脉血栓形成(答案 D)和急性肾小管坏死(答案 E)都是高阻力条件,动脉血流缓慢通过才能到达静脉,与该病例正好相反。

参考文献: Brown ED, Chen MYM, Wolfman NT, et al. Complications of renal transplantation: evaluation with US and radionuclide imaging. *Radiographics* 2000;20:607 – 622.

5 **答案 F**。从统计概率而言,肾肿块最有可能是肾细胞癌,但实性增强肾肿块没有肉眼可见的脂肪时,影像学无法做出无创性的定性诊断。在这个病例中描述的血供丰富的肿块可能是恶性肾细胞癌(最有可能),良性嗜酸细胞瘤,或其他罕见病因。中央瘢痕的存在、肿块的形态和强化模式都不是可靠的特征。因此,缺乏肉眼可见脂肪的实性强化肾肿块需要组织学(经皮或外科手术)来确定诊断。鉴于肿瘤的外生性质,尿路上皮癌和淋巴瘤的可能不大。血管平滑肌脂肪瘤的可能也不大,因为乏脂肪血管平滑肌脂肪瘤(缺乏明显肉眼可见的脂肪)通常较小(<4cm)。

参考文献: Israel GM, Bosniak MA. How I do it: evaluating renal masses. *Radiology* 2005;236:441 -450.

Silverman SG, Gan YU, Mortele KJ, et al. Renal masses in the adult patient: the role of percutaneous biopsy. *Radiology* 2006;240:6 -22.

6 **答案 B**。年轻结节性硬化症患者,双侧肾脏多发小的肿块回声最有可能是血管平滑肌脂肪瘤(AML)。结节性硬化症与肾血管平滑肌脂肪瘤[典型的 AML(良性)和上皮样 AML(侵袭性)]、肾囊肿、肾细胞癌、室管膜下钙化结节(如答案 B 所示)、室管膜下巨细胞星形细胞瘤(SEGA)、脑皮质结节、心脏横纹肌肉瘤、皮肤血管纤维瘤和肺淋巴管平滑肌瘤病(LAM)相关。

其他图像显示,在 von Hippel - Lindau 综合征(答案 A)中,间碘苄胍(MIBG)图像显示的嗜铬细胞瘤;在 Birt - Hogg - Dubé 综合征中,偶尔出现不同大小的薄壁肺囊肿(答案 C,肺 LAM 囊肿通常数量更多,大小更相似);遗传性子宫肌瘤病和肾细胞癌综合征(HLRCC)有多发子宫肌瘤[答案 D,以子宫平滑肌瘤、皮肤平滑肌瘤和肾细胞癌(常为Ⅱ型乳头型——一种侵袭性乳头状肾细胞癌)为特征]。虽然 von Hippel-Lindau 综合征(答案 A)可以引起双侧肾损害,但典型表现为肾囊肿和肾细胞癌同时存在;没有囊肿的双侧回声性肾肿块是不典型的。

血管平滑肌脂肪瘤和肾细胞癌在超声图像上均可出现异常回声。因此,肾脏肿块回声的存在通常会促使进一步的成像检查(CT 或 MRI)来确定肿块是否有脂肪。一些报道表明,小而均匀的回声性肿块伴后方声影总是提示血管平滑肌脂肪瘤,但大多数回声性肾肿块并不具备所有这些特征。

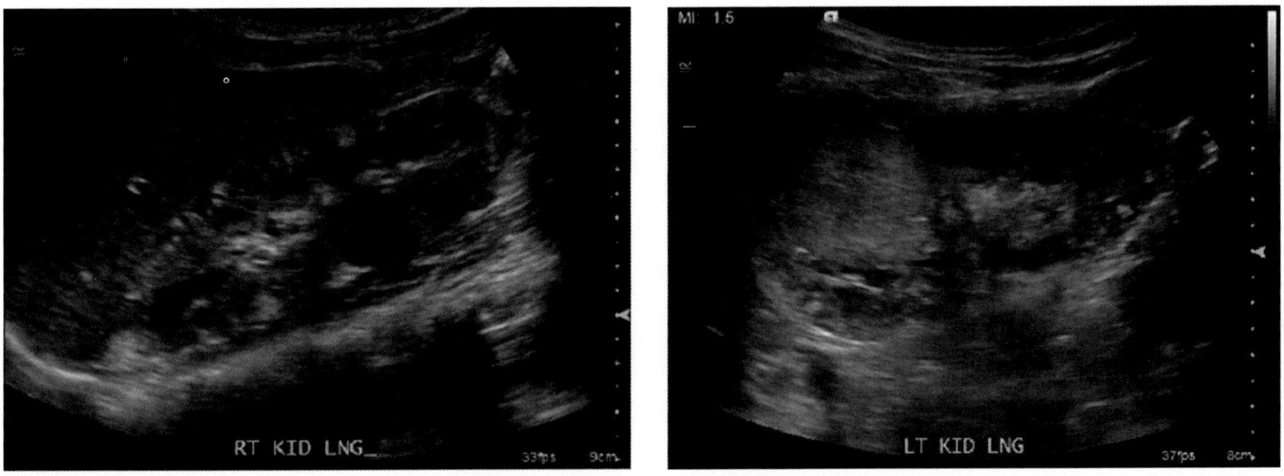

患儿女,7 岁,患有结节性硬化症、多发性 AML 和左上极肾癌。

参考文献: Choyke PL, Glenn GM, McClellan MW, et al. Hereditary renal cancers. *Radiology* 2003;226:33-46.

7 **答案 B**。肾动静脉瘘的典型频谱多普勒波形为高流速低阻力。这是因为高速动脉血流未经过毛细血管床而直接进入静脉,没有阻力。在此情况下测量的电阻指数通常小于0.5。

参考文献: Brown ED, Chen MYM, Wolfman NT, et al. Complications of renal transplantation: evaluation with US and radionuclide imaging. *Radiographics* 2000;20:607-622.

8 **答案 B**。双回波(同反相位)GRE 序列成像利用了脂肪与水质子之间的共振频率的差异(3.5ppm,1.5T 为 220Hz,3T 为 440Hz)。第一幅图像是反相位图,其中脂肪和水质子的相位为 180°相反(TE =2.2ms,1.5T),"细胞内脂质"区域弥漫性信号丢失(如本例中所示)。第二幅图像是同相位图,脂肪和水质子的相位相同(TE =4.4ms,1.5T),使它们的信号叠加。第二幅图(同相位)作为反相位图的对照。

这种相位抵消伪影的第二次信号丢失称为第二类化学位移伪影(答案 B)。第一类化学位移伪影发生的根本原因与第二类化学位移伪影(脂肪与水质子之间的共振频率不同)相同,但外观不同,仅表现在沿脂肪-水界面的频率编码方向。由于沿频率编码方向的空间位置是由水质子的共振频率决定的,脂肪质子的不同共振频率导致这些质子在图像上被错误地移动(MR 设备将它们假设为水质子,并错误地定位)。在脂肪质子实际存在的空间中,将有一个暗带(没有来自移位的脂肪质子的信号),同时移位的质子被错误地定位并叠加在先前存在的水质子信号上而产生一个白色带。第三类(答案 C)和第四类(答案 D)化学位移伪影不存在于医学成像中。

参考文献: Hood MN, Ho VB, Smirniotopoulos JG, et al. Chemical shift: the artifact and clinical tool revisited. *Radiographics* 1999;19:357-371.

Merkle EM, Dale BM. Abdominal MRI at 3.0 T: the basics revisited. *AJR Am J Roentgenol* 2006;186:1524-1532.

9 **答案 F**。双侧少血管、内生型、不改变肾轮廓的实性肾肿块最有可能是肾脏淋巴瘤。鉴别诊断包括转移性疾病、遗传性乳头状肾癌综合征、肾感染和 IgG 4 相关性疾病。其他选项的可能性较小。

结节性硬化症(答案 A)也与双侧实性低密度肾脏肿块有关,但大多数是含有脂肪的血管平滑肌脂肪瘤(< -10HU)。Birt-Hogg-Dubé 综合征(答案 B)与嫌色性肾细胞癌和嗜酸细胞瘤有关,但其比淋巴瘤更少见。如果出现多个双侧肿块,都不太可能是完全内生的。散发性肾细胞癌(答案 C)、散发性泌尿上皮癌(答案 D)和散发性肾肉瘤(答案 E)是典型的孤立性肿块。von Hippel-Lindau 综合征(答案 G)与肾囊肿和肾癌有关,但与 Birt-Hogg-Dubé 综合征(答案 B)一样,von Hippel-Lindau 综合征的多发囊肿和肿块不可能全部都是内生肿瘤。

参考文献: Choyke PL, Glenn GM, McClellan MW, et al. Hereditary renal cancers. *Radiology* 2003;226:33-46.

Dyer R, DiSantis DJ, McClennan BL. Simplified imaging approach for evaluation of the solid renal mass in adults. *Radiology* 2008;247:331-343.

Sheth S, Ali S, Fishman E. Imaging of renal lymphoma: patterns of disease with pathologic correlation. *Radiographics* 2006;26:1151-1168.

10 **答案 E**。这个肿块有一个实性强化结节,符合 Bosniak Ⅳ级囊性肿瘤。Bosniak 分级作为一种用于肾囊性病变恶性风险分级的方法已被广泛接受。下表详细列出了每个 Bosniak 类别的影像特征。

分级	特征	恶性风险	强化
Bosniak Ⅰ级	单纯囊肿;薄壁;水样密度;无分隔	0	无
Bosniak Ⅱ级	少许细分隔;细小的钙化;"高密度"囊肿直径 <3cm	0	无
Bosniak ⅡF 级	多个细分隔和(或)可视的薄壁;厚的或结节状的钙化;内生"高密度"囊肿直径≥3cm	10% ~20%	无
Bosniak Ⅲ级	厚分隔和(或)厚壁[不规则和(或)光滑];无强化结节	55% ~60%	可能
Bosniak Ⅳ级	强化结节	95%	强化

参考文献: Harisinghani MG, Maher MM, Gervais DA, et al. Incidence of malignancy in complex cystic renal masses (Bosniak category III): should imaging-guided biopsy precede surgery? *AJR Am J Roentgenol* 2003;180:755 –758.

Israel GM, Bosniak MA. How I do it: evaluating renal masses. *Radiology* 2005;236:441 –450.

Smith AD, Remer EM, Cox KL, et al. Bosniak category IIF and III cystic renal lesions: outcomes and associations. *Radiology* 2012; 262:152 –160.

11 **答案 E**。所有列出的选项都是单独使用或与其他方法结合使用,以减少对患者的辐射剂量。只有答案 E 才能避免电离辐射。对于复发性尿路结石和反复发作的相同症状的患者,可以用超声代替 CT。在尿路梗阻后,可能需要数小时集合系统才能扩张(特别是如果患者在检查前没有"水化"),因此"阴性"声像图的价值不如显示了新出现的或加重的集合系统扩张的"阳性"声像图。然而,根据 ALARA 原则,首选电离辐射最小的检查手段,可以减少需要进行反复影像学检查的患者人群的辐射剂量。

参考文献: American College of Radiology. ACR Appropriateness CriteriA. Acute onset flank pain—suspicion of stone disease. Last review date: 2011. Date of origin: 1995. http://www.acr.org/ ~/media/ACR/Documents/AppCriteria/Diagnostic/ AcuteOnsetFlankPainSuspicionStoneDisease.pdf. Accessed September 2013.

12 **答案 C**。血池样强化的富血管结节怀疑是血管畸形。本例"肿块"实际上是一个动脉瘤。注意,在肾动脉期和静脉期,其与肾动脉等信号。进一步的成像检查(答案 C,如其他 MR 脉冲序列检查、多普勒超声)可以确认这是一个动脉瘤,然后可以进行适当的治疗。

部分肾切除术(答案 A)不是治疗肾动脉瘤合适的方法,虽然在动脉瘤破裂或终末期缺血性肾病时可以考虑单纯肾切除术。动脉瘤经皮穿刺活检(答案 B)比较危险,可能导致危及生命的出血。肾动脉瘤不是正常变异(答案 D),但当动脉瘤较小且患者无症状时,仍可进行观察。对于动脉瘤多大需要治疗是有争议的。一般情况下,以下情况均应考虑治疗:①直径 >1.0cm 合并重度高血压的肾动脉瘤;②大多数直径 1.5 ~2.0cm的肾动脉瘤,无论有无症状;③所有直径 >2.0cm 的肾动脉瘤,无论有无症状。高血压和女性患者更倾向于积极治疗。

参考文献: Henke PK, Cardneau JD, Welling TH, et al. Renal artery aneurysms: a 35-year clinical experience with 252 aneurysms in 168 patients. *Ann Surg* 2001;234:454 –463.

13 **答案 C**。多层 CT 扫描 CT 值测量的变化可能是由假性增强所致,这通常是因为多层

CT扫描普遍存在的射束硬化伪影的错误校正。假性增强效应在较小的内生型（即肾内）肾囊肿（<20mm）最容易出现，因其毗邻明显强化的肾实质。这就是多层CT扫描将CT值升高≥20HU确定为有强化的主要原因，而11～19HU的“增强”被认为是模棱两可的。

MR图像显示囊肿内出血或含蛋白质成分（平扫T1W图像上囊肿信号高于水），增强无强化（减影图像确定）。MRI是鉴别可疑强化的小肾脏占位的有力工具，因其不受假性增强效应的影响。直径<5mm的囊肿往往“太小”，CT无法识别，但如果患者能够很好地屏住呼吸（以避免错位伪影），减影MRI可以很容易显示。

参考文献： Israel GM, Bosniak MA. How I do it: evaluating renal masses. *Radiology* 2005;236:441－450.

Maki DD, Birnbaum BA, Chakraborty DP, et al. Renal cyst pseudoenhancement: beamhardening effects on CT numbers. *Radiology* 1999;213:468－472.

14 **答案B**。4幅图像分别描述了继发于动脉粥样硬化肾动脉开口狭窄（答案A）、肌纤维发育不良（答案B）、远端肾动脉瘤（答案C）和长段肾动脉闭塞（答案D）。其中，最常用球囊血管成形术治疗的疾病是肌纤维发育不良。如果肾动脉肌纤维发育不良患者血管成形术失败，或在血管成形术过程中发生的医源性肾动脉夹层，才会使用支架置入术。而支架置入最常用于继发于动脉粥样硬化的肾动脉开口狭窄（答案A）。血管成形术不适用于治疗肾动脉瘤（答案C）或长段肾动脉闭塞（答案D）。

参考文献： Olin JW. Recognizing and managing fibromuscular dysplasia. *Cleve Clin J Med* 2007;74:273－274.

Olin JW, Sealove BA. Diagnosis, management, and future developments of fibromuscular dysplasia. *J Vasc Surg* 2011;53:826－836.

15 **答案A**。急性肾小管坏死（ATN）通常表现为高阻力频谱波形，舒张期血流极小、缺失或反向。ATN由低血压引起，会导致肾脏的整体损害、弥漫性缺血和血管收缩。一般正常肾脏阻力指数为0.5～0.7（答案B），在老年人中为0.5～0.8。阻力指数升高（0.8～1.0）是非特异性的，表示急性或慢性肾脏、肾血管性或梗阻性病变。低阻力指数（0.1～0.4）表示肾动脉狭窄时的低流速（答案C），伴或不伴有收缩期上升段平缓；几乎仅限于移植肾动脉狭窄）或高流速时动静脉瘘（答案D）。一般情况下，阻力指数不是肾病的特异性或敏感性指标。

参考文献： Platt JF, Ellis JH, Rubin JM, et al. Intrarenal arterial Doppler sonography in patients with nonobstructive renal disease: correlation of resistive index with biopsy findings. *AJR Am J Roentgenol* 1990; 154:1223－1227.

Platt JF, Rubin JM, Ellis JH. Acute renal failure: possible role of duplex Doppler US in distinction between acute prerenal failure and acute tubular necrosis. *Radiology* 1991;179:419－423.

Tublin ME, Bude RO, Platt JF. Review: the resistive index in Doppler sonography: where do we stand? *AJR Am J Roentgenol* 2003;180:885－892.

16 **答案A**。图像显示了一个巨大的、均匀的左肾肿块，大致保留了肾脏的形态。肿块延伸到肾周脂肪。肿块的肾周脂肪浸润性提示为淋巴瘤和尿路上皮癌，不支持肾细胞癌。密度均匀的表现提示为淋巴瘤而非尿路上皮癌。

肾淋巴瘤的常见表现有：①双侧肾内少血管、低回声性肿块；②浸润性肾周或肾门肿块，伴或不伴直接肾侵犯；③双侧肾肿大。诸多危险因素中，实体器官移植史与淋巴瘤[移植后淋巴增生性疾病(PTLD)]的关系最为密切。肥胖(答案 B)、高血压(答案 C)和 von Hippel – Lindau 综合征(答案 D)都是肾细胞癌的危险因素,肾癌与淋巴瘤的影像学表现不同。肾细胞癌是一个典型的以皮质为基础、改变肾脏轮廓的肿瘤。

参考文献: Hartman DS, Davidson AJ, Davis CJ, et al. Infiltrative renal lesions: CT-sonographic-pathologic correlation. *AJR Am J Roentgenol* 1988;150:1061 – 1064.

Sheth S, Ali S, Fishman E. Imaging of renal lymphoma: patterns of disease with pathologic correlation. *Radiographics* 2006;26:1151 – 1168.

17　**答案 D**。积液使肾实质变形,因此位于包膜下间隙。包膜下积液位于肾实质与肾包膜之间,对相邻肾实质产生直接的占位效应。肾周间隙内的液体聚集不受肾包膜的限制,并且可以扩散而不使肾脏变形。

下图为 55 岁男性急性胰腺炎患者的图像,描绘了 4 个主要腹膜后间隙与左肾的关系。肾旁后筋膜将肾周间隙与肾旁后间隙分开。肾旁前筋膜将肾周间隙与肾旁前间隙分开。肾包膜将肾周间隙与包膜下间隙分开。

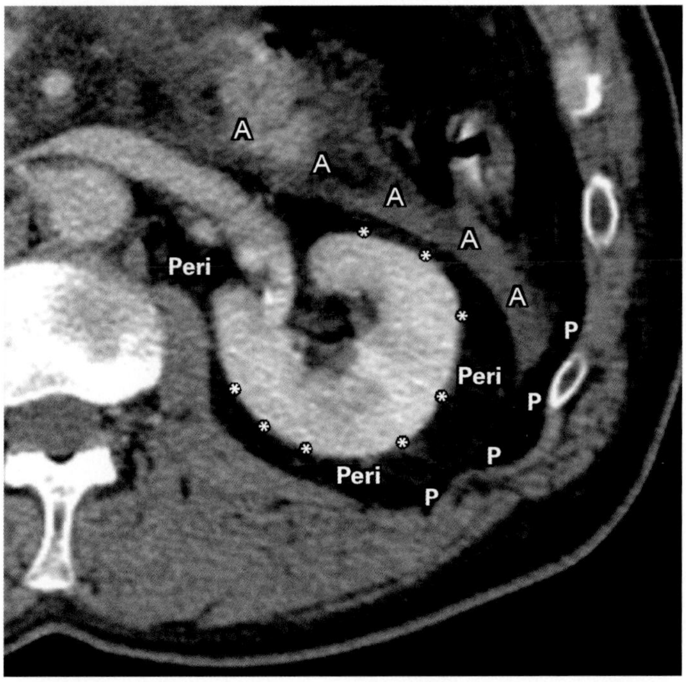

A = 肾旁前间隙;P = 肾旁后间隙;Peri = 肾周间隙; * = 包膜下间隙(潜在间隙)

参考文献: Korobkin M, Silverman PM, Quint LE, et al. CT of the extraperitoneal space: normal anatomy and fluid collections. *AJR Am J Roentgenol* 1992;159:933 – 942.

18　**答案 B**。继发于包膜下积液/积血的慢性肾实质压迫可导致“Page 肾”,其特点是肾脏局部受压导致缺血,发生经由肾素介导的全身性动脉高压,并且药物治疗无效。其可以发生在最初受压的数周内,治疗方法主要是包膜下积液/积血的引流(经皮或手术)或肾切除。

参考文献: Page IH. The production of persistent arterial hypertension by cellophane perinephritis. *JAMA* 1939;113:2046 – 2048.

19　**答案 B**。平扫 CT 值为 20 ~ 70HU 的肾脏肿块的鉴别诊断包括出血性/含蛋白成分的囊肿或实性肿块。没有进一步的影像检查,就无法区分这两个病变。如果没有禁忌证，最好行肾脏 CT 或 MRI（包括平扫和增强）进一步检查。超声也可以选择，但有时很难确定出血性/含蛋白成分的囊肿是否为实性（即可能出现低回声而不是无回声）。

观察（答案 A）不是最好的选择，因为肿块没有定性，而且有可能是肾细胞癌。经皮穿刺（答案 C）和手术（答案 D）是不合适的，因为肿块可能是良性囊肿。出血性囊肿的经皮穿刺活检通常无法确诊，对患者来说是一种可能并不必要的侵入性手术（囊肿的诊断应是非侵入性的）。

参考文献： Israel GM, Bosniak MA. How I do it: evaluating renal masses. *Radiology* 2005;236:441 – 450.

20 **答案 B**。这是 1 例黄色肉芽肿性肾盂肾炎（XGP），其影像学表现为在阻塞性中央性尿结石、肾肿大和“熊掌”征（整个肾中多个圆形或椭圆形的低密度占位影，代表感染性脓性坏死和脂质的泡沫状巨噬细胞）。XGP 是一种跨组织间隙的侵袭性病变，造成脓肿，形成窦沟和瘘管。XGP 患者的泌尿道通常被奇异变形杆菌（答案 B）和（或）大肠杆菌感染。选择手术治疗。

血吸虫病（答案 A）经尿道感染后沿尿路上行侵犯，与出血性膀胱炎、膀胱壁钙化、膀胱鳞状细胞癌、上尿路炎症和狭窄形成有关，偶可与肾盂肾炎相关。结核分枝杆菌（答案 C）在血源感染后从肾脏尿路下行侵犯，与肾盂肾炎、无定形肾实质钙化、“油灰肾”（萎缩钙化肾）、“冷”脓肿（传统革兰染色和培养技术假阴性结果）和尿路狭窄有关。金黄色葡萄球菌（答案 D）经血源性感染肾脏，可引起多灶性肾盂肾炎和脓肿形成，特别常见于心内膜炎患者（如静脉注射药物滥用）；金黄色葡萄球菌感染与结石疾病并无很强的相关性，多房棘球蚴（答案 E）不是典型的尿路病原体。

参考文献： Dyer RB, Chen MY, Zagoria RJ. Classic signs in uroradiology. *Radiographics* 2004;24:S247 – S280.

Korkes F, Favoretto RL, Bróglio M, et al. Xanthogranulomatous pyelonephritis: clinical experience with 41 cases. *Urology* 2008;71:178 – 180.

Oyediran ABOO. Renal disease due to schistosomiasis of the lower urinary tract. *Kidney Int* 1979;16:15 – 22.

Pasternak MS, Rubin RH. Urinary tract tuberculosis. In: Schrier RW, eds. *Diseases of the kidney and urinary tract*. 7th ed. Philadelphia, PA: Lippincott Williams & Wilkins, 2001;910 – 929.

21 **答案 B**。左肾显影延迟（答案 B）。具体来说，左肾处于皮质 – 髓质期，右肾处于肾实质期/早期肾盂期。一般来说，当一侧肾（或一侧肾的一部分）与另一侧肾（或同侧肾的其余部分）处于不同的期相时，处于较早期相的实质是异常实质（即延迟显影）。

条纹状肾显影（答案 A）与皮质髓质期显影不同的是，在皮质中有交替出现的低密度带。在本题的图像中，低密度区域是肾髓质锥体。

肾未显影（答案 C）表明在图像（例如，静脉肾盂造影）上看不到肾脏；例如，急性全肾梗死、先天性缺如、严重慢性萎缩和集合系统梗阻。

致密肾显影（答案 D）是肾盂期全肾延迟显影特异性表现，常见于急性肾小管坏死，静脉注射对比剂后数小时或数天后双侧出现。任何原因的全身性低血压（包括急性对比剂反应）都可能导致双侧“致密肾显影”。

对比剂摄取和排泄的正常过程如下所示。

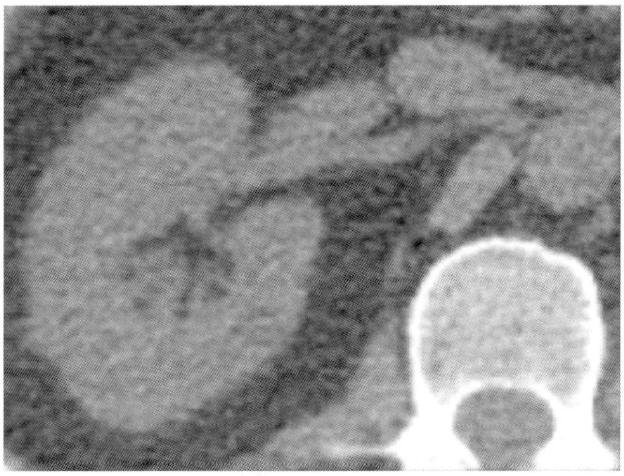

平扫

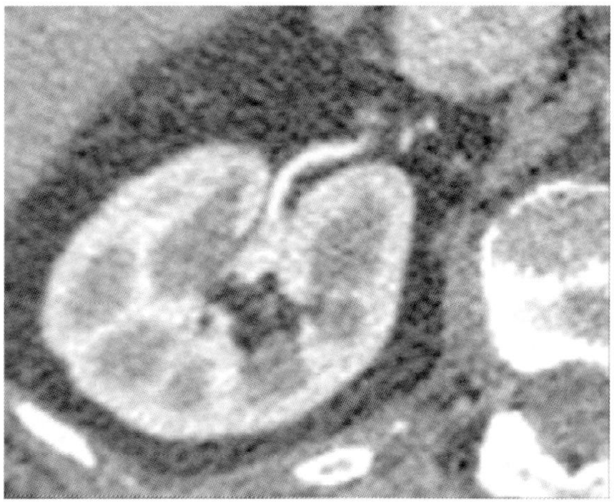

皮质髓质期

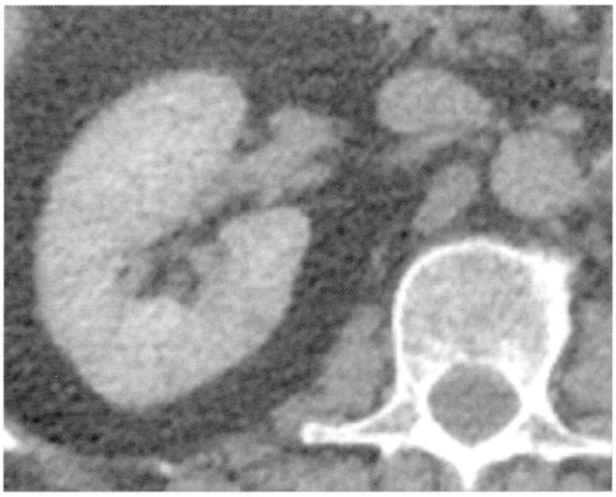

肾实质显影期

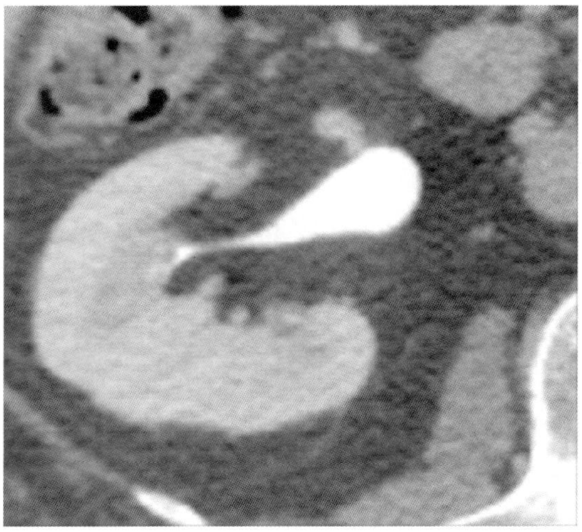

肾盂期（排泄期）

参考文献： Dyer RB, Munitz HA, Bechtold R, et al. The abnormal nephrogram. *Radiographics* 1986;6:1039 – 1063.

Saunders HS, Dyer RB, Shifrin RY, et al. The CT nephrogram: implications for evaluation of urinary tract disease. *Radiographics* 1995;15:1069 – 1085.

Wolin EA, Hartman DS, Olson JR. Nephrographic and pyelographic analysis of CT urography: differential diagnosis. *AJR Am J Roentgenol* 2013;200:1197 – 1203.

22 **答案 B**。图像显示出血性囊肿内的减影误配伪影。注意，减影图像上明显的弧形强化对应于该囊肿平扫 T1W 图像上信号最高的位置。在位于囊肿尾侧的减影图像中，有 1 个与囊肿形状和位置相同的无信号区。

错位伪影是一种常见的伪影，可影响 MRI 图像上肾脏肿块特征的判断。Clues 认为减影成像的假“增强”可能原因包括：①平扫和（或）增强图像上的运动伪影；②减影图像上信号在非减影图像边缘以外的位移；③其他脉冲序列明显强化区域内的正常信号强度；④与观察到的非减影增强图像上的信号强度相比，减影图像上的增强大于预期；⑤病灶边缘明显增强的识别。如果减影图像上的新月形囊壁信号异常表现为真实强化，则该囊肿为 Bosniak Ⅲ级（恶性风险为 55%~60%），而不是 Bosniak Ⅱ级出血性/含蛋白成分的囊肿(0% 的恶性风险)。因此，识别这个伪影很重要。

参考文献： Nikken JJ, Krestin GP. MRI of the kidney—state of the art. *Eur Radiol* 2007;17:2780 – 2793.

Pedrosa I, Sun MR, Spencer M, et al. MR imaging of renal masses: correlation with findings at surgery and pathologic analysis. *Radiographics* 2008;28:985 – 1003.

23 **答案 C**。图像显示左肾下外侧有对比剂活动性外溢。下一步应该是选择性栓塞(答案 C)。支架置入术(答案 A)、血管成形术(答案 B)和观察(答案 D)都不适合。手术(答案 E)是不必要的，因为介入放射科医生有清晰的入路到达出血血管进行处理(如图像所示)。

参考文献： Chuang VP, Reuter SR, Schmidt RW. Control of experimental traumatic renal hemorrhage by embolization with autologous blood clot. *Radiology* 1975;117:55 – 58.

Mavili E, Dönmez H, Ozcan N, et al. Transarterial embolization for renal arterial bleeding. *Diagn Interv Radiol* 2009;15:143 – 147.

24 **答案 D**。由动脉(最常见)或静脉血流障碍导致的肾梗死通常表现为在增强扫描中肾脏边缘清晰的楔形对比剂通过延迟区(即局灶性肾显影延迟)。血管受累部位不同，影像表现不同[肾动脉和肾静脉主干受损将导致全肾梗死，而外周小动脉和(或)静脉受损将导致局部梗死]。外周楔形延迟排泄灶(即"条纹状肾显影")的鉴别诊断包括肾盂肾炎、血管炎、栓塞性疾病和其他肾梗死(包括动脉和静脉)。

"皮质边缘征"的存在(覆盖在梗死区域上的薄边缘皮质强化)表明缺血是最有可能的病因(答案 D)。"皮质边缘征"的形成需要 8h 至数天，它不是缺血的特异性表现，也可见严重的急性肾小管坏死(通常为全肾性和双侧性)。

参考文献： Frank PH, Nuttall J, Brander WL, et al. The cortical rim sign of renal infarction. *Brit J Radiol* 1974;47:875 – 878.

Glazer GM, Francis IR, Brady TM, et al. Computed tomography of renal infarction: clinical and experimental observations. *AJR Am J Roentgenol* 1983;140:721 – 727.

Kamel IR, Berkowitz JF. Assessment of the cortical rim sign in posttraumatic renal infarction. *J Comput Assist Tomogr* 1996;20:803 – 806.

Wolin EA, Hartman DS, Olson JR. Nephrographic and pyelographic analysis of CT urography: differential diagnosis. *AJR Am J Roentgenol* 2013;200:1197 – 1203.

25 **答案 D**。患者有尿路感染的危险因素(2 型糖尿病)，影像学检查发现右肾集合系统中有结石和气体，符合感染性气肿性肾盂炎。结合病史，排除了集合系统积气另一个常见良性原因，即近期的医疗器械操作。如果集合系统梗阻，第一步是静脉注射抗生素(答案 D)，接下来的最佳步骤是经皮肾造口术。

气肿性肾盂炎(集合系统内的气体)必须区别于气肿性肾盂肾炎(肾实质内的气体)，因为治疗方法不同[抗生素(气肿性肾盂炎)与引流/清除/肾切除(气肿性肾盂肾炎)]。这两种情况常见于糖尿病患者。冲击波碎石术(答案 C)不适合于急诊患者。

参考文献： Pontin AR, Barnes RD. Current management of emphysematous pyelonephritis. *Nat Rev Urol* 2009;6:272 – 279.

Roy C, Pfleger DD, Tuchmann CM, et al. Emphysematous pyelitis: findings in five patients. *Radiology* 2001;218:647 – 650.

26 **答案 D**。图像显示右肾静脉血栓伴右肾广泛静脉梗死和皮质边缘征。肾静脉血栓形成在高凝状态的患者中更为常见，包括恶性肿瘤、Leiden 因子Ⅴ、真性红细胞增多症(答案 D)等。肾静脉血栓与肿瘤性肾静脉栓塞(例如，肾细胞癌)不同，增强扫描无强化，瘤栓内则可以看到强化或血管结构。动脉和静脉梗死(局灶性或全肾梗死，取决于血栓部位)，以及少见的急性肾小管坏死(全肾和双侧)，可以见到皮质边缘征。

参考文献： Kim HS, Fine DM, Atta MG. Catheter-directed thrombectomy and thrombolysis for acute renal vein thrombosis. *J Vasc Interv Radiol* 2006;17:815 – 822.

Zigman A, Yazbeck S, Emil S, et al. Renal vein thrombosis: a 10-year review. *J Pediatr Surg* 2000;35:1540 – 1542.

27 **答案 B**。本例为常染色体隐性遗传性多囊肾病(ARPCKD)，其与肝纤维化和门静脉周围纤维化(答案 B)密切相关，可导致胆管梗阻和门静脉高压。该患者肾脏增大，并含有许多小囊肿。由于其体积较小，一些囊肿是高回声(而不是无回声)并伴有囊肿远侧壁发出的平行回声线。这是一种混响伪影，混响伪影是由囊肿近壁与远壁之间反复反射的腔内声能引起的，在囊壁以外的组织中产生异位"拷贝"。这是由于换能器固有的设计缺陷所致，即它接收到的每个回波只遇到一个反射。由于反射面与换能器之间的距离是根据固定的声速计算得到的，多次反射的回声被错位地定位于比实际更深的组织中。根据每个回声所遇到的反射次数，多次反射产生多条囊肿深面的线状声影(反射次数越多，其回声离换能器的距离越远)。

参考文献： Feldman MK, Katyal S, Blackwood MS. US artifacts. *Radiographics* 2009;29:1179 – 1189.

Lonergan GJ, Rice RR, Suarez ES. Autosomal recessive polycystic kidney disease: radiologicpathologic correlation. *Radiographics* 2000;20:837 – 855.

28 **答案 C**。综合临床所见，需考虑以下鉴别诊断：①治疗不彻底的肾盂肾炎；②脓肿形成或蜂窝织炎；③肾肿瘤。抗生素治疗无法确诊，经皮穿刺活检(答案 C)是下一步最佳选择。怀疑感染是经皮肾穿刺活检的公认指征。其他经皮肾穿刺活检的指征包括：①肾外恶性肿瘤患者的实性肾肿块；②无法切除的实性肾肿块；③多种并发症的实性肾肿块。

经皮肾肿块活检越来越受欢迎，该方法可以对患者进行风险分级，并可以鉴别影像上缺乏肉眼可见脂肪时肾肿块的良恶性。由于很可能是感染且没有病理学证据，热消融(答案 A)和部分肾切除(答案 B)不是最好的选择。MRI(答案 D)不太可能提供更多的价值，因为肿块已经被确认为是实性的(增强扫描 CT 值增加了 30HU；增强扫描 CT 值≥20HU 表示是实性强化)。

参考文献： Halverson SJ, Kunju LP, Bhalla R, et al. Accuracy of determining small renal mass management with risk stratified biopsies: confirmation by final pathology. *J Urol* 2013;189:441 – 446.

Silverman SG, Gan YU, Mortele KJ, et al. Renal masses in the adult patient: the role of percutaneous biopsy. *Radiology* 2006;240:6 – 22.

29 **答案 B**。经皮肾造瘘术是治疗肾盂积脓的最佳方法。肾盂积脓以尿路梗阻合并感染为特征。如不积极治疗，可迅速导致败血症和肾功能损害。图像显示扩张的集合系统内有充盈缺损的回声。充盈缺损是非特异性的(例如，脓、血、碎屑和癌)，因此，病史和辅助实验室检查对于缩小鉴别诊断具有重要意义。

抗生素(答案 A)应在经皮肾造口术导管置入前给予，并在治疗肾盂积脓中起主要作用，但不能缓解梗阻，因此，抗生素不是治疗这种情况的有效方法。肾切除(答案 C)

不作为此病的首选治疗方法。在病情不稳定的患者中,逆行输尿管支架置入术通常不是首选的,但一些数据表明,在这种情况下,逆行支架置入术和顺行肾造口术导管置入的并发症发生率接近。

参考文献: Ramsey S, Robertson A, Ablett MJ, et al. Evidence-based drainage of infected hydronephrosis secondary to ureteric calculi. *J Endourol* 2010;24:185 - 189.

Regalado SP. Emergency percutaneous nephrostomy. *Semin Intervent Radiol* 2006; 23:287 - 294.

30 **答案 B**。图像显示了多发微小(1 ~2mm)的皮质肾囊肿,这是锂肾病的特征。长期使用锂剂可引起肾小管间质性肾炎,导致进行性肾损害、肾源性尿崩症和终末期肾病。该病与其他肾脏囊性疾病的鉴别要点是:①使用锂的病史;②囊肿的大小(1 ~2mm)和位置(皮质);③没有透析史;④肾脏大小(正常至轻度缩小)。

参考文献: Farres MT, Ronco P, Saadoun D, et al. Chronic lithium nephropathy: MR imaging for diagnosis. *Radiology* 2003;229:570 - 574.

Presne C, Fakhouri F, Noël LH, et al. Lithium-induced nephropathy: rate of progression and prognostic factors. *Kidney Int* 2003;64:585 - 592.

(龙德云 张国强 张晓丹 译 徐秀芳 张联合 校)

第 3 章　肾上腺

问题

1　患者男，49 岁，出生 3 个月开始有多次重度脱水病史，需间断性住院治疗。腹部增强 CT（静脉期）图像如下，下一步最好的处理是：

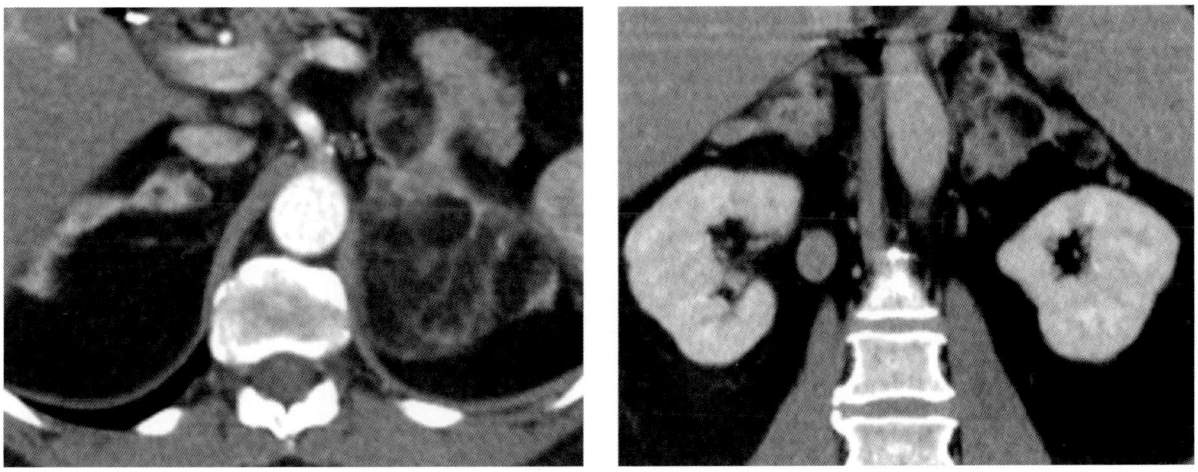

A. 肾上腺 CT 检查　　B. PET

C. 转诊外科手术治疗　　D. 药物治疗

2　CT 值测量是肾上腺结节诊断的基础。CT 扫描参数如下：120kVp，固定电流 200mA，层厚 5mm。采用滤波反投影算法重建 CT 图像，静脉注射碘帕醇 300 1min 后测量 CT 值，改变哪项参数对 CT 值测量影响最大？

A. 启用迭代重建方法　　B. mA 从 200 升至 400

C. kVp 从 120 降至 80　　D. 用欧乃派克 300 代替碘帕醇 300

3　患者男，50 岁，左肾透明细胞癌切除术后，随诊影像检查发现右侧肾上腺结节，1.5T 双回波 GRE T1W 序列图像如下：左侧图像为 2.2ms，右侧图像为 4.4ms。肾上腺肿块的信号强度分别为：左侧图像 144，右侧图像为 175（18% 的信号缺失）。如果无既往影像可以比较，下一步最好的处理是：

A. 组织取样活检　　B. 12 个月后随访

C. 无须处理（考虑为良性）　　D. 肾上腺 CT 检查

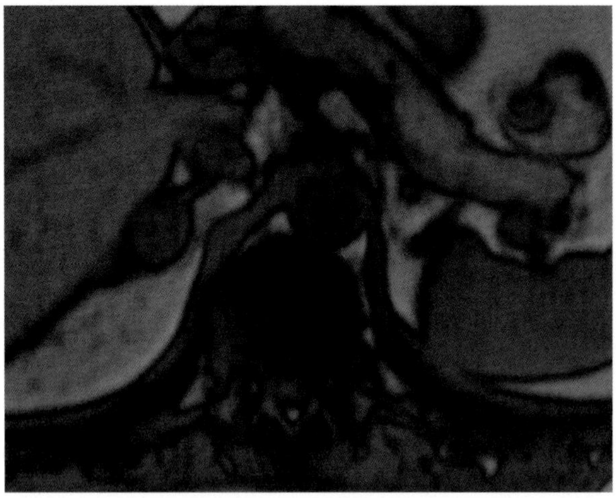
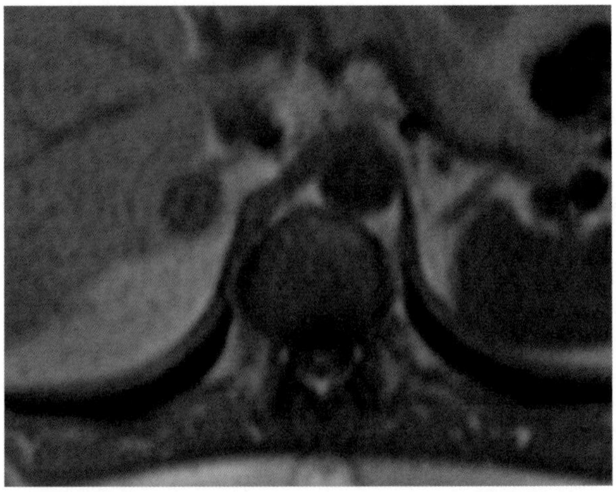

4　患者女，63 岁，胃癌病史，发现 3.3cm 肾上腺结节，没有既往图像做对比，需定性诊断。肾上腺结节的三期 CT 值分别为：平扫为 16HU，增强扫描延迟 1min 为 55HU，延迟 15min 为 28HU。绝对廓清率是：

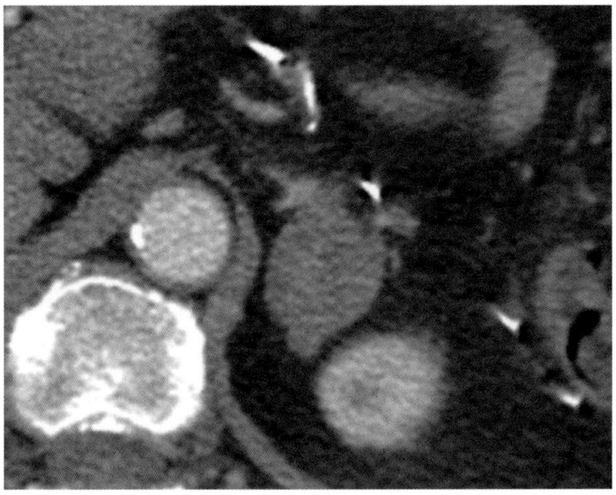

A. 29%　　　　B. 49%

C. 69%　　　　D. 89%

5　患者女，54 岁，小叶浸润性乳腺癌伴淋巴结转移。右侧肾上腺发现 1 个直径 2.1cm 密度均匀的结节。注射药物后 1min、15min 分别行肾上腺 CT 扫描。结节相对廓清率为 50%。最有可能的诊断是：

A. 嗜铬细胞瘤　　　　B. 转移瘤

C. 腺瘤　　　　D. 肾上腺皮质癌

6　患者男，60 岁，高血压病史，右下腹痛入院，行全腹部 CT 扫描以排除阑尾炎。右侧肾上腺偶然发现 1 个直径约 1.5cm 的均匀结节，无其他相关病史。右侧肾上腺结节为恶性的风险多高？

A. 1/5　　　　B. 1/50

C. 1/500　　　　D. <1/1000

7　患者男，65 岁，ICU 患者，病史复杂，新发肾上腺病变。下面两幅图像均为肾上腺平扫图像，左图比右图迟 2 周。下一步最佳处理措施是：

A. 肾上腺 CT 扫描　　　　B. 经皮活检

C. 药物治疗　　　　D. 6~12 个月复查

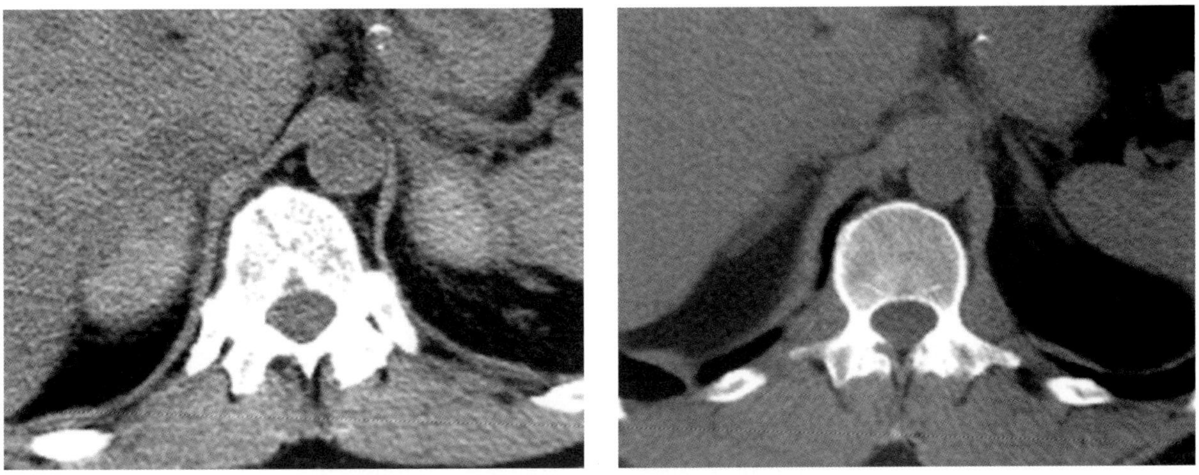

8 患者女，40 岁，既往体健，进食后疼痛。上腹部超声检查提示右侧肾上腺区有 1 个直径 2.0cm 肿块，胆囊及胆管系统正常。随后腹部 MRI 证实为右侧肾上腺肿块，该肿块内可见 1 个直径 1.2cm 的结节，有印度墨水样伪影，最可能的诊断是：

A. 嗜铬细胞瘤　　B. 髓样脂肪瘤

C. 碰撞瘤　　D. 皮质腺癌

9 患者女，23 岁，患有 MEN－Ⅱb 综合征伴高血压，行 ^{123}I－MIBG 扫描。下列哪个器官摄取 ^{123}I－MIBG异常？

A. 心肌　　B. 涎腺

C. 肾上腺　　D. 骨

E. 结肠

10 患者男，25 岁，诊断为遗传性副神经节瘤－嗜铬细胞瘤综合征，行 ^{123}I－MIBG 检查，下列哪项是最佳诊断？

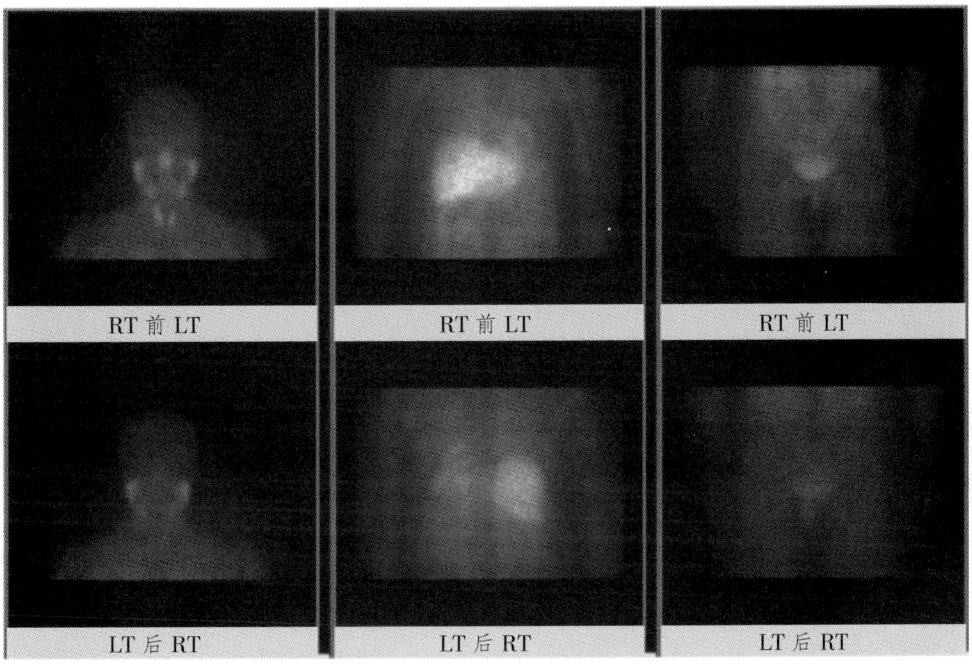

A. 心肌炎　　B. 肝脏转移

C. 正常人　　D. 淋巴结转移（颈部）

11 GRE T1W 一般用来检查细胞内脂质及肉眼可见的脂肪。在这个序列中，脂肪与水质子相位不同，脂肪质子沿着频率编码轴位移的距离主要取决于接收带宽及场强。水 - 脂化学位移计算公式为：位移 = [水 - 脂共振频率分离（ppm）] ×[场强（T）] × 42MHz/T

根据该公式，1.5T 场强中水 - 脂化学位移约为：

A. 85Hz　　B. 220Hz

C. 440Hz　　D. 550Hz

12 患者男，56 岁，无恶性肿瘤病史，临床怀疑原发性醛固酮增多症。肾上腺 CT 图像显示左侧肾上腺 1 个直径 1.5cm 的结节，绝对廓清率为 70%，右侧肾上腺正常。下一步最佳处理方式是：

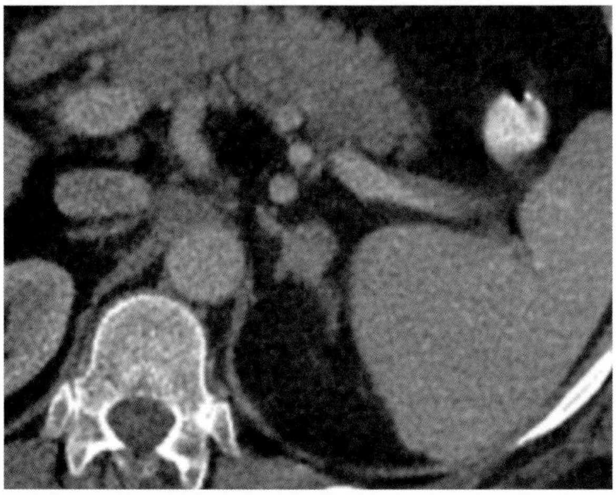

A. 肾上腺 MR 扫描　　B. 左侧肾上腺切除术

C. 经皮活检　　D. 肾上腺静脉取样

13 患者女，59 岁，临床怀疑原发性醛固酮增多症。左侧肾上腺 1 个直径 1.3cm 的结节，行肾上腺静脉取样。以下关于肾上腺静脉解剖描述正确的是：

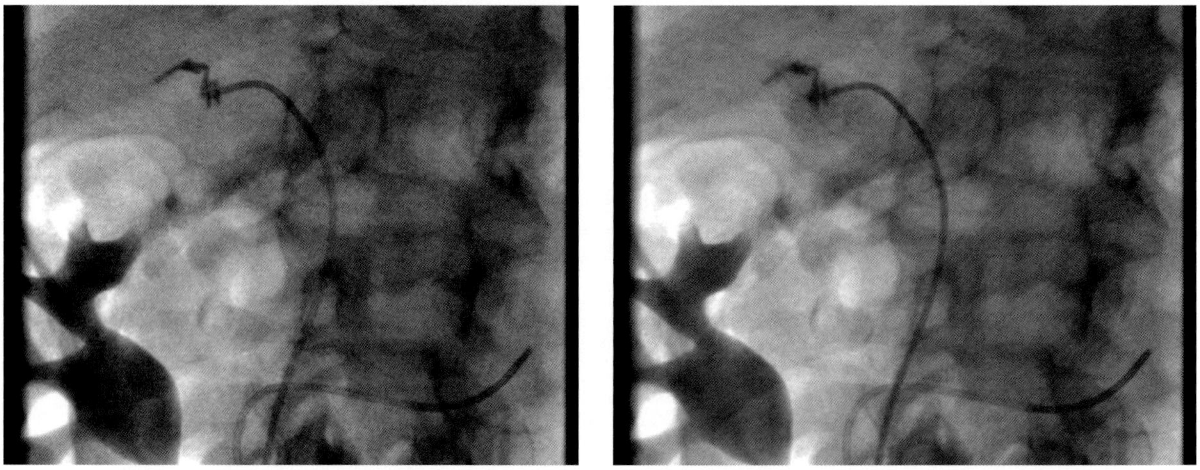

A. 右：1 条静脉汇入下腔静脉；左：1 条静脉汇入左肾静脉。

B. 右：3 条静脉汇入下腔静脉；左：3 条静脉汇入左肾静脉。

C. 右：1 条静脉汇入右肾静脉；左：1 条静脉汇入下腔静脉。

D. 右：3 条静脉汇入右肾静脉；左：3 条静脉汇入下腔静脉。

14 患者男，55岁，确诊非小细胞肺癌。右侧肾上腺有1个直径1.5cm密度均匀的结节，预行肾上腺三期CT扫描。下列哪种时相组合对判断肾上腺结节性质最有帮助？

A. 平扫，注入对比剂后1min和20min扫描　　B. 平扫，注入对比剂后1min和15min扫描

C. 平扫，注入对比剂后1min和10min扫描　　D. 平扫，注入对比剂后1min和5min扫描

15 患者女，62岁，患有乳腺浸润性导管癌，行PET检查时发现左侧肾上腺有1个直径1.5cm的未定性结节。以下肾上腺结节哪项特征诊断转移瘤具有最大阴性预测值？

A. 标准摄取值（SUV）最大值 >5　　B. SUV最大值 <5

C. 相对于背景肝脏表现为高摄取　　D. 相对于背景肝脏表现为低摄取

16 患者女，38岁，诊断为早发性糖尿病，颈部及腋窝出现黑色皮疹。CT图像显示左侧肾上腺1个直径4.5cm的肿块，肿块最大层面如下图所示。该患者既往无恶性肿瘤病史，下一步最佳处理措施是：

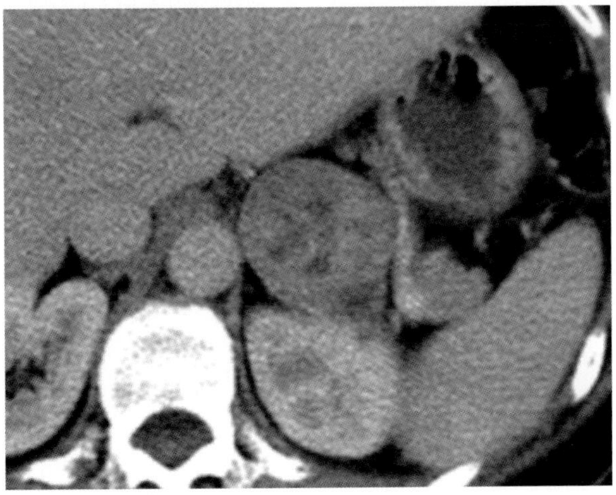

A. 肾上腺CT扫描　　B. 肾上腺MR扫描

C. 经皮活检　　D. 外科手术切除

17 双回波GRE-T1W是肾上腺MR扫描一个最基本的序列，用于检查肾上腺结节细胞内脂质或肉眼可见的脂肪。下列关于GRE与SE序列差异的描述正确的是：

A. GRE序列TR时间较长。　　B. GRE序列翻转角较大。

C. GRE序列使用聚相RF脉冲，未使用SE序列。

D. GRE序列更易受残余横向磁化率的影响。

18 患者女，70岁，确诊为肺癌，左侧肾上腺发现1个直径2.2cm的结节，预行经皮穿刺活检。下列哪个体位能有效减小经皮活检气胸的发生率？

A. 侧卧位，患侧朝下　　B. 侧卧位，健侧朝下

C. 俯卧位　　D. 仰卧位

19 患者男，32岁，有间歇性出汗、心悸和早发性高血压（190/110mmHg），体质量指数为22kg/m^2，行肾上腺CT扫描。未服用α-受体阻滞剂和β-受体阻滞剂的嗜铬细胞瘤患者，静脉内注射低渗性碘对比剂的严重不良反应的发生率为：

A. 80%　　B. 30%

C. 5%　　D. <1%

20 患者男，62 岁，前列腺癌临床分期为 T1cN0Mx，Gleason 评分：5 +4 =9 分，无肾上腺功能亢进表现。MR 显示右侧肾上腺 1 个直径 2.4cm 的结节，需进一步定性。下图是 1.5T 双回波 GRE T1W 序列图像，TE 分别为 2.2s（左图）和 4.4s（右图），下一步最佳处理方式是：

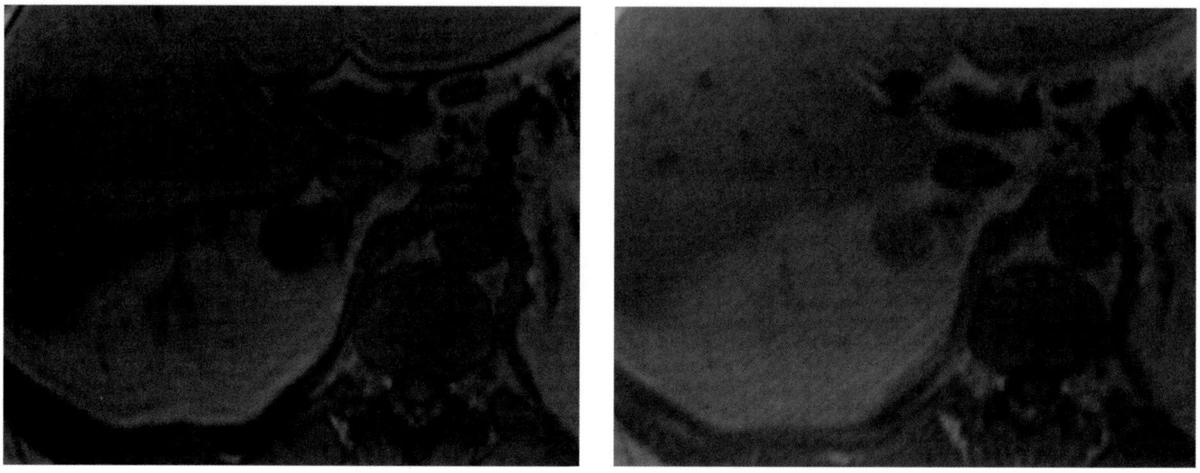

A. 忽略（良性病变）　　B. 肾上腺 CT 扫描

C. 经皮活检　　D. 右侧肾上腺切除

21 在反相位双回波 GRE T1W 序列图像上，如果直径 <4cm 的肾上腺结节内信号均匀减低，那么大多数为腺瘤。下列哪个器官常作为肾上腺结节信号减低程度的参考标准？

A. 肝脏　　B. 胰腺

C. 肾脏　　D. 脾脏

22 患者女，60 岁，右下腹痛。全腹部 CT 提示阑尾炎伴穿孔，左侧肾上腺形态异常。下图是肾上腺扫描图像，下列病变与该异常表现相关性最强的是：

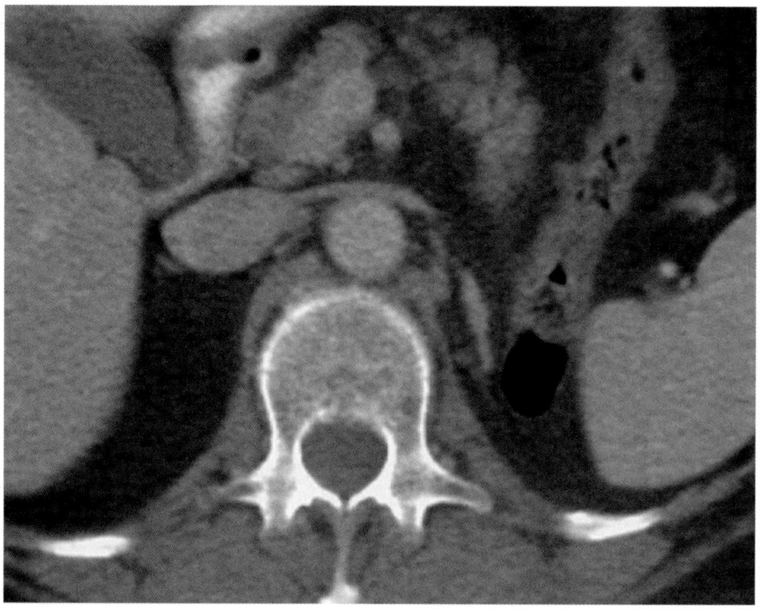

A. 血管网状细胞瘤　　B. 肾脏发育不全

C. 嗜铬细胞瘤　　D. 多脾

23 患者男，58 岁，轻度高血压（140/90mmHg），服用一种药物治疗，既往无恶性肿瘤病史。行腹部 MR 检查，发现右侧肾上腺 1 个直径约 3.2cm 的肿块，明显强化，未发现细胞内脂质及肉眼可见的脂肪。左侧肾上腺未见明显异常，患者无任何症状，下一步最好的处理是：

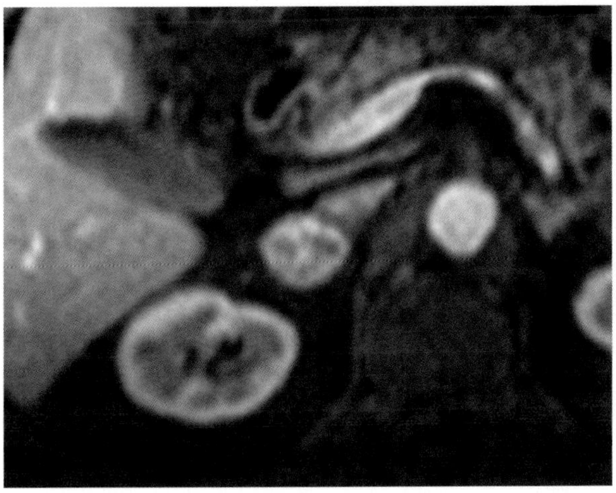

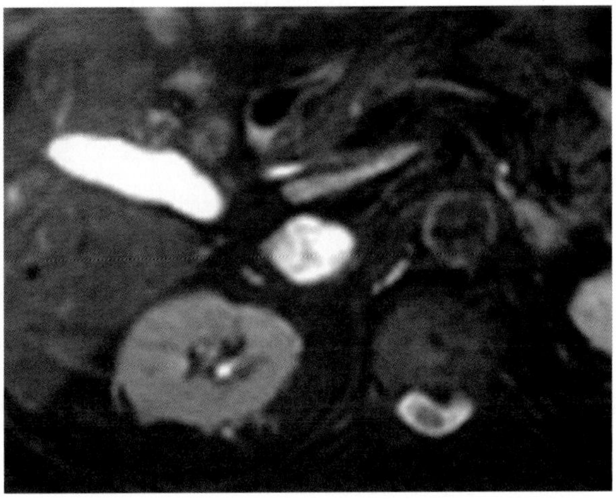

A. 右侧肾上腺切除术　　B. α - 和 β - 肾上腺素能阻滞剂

C. 经皮活检　　D. 实验室检查

24 患者男，45 岁，MR 检查发现右侧肾上腺髓脂瘤，在未行（左）和行（右）常规反转恢复序列扫描的情况下获得以下 T2W 图像。常规反转恢复序列成像中，在预备射频脉冲（在激发脉冲之前施加）之后的瞬间，质子矢量如何排列？

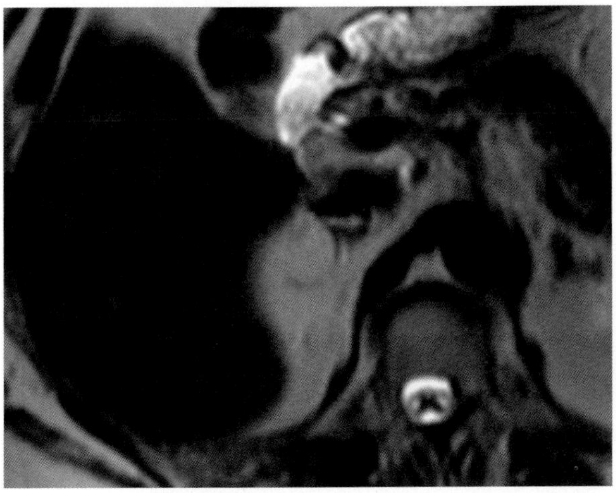

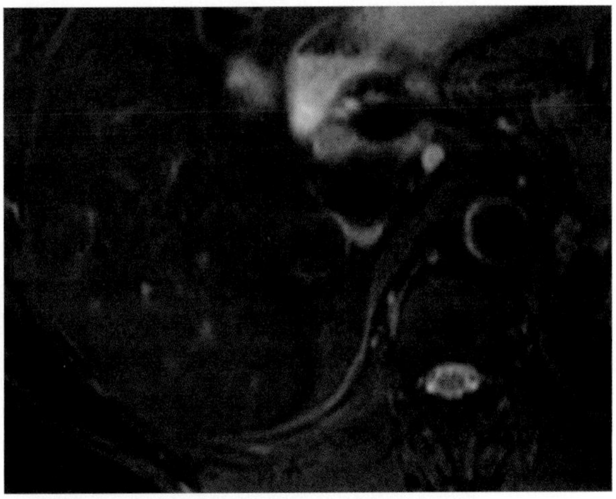

A. 0°（主磁场方向）　　B. 90°（垂直于主磁场）

C. 180°（与主磁场相反）　　D. 270°（垂直于主磁场）

25 患者男，51 岁，无既往影像资料，最近诊断为乙状结肠癌合并肠梗阻，行胸部、腹部和盆腔 CT 检查进行肿瘤分期。 CT 图像显示结肠肿块、局部淋巴结肿大，且左侧肾上腺区发现 1 个直径约 2.2cm 结节，下一步最好的处理是：

A. 肾上腺 CT 扫描　　B. 活检

C. 抽吸　　D. 无须处理（考虑为良性）

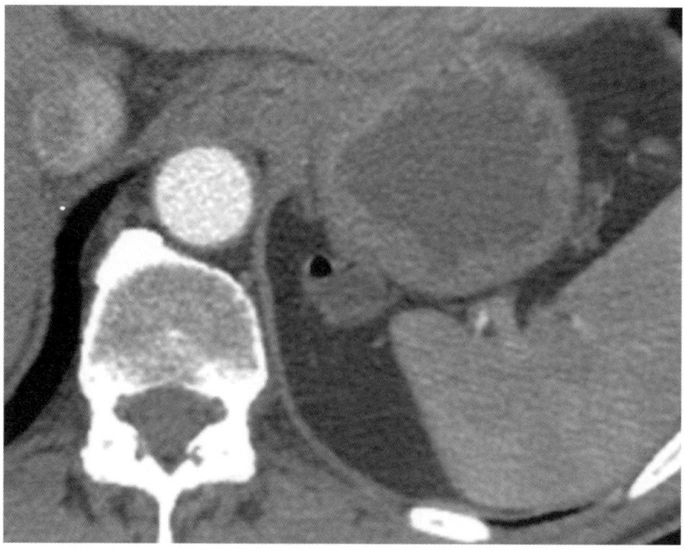

26 患者男，28 岁，临床怀疑嗜铬细胞瘤，预行^{131}I – MIBG 扫描以确诊并评估远处有无转移。如未采取预防措施，下列哪个器官最易受到辐射诱发癌变？

A. 肾上腺　　B. 脾脏

C. 心肌　　D. 甲状腺

27 患儿女，4 岁，反复发作腹痛和不明原因发热，伴有右侧肾上腺肿块。以下最可能的诊断是：

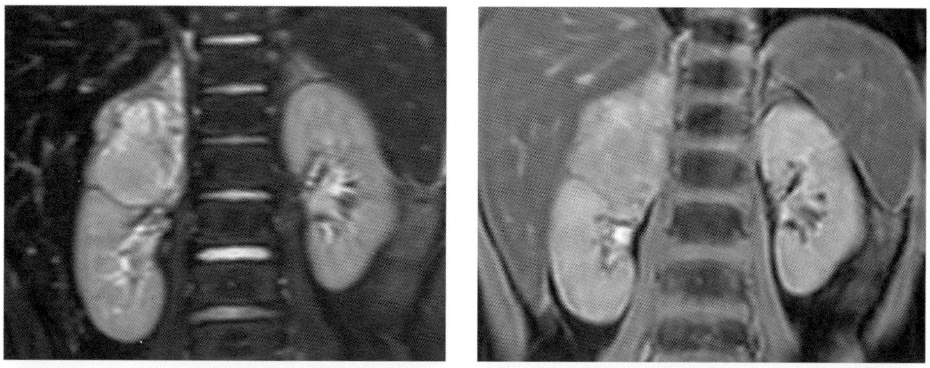

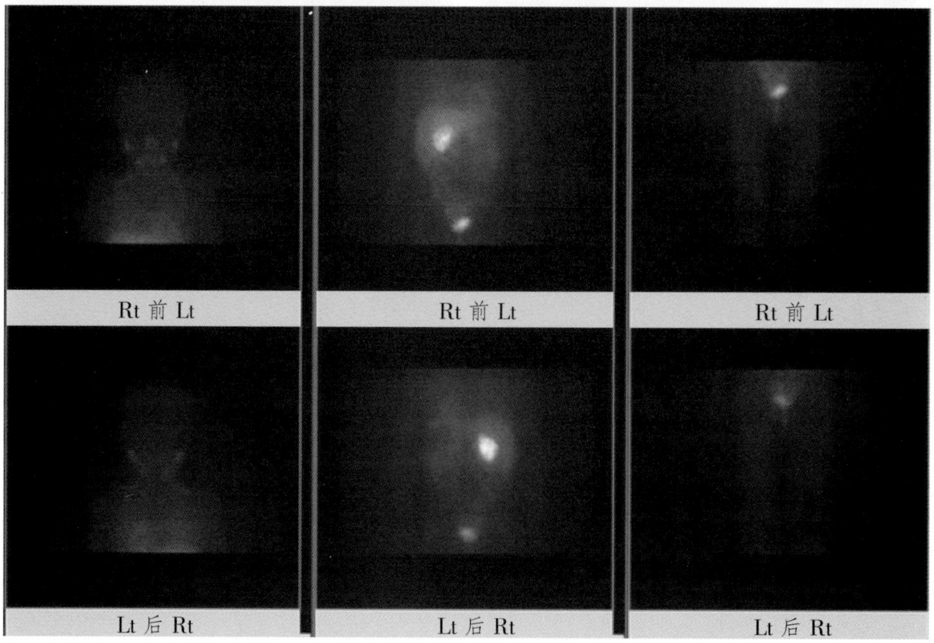

A. 肉瘤
B. 神经母细胞瘤
C. 肾上腺皮质癌
D. 嗜铬细胞瘤

28 Zuckerkandl 体位于：

A. 颈动脉分叉处附近
B. 主动脉分叉处附近
C. 中耳内
D. 沿着膀胱壁

29 嗜铬细胞瘤与几种肿瘤性遗传综合征有关。以下哪项与其有关？

A. 多发性内分泌肿瘤（MEN） Ⅰ型
B. Beckwith – Wiedemann 综合征
C. 神经纤维瘤病 Ⅰ 型
D. 遗传性平滑肌瘤病肾细胞癌（HLRCC）综合征

30 患者男，75 岁，伴有精神状态异常，行腹部和盆腔 CT 检查时发现左侧肾上腺异常改变，右侧肾上腺未见明显异常。下面哪项是对影像学表现最准确的描述诊断？

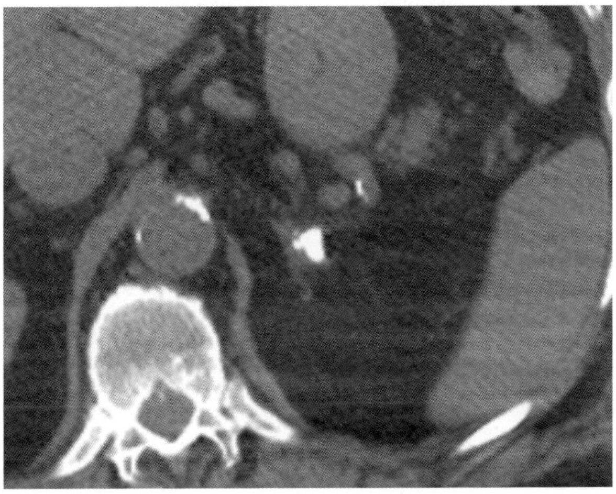

A. 嗜铬细胞瘤
B. 转移瘤
C. 陈旧性出血
D. 肾上腺皮质癌

答案与解析

1 **答案 D**。双侧肾上腺可见较大的含成熟脂肪的肿块,考虑为先天性肾上腺增生症(CAH)引起的肾上腺髓样脂肪瘤。这些患者可通过药物治疗改善内分泌紊乱症状。CAH 最常见的病因为 21 - 羟化酶的缺失,这会导致女性男性化、盐丢失以及高雄激素血症。新生儿筛查可发现大部分 21 - 羟化酶缺乏症患者。肾上腺 CT 检查对于含成熟脂肪的肾上腺肿块不能提供额外信息,而肾上腺髓样脂肪瘤并非恶性肿瘤,不推荐行 PET 扫描及外科手术治疗。

参考文献: German-Mena E, Zibari GB, Levine SN. Adrenal myelolipomas in patients with congenital adrenal hyperplasia: review of the literature and a case report. *Endocr Pract* 2011;17:441 - 447.

Nermoen I, Rorvik J, Holmedal SH, et al. High frequency of adrenal myelolipomas and teticular adrenal rest tumours in adult Norwegian patients with classical congenital adrenal hyperplasia because of 21-hyroxylase deficiency. *Clin Endocrinol* 2011;75:753 - 759.

2 **答案 C**。kVp 可直接影响 CT 值,kVp 越高(尤其是多排探测器 CT),CT 值受伪影影响越大,由于"假性强化"CT 值会增加。kVp 值越低,越接近碘的 k 边缘;即较低的 kVp 会增加含碘结构(即强化的结构)的 CT 值。这种理论常用于在高对比度检查中,即 CTA。与高 kVp 图像相比,低 kVp 图像噪声较大,辐射剂量较少,而含碘物质 CT 值测量较大。而改变 mA 值、启用迭代重建方法以及更换碘浓度接近的对比剂对 CT 值测量影响微乎其微。

参考文献: Kaza RK, Platt JF, Goodsitt MM, et al. Emerging techniques for dose optimization in abdominal CT. *Radiographics* 2014;34:4 - 17.

Wang ZJ, Coakley FV, Fu Y, et al. Renal cyst pseudoenhancement at multidetector CT: what are the effects of number of detectors and peak tube voltage? *Radiology* 2008;248:910 - 916.

3 **答案 A**。信号强度衰减指数公式为(IP - OP)/IP,即右侧肾上腺结节信号强度衰减指数为(175 - 144)/175 = 18%。尽管信号强度衰减指数阈值随着场强(1.5T 对 3.0T)、序列类型(2D 对 3D)以及其他序列而变化,但一般认为信号强度衰减指数≥16.5% 的均质肿块符合含脂质腺瘤。但就像本例所见,一些转移瘤(例如,肾透明细胞癌及肝细胞癌的肾上腺转移)内因富含"细胞内脂质",它们与腺瘤在同反相位上表现相似,因此,下一步最好的处理应是组织活检(答案 A)。本例肾上腺结节信号均匀,并且达到信号强度衰减指数阈值,但最后证实为肾透明细胞癌肾上腺转移瘤。另外需要注意的是,较大的肿瘤(直径≥4cm),信号衰减指数也是不太准确的,例如肾上腺皮质癌在反相位图像上也可以表现为信号减低。因此,对于不含细胞内脂质并且肿瘤直径 <4cm 的原发肿瘤,同反相位序列扫描最具有诊断价值。

参考文献:Blakem A, Cronin CG, Boland GW. Adrenal imaging. *AJR Am J Roentgenol* 2010;194:1450 - 1460.

Marin D, Dale BM, Bashir MR, et al. Effectiveness of a three-dimensional dual gradient echo two-point Dixon technique for the characterization of adrenal lesions at 3 Tela. *Eur Radiol* 2012;22:259 - 268.

Shinozaki K, Yoshimitsu K, Honda H, et al. Metastatic adrenal tumor from clear-cell renal cell carcinoma: a pitfall of chemical shift MR imaging. *Abdom Imaging* 2001;26:439 - 442.

Sydow BD, RosenmA, Siegelman ES. Intracellular lipid within metastatic hepatocellular carcinoma of the adrenal gland: a potential diagnostic pitfall of chemical shift imaging of the adrenal gland. *AJR Am J Roentgenol* 2006;187:W550 – W551.

4 **答案 C**。绝对廓清率为 69%，相对廓清率为 49%。既符合乏脂型肾上腺腺瘤，又符合良性病变(即不是转移瘤)。

绝对廓清率 = (1min HU – 15min HU)/(1min HU – preHU) × 100%

相对廓清率 = (1min HU – 15min HU)/(1min HU) × 100%

其中，preHU 为平扫测量 CT 值，1min HU 为对比剂注射后 1min 时扫描的 CT 值，15minHU 为对比剂注射后 15min 时扫描的 CT 值。

廓清率的计算仅适用于均质肾上腺肿块，不适用于不均质、中央坏死及钙化的肿块。因此，对于肾上腺廓清率的计算起源于特定的人群，也就是说用来区别转移性肿瘤及腺瘤。但廓清率的计算对于鉴别腺瘤与其他原发性肾上腺肿瘤(例如，嗜铬细胞瘤等)或一些富血供转移瘤(例如，肝细胞肝癌、肾透明细胞癌等)意义有限。

参考文献：Caoili EM, Korobkin M, Francis IR, et al. Adrenal masses: characterization with combined unenhanced and delayed enhanced CT. *Radiology* 2002;222:629 – 633.

Choi YA, Kim CK, Park BK, et al. Evaluation of adrenal metastases from renal cell carcinoma and hepatocellular carcinoma: use of delayed contrast-enhanced CT. *Radiology* 2013;266:514 – 520.

Korobkin M, Brodeur JF, Francis IR, et al. CT time-attenuation washout curves of adrenal adenomas and nonadenomas. *AJR Am J Roentgenol* 1998;170:747 – 752.

Patel J, Davenport MS, Cohan RH, et al. Can established CT attenuation and washout criteria for adrenal adenoma accurately exclude pheochromocytoma? *AJR Am J Roentgenol* 2013;201:122 – 127.

5 **答案 C**。对于密度均匀的肾上腺结节，没有 CT 平扫图像，需要进一步定性诊断时，计算相对廓清率。这种情况多见于偶然发现的肾上腺肿块。相对廓清率基于 1min 及 15min 的 CT 值，计算公式如下：

相对廓清率 = (1min CT 值 – 15min CT 值)/1min CT 值 × 100%

对于直径 <4cm 的均匀结节，相对廓清率 >40% 时，提示很可能为腺瘤，尽管少部分疾病(例如，嗜铬细胞瘤、肝细胞肝癌和肾癌的转移)也有类似表现。如果没有这些疾病可能，则首先考虑腺瘤，且不需要进一步检查。

参考文献：Caoili EM, Korobkin M, Francis IR, et al. Adrenal masses: characterization with combined unenhanced and delayed enhanced CT. *Radiology* 2002;222:629 – 633.

Choi YA, Kim CK, Park BK, et al. Evaluation of adrenal metastases from renal cell carcinoma and hepatocellular carcinoma: use of delayed contrast-enhanced CT. *Radiology* 2013;266:514 – 520.

Korobkin M, Brodeur JF, Francis IR, et al. CT time-attenuation washout curves of adrenal adenomas and nonadenomas. *AJR Am J Roentgenol* 1998;170:747 – 752.

Patel J, Davenport MS, Cohan RH, et al. Can established CT attenuation and washout criteria for adrenal adenoma accurately exclude pheochromocytoma? *AJR Am J Roentgenol* 2013;201:122 – 127.

6 **答案 D**。Song 等(2008 年)研究结果发现，连续入组 973 例患者，均无肿瘤及肾上腺功能亢进病史，共发现 1049 个肾上腺肿块，均为良性病变。偶然发现的肾上腺直径 <4cm 的结节几乎不太可能是恶性的，所以肾上腺 CT 检查不是这些患者下一步最佳的选择。假阳性率比真阳性率可能性更大，这容易导致不适当的处理。目前的指南提出，肾上腺

偶发结节需要结合生化功能判断结节是否为功能性。

参考文献:American Medical Association of Clinical Endocrinologists and American Association of Endocrine Surgeons: Medical Guidelines for the management of Adrenal Incidentalomas. AACE/AAES Guidelines, 2009.

Cawood TJ, Hunt PJ, O'Shea D, et al. Recommended evaluation of adrenal incidentalomas is costly, has high false-positive rate and confers a risk of fatal cancer that is similar to the risk of the adrenal lesion becoming malignant: time for a rethink? *Eur J Endocrinol* 2009;513 – 527.

Song JH, Chaudhry FS, Mayo-Smith WW. The incidental adrenal mass on CT: prevalence of adrenal disease in 1,049 consecutive adrenal masses in patients with no known malignancy. *AJR Am J Roentgenol* 2008;190:1163 – 1168.

7 **答案 C**。左侧图像提示双侧肾上腺急性出血,肾上腺出血易导致肾上腺功能不全(如低血压、低血糖),导致肾上腺出血的原因:①创伤(如医源性或其他);②败血症(如Waterhouse – Friderichsen 综合征);③高凝状态(如抗磷脂抗体综合征,因为肾上腺静脉血栓形成);④出血体质(如肝素诱导的血小板减少症);⑤弥散性血管内凝血。肾上腺出血治疗原则为病因治疗及皮质醇替代治疗。没有及时发现激素缺乏并进行相应处理,易导致肾上腺功能不全,甚至导致患者死亡。当突发肾上腺高密度肿块(一侧或两侧)且伴有相应的疾病(参照上文)时,应考虑肾上腺血肿。没有必要进一步行影像学检查及活检,也没有太大的帮助。

参考文献:Jordan E, Poder L, Courtier J, et al. Imaging of nontraumatic adrenal hemorrhage. *AJR Am J Roentgenol* 2012;199:W91 – W98.

Vella A, Nippoldt TB, Morris JC, III. Adrenal hemorrhage: a 25-year experience at the Mayo Clinic. Mayo Clin Proc 2001;76:161 – 168.

8 **答案 B**。印度墨水伪影提示结节大部分为肉眼可见的脂肪,所以本例最可能的诊断为髓样脂肪瘤。肾上腺髓样脂肪瘤是富含脂肪的良性肿瘤,通常没有内分泌功能且不需要进一步治疗。肾上腺含肉眼可见脂肪的肿瘤有以下几类:①退变的腺瘤;②脂肪瘤;③在髓样脂肪瘤内的碰撞瘤(答案 C);④肾上腺皮质腺癌(答案 D),一般脂肪体积小于肿块的 10%;⑤嗜络细胞瘤(答案 A,表现可以与许多疾病相似,脂肪很稀少)。

参考文献:Blakem A, Kalra MK, Maher MM, et al. Pheochromocytoma: an imaging chameleon. *Radiographics* 2004;24:S87 – S99.

Johnson PT, Horton KM, Fishman EK. Adrenal mass imaging with multidetector CT: pathologic conditions, pearls, and pitfalls. *Radiographics* 2009;29:1333 – 1351.

Musso S, Columbier D, Mazerolles C, et al. Imaging features of uncommon adrenal masses with histopathologic correlation. *Radiographics* 1999;19:569 – 581.

9 **答案 D**。骨一般不摄取^{123}I,如果摄取,常提示肾上腺肿瘤骨转移或存在表达儿茶酚胺的肿瘤(如嗜络细胞瘤)。^{123}I 正常分布在肝脏、脾脏、心肌、涎腺和肾上腺。肾上腺摄取一般对称性轻度摄取。骨骼肌、鼻黏膜、肺、泌尿道、结肠、胆囊和甲状腺可少量摄取。放射性游离碘(如^{123}I 可分离出游离碘)可被正常甲状腺摄取,这导致甲状腺存在潜在的辐射危险,事先注射惰性碘(碘化钾)或高氯酸盐可阻挡部分辐射。

参考文献:Nakajo M, Shapiro B, Copp J, et al. The normal and abnormal distribution of the adrenomedullary imaging agent m-[I-131] iodobenzylguanidine (I-131 MIBG) in man: evaluation by scintigraphy. *J Nucl Med* 1983;24(8):672 – 682.

Olivier P, Colarinha P, Fettich J, et al. Guidelines for radioiodinated MIBG scintigraphy in children. Paediatric Committee of the European Association of Nuclear Medicine. *Eur J Nucl Med Mol Imaging* 2003; 30(5):B45 – B50.

10 **答案 C**。这几幅图显示的是正常人的^{123}I – MIBG 分布。掌握核医学示踪剂的正常分布很重要,有助于识别异常摄取。^{123}I – MIBG 正常可分布在肝脏、脾脏、心肌、涎腺和肾上腺。正常肾上腺一般为对称性轻度摄取,骨骼肌、鼻黏膜、肺、泌尿道、结肠、胆囊和甲状腺可少量摄取。

参考文献: Olivier P, Colarinha P, Fettich J, et al. Guideline for radioiodinated MIBG scintigraphy in children. Paediatric committee of the European Association of Nuclear Medicine. *Eur J Nucl Med Mol Imaging* 2003;30(5):B45 – B50.

Nakajo M, Shapiro B, Copp J, et al. The normal and abnormal distribution of the adrenomedullary imaging agent m-[I-131]iodobenzylguanidine (I-131 MIBG) in man: evaluation by scintigraphy. *J Nucl Med* 1983;672 –682.

11 **答案 B**。脂肪和水的质子进动频率不同,这是化学位移成像的基础。如果场强已知,水 – 脂化学位移可以把水 – 脂共振频率分离(3.5ppm)和场强代入公示计算出来,计算公式如下:

位移 = [水 – 脂共振频率分离(ppm)] × [场强(T)] ×42MHz/T

在 1.5T MR 中,水 – 脂化学位移接近 220Hz,这表明在大部分脉冲序列上,脂肪会沿着频率编码轴移位 220Hz,把频率转换为距离,矩阵(256 像素)和接收带宽(如采样频率)必须知道。对本例,如果接收带宽是 30kHz,在 1.5T MR 中位移约为 1.9 像素。

30 000Hz/256 像素矩阵 = 117.2Hz/像素
220Hz × 1 像素/117.2Hz = 1.9 像素

参考文献: Bushong SC. *Magnetic resonance imaging: Physical and biological principles*, 3rd ed. St. Louis: Mosby Publishing, 2003.

McRobbie DW, Moore EA, Graves MJ, et al. *MRI: From picture to proton*, 2nd ed. New York: Cambridge University Press, 2007.

12 **答案 D**。最佳的选择是肾上腺静脉取样,活检和(或)肾上腺 MR 是不必要的。当患者年龄 >40 岁,怀疑原发性醛固酮增多症,发现一侧肾上腺有直径 >1cm 结节时,应进行肾上腺静脉取样来判断 CT 发现的结节是否为醛固酮增多的原因或只是意外发现。因为许多年龄 >40 岁的患者会发现肾上腺无功能结节(即年龄 >40 岁的患者,4%~5% 有各种类型的肾上腺结节)。这类人群中肾上腺结节的阳性预测值很低,在这种情况下,单纯依靠肾上腺 CT 而不是肾上腺静脉取样,高达 40%~50% 的患者处理不合适(即接受不必要的手术或错误定位的手术,也有可能需要手术却没有做)。这是阳性预测值随疾病的发生率而变动的典型例子。当患者 <40 岁时,无功能结节很少;所以当患者 <40 岁,临床怀疑原发性醛固酮增多症,影像发现一侧肾上腺结节直径 >1cm 时,无须肾上腺静脉取样,即可手术切除。

参考文献: American Medical Association of Clinical Endocrinologists and American Association of Endocrine Surgeons: Medical Guidelines for the management of Adrenal Incidentalomas. AACE/AAES Guidelines. 2009.

Bovio S, Cataldi A, Reimondo G, et al. Prevalence of adrenal incidentaloma in a contemporary computerized tomography series. *J Endocrinol Invest* 2006;29:298 – 302.

Nwariaku FE, Miller BS, Auchus R, et al. Primary hyperaldosteronism: effect of adrenal vein sampling on surgical outcome. *Arch Surg* 2006;141:497 – 503.

Tan YY, Ogilvie JB, Triponez F, et al. Selective use of adrenal venous sampling in the lateralization of aldosterone-producing adenomas. *World J Surg* 2006;30:879 – 887.

Young WF, Stanson AW, Thompson GB, et al. Role for adrenal venous sampling in primary aldosteronism. *Surgery* 2004;136:1227 – 1235.

13 **答案 A**。大多数人，右侧 1 条肾上腺静脉汇入下腔静脉，左侧 1 条肾上腺静脉汇入左肾静脉。图片显示位于肾上腺静脉内导管的正常位置。肾上腺只有 1 条回流静脉，但至少由 3 条动脉供血（上、中、下肾上腺动脉）。熟悉肾上腺静脉对于肾上腺静脉采样非常必要。肾上腺静脉很细，且右侧肾上腺静脉汇入下腔静脉的角度使插管困难，没有经验的介入医生行肾上腺静脉采样，失败发生率较高。

参考文献：American Medical Association of Clinical Endocrinologists and American Association of Endocrine Surgeons: Medical Guidelines for the management of Adrenal Incidentalomas. AACE/AAES Guidelines, 2009.

Netter FH. *Atlas of human anatomy*, 5th ed. Philadelphia: Saunders Publishing, 2010.

White ML, Gauger PG, Doherty GM, et al. The role of radiologic studies in the evaluation and management of primary hyperaldosteronism. *Surgery* 2008;144:926 – 933.

Young WF, Stanson AW, Thompson GB, et al. Role for adrenal venous sampling in primary aldosteronism. *Surgery* 2004;136:1227 – 1235.

14 **答案 B**。肾上腺三期扫描包括三个时相：平扫，注入对比剂后 1min、15min 扫描。密度均匀的肾上腺结节直径 <4cm，CT 值≤10HU，不含肉眼可见的脂肪组织，很可能提示富含脂类的肾上腺腺瘤（或肾上腺囊肿），不需要进行增强扫描。一些医疗中心根据肾上腺结节平扫的特点来决定是否增强扫描。也有研究尝试将延迟时间缩短至 <15min（如 10min），但对肾上腺腺瘤的判断敏感性低于传统延迟 15min 组。缩短延迟时间会导致许多肾上腺结节性质无法确定。长于 15min 的延迟时间目前还没有研究过。

参考文献：Caoili EM, Korobkin M, Francis IR, et al. Adrenal masses: characterization with combined unenhanced and delayed enhanced CT. *Radiology* 2002;222:629 – 633.

Sangwaiya MJ, Boland GW, Cronin CG, et al. Incidental adrenal lesions: accuracy of characterization with contrast-enhanced washout multidetector CT—10-minute delayed imaging protocol revisited in a large patient cohort. *Radiology* 2010;256:504 – 510.

15 **答案 D**。在大量研究中，PET 可以准确诊断肾上腺结节。已经反复得到证实，结节摄取低于背景肝脏对于恶性肿瘤具有较高的阴性预测值。相对于背景肝脏，肾上腺结节表现为低摄取，几乎总是良性的。相对于背景肝脏，当肾上腺结节表现为高摄取时，可能为恶性病变。当摄取程度在两者之间时（即相对于背景肝脏表现为等或轻中度摄取时），仅依靠 PET 诊断是不准确的。绝对 SUV 的测量仍然存在争议，一些研究显示在良恶性病变鉴别诊断中没有显著差异，而另一些研究表示两者有差异（例如，设定一个阈值最大 SUV≥3.1），正常肾上腺最大 SUV 的平均值为 0.9 ~ 1.1。

参考文献:Caoili EM, Korobkin M, Brown RK, et al. Differentiating adrenal adenomas from nonadenomas using (18)F-FDG PET/CT: quantitative and qualitative evaluation. *Acad Radiol* 2007;14:468 – 475.

Blakem A, Cronin CG, Boland GW. Adrenal imaging. *AJR Am J Roentgenol* 2010;194:1450 – 1460.

Boland GWL, Blakem A, Holalkere NS, et al. PET/CT for the characterization of adrenal masses in patients with cancer: qualitative versus quantitative accuracy in 150 consecutive patients. *AJR Am J Roentgenol* 2009;192:956 – 962.

Metser U, Miller E, Lerman H, et al. ^{18}F-FDG PET/CT in the evaluation of adrenal masses. *J Nucl Med* 2006;47:32 – 37.

16 **答案 D**。临床资料显示皮质醇增多症,影像表现肾上腺皮质腺癌,开放性手术切除是最佳的选择。不推荐介入处理,因为可以导致肿瘤播散(如经皮活检、腹腔镜检查),这会增加皮质腺癌的复发率及腹腔种植转移。如果肿瘤不能完整切除,疾病就不能得到治愈。肾上腺 CT 及 MR 不能增加诊断的准确性,因为肿瘤密度不均匀,也没有肉眼可见的脂肪。肾上腺密度不均匀肿瘤不推荐使用廓清率。一般情况下,对于没有恶性肿瘤病史患者的较大肾上腺实性肿块(如直径 >4cm),推荐外科手术切除,而不用考虑其脂肪含量和廓清率的计算结果。

参考文献:Ayala-Ramirez M, Jasim S, Feng L, et al. Adrenocortical carcinoma: clinical outcomes and prognosis of 330 patients at a tertiary care center. *Eur J Endocrinol* 2013;23:169:891 – 899.

Blakem A, Cronin CG, Boland GW. Adrenal imaging. *AJR Am J Roentgenol* 2010;194:1450 – 1460.

Cooper AB, Habram A, Grubbs EG, et al. Does laparoscopic adrenalectomy jeopardize oncologic outcomes for patients with adrenocortical carcinoma? *Surg Endosc* 2013;27:4026 – 4032.

17 **答案 D**。相对于传统 SE 序列,GRE 序列以应用双向读取梯度(频率编码梯度)来获取一个回波(不是 180°重聚焦 RF 脉冲)、小翻转角(<90°,一般 <30°)、重 T2* 效应、残余横向磁化率为特征的序列。因为使用小翻转角,因此,短 TR 和 TE 被应用,短 TR 可以快速获取图像。而小翻转角成像的负效应是持续的残余横向磁化。如果横向磁化矢量在每次激发间不能衰减为 0,横向磁化就会产生。横向磁化矢量会对 MR 图像存在一定影响,并改变组织间的对比,对 T1 图像影响最大。减少这种效应之一是通过使用扰相射频脉冲和梯度场(如扰相梯度回波)。扰相会消除横向磁化率,使快速获取图像成为可能。

参考文献:Brownm A, Semelka RC. MR imaging abbreviations, definitions, and descriptions: a review. *Radiology* 1999;213:647 – 662.

McRobbie DW, Moore EA, Graves MJ, et al. *MRI: From picture to proton*, 2nd ed. New York: Cambridge University Press, 2007.

18 **答案 A**。患侧朝下侧卧会限制膈肌运动,会压缩患侧肺的体积,减小潮气量。这会减小上腹部穿刺活检气胸的发生率,俯卧或健侧朝下侧卧会增加气胸的发生率,因为这两种体位都会增加患侧肺的活动范围。

另一种方法是椎旁间隙液体隔离技术,它可以确保在整个过程中穿刺针不穿入胸膜。

参考文献:Sharma KV, Venkatean AM, Swerdlow D, et al. Image-guided adrenal and renal biopsy. *Tech Vasc Interv Radiol* 2010;13:100 – 109.

Tyng CJ, Bitencourt AGV, Martins EBL, et al. Technical note: CT-guided paravertebral adrenal biopsy using hydrodissection—a safe and technically easy approach. *Br J Radiol* 2012;85:e339 – e342.

19 **答案 D**。当前研究表明，嗜铬细胞瘤患者与一般人群静脉内注射低渗性碘对比剂（不考虑是否使用 α – 和 β – 阻滞剂），不良反应发生率没有明显差异。既往有研究报道，注射高渗性对比剂后，血液中儿茶酚胺升高及高血压危象发生率增加，引起大家对现代对比剂使用的谨慎。随后几项研究表明，嗜铬细胞瘤患者（无论是否服用 α – 和 β – 阻滞剂）静脉内注射低渗性碘对比剂后，血液中儿茶酚胺及不良反应发生率并未增加。

参考文献：Baid SK, Lai EW, Wesley RA, et al. Brief communication: radiographic contrast infusion and catecholamine release in patients with pheochromocytoma. *Ann Intern Med* 2009;6:150:27 – 32.

Bessell-Browne R, O' Malley ME. CT of pheochromocytoma and paraganglioma: risk of adverse events with i. v. administration of nonionic contrast material. *AJR Am J Roentgenol* 2007;188:970 – 974.

Mukherjee JJ, Peppercorn PD, Reznek RH, et al. Pheochromocytoma: effect of nonionic contrast medium in CT on circulating catecholamine levels. *Radiology* 1997;202:227 – 231.

20 **答案 A**。右图及左图同反相位显示肾上腺结节信号出现了均匀的丢失，表明其内存在弥漫性分布的镜下脂肪（即细胞内脂肪）。对于密度均匀且直径 < 4cm 的肾上腺结节，在除外以下情况（如肾透明细胞癌、肝细胞癌），可以诊断为富含脂肪的肾上腺腺瘤。同时要进行生化检查以判断腺瘤是否具有功能性，不需要其他检查。信号丢失的程度随 MR 场强和成像序列变化而变化，既往认为信号丢失 > 16.5% 即可诊断，许多人更倾向于定性判断而不是定量判断（即用“明显”信号丢失而不用具体的数字阈值）。其实，在鉴别腺瘤及转移瘤研究方面，定性和定量判断的价值基本接近。

参考文献：American Medical Association of Clinical Endocrinologists and American Association of Endocrine Surgeons: Medical Guidelines for the management of Adrenal Incidentalomas. AACE/AAES Guidelines, 2009.

Blakem A, Cronin CG, Boland GW. Adrenal imaging. *AJR Am J Roentgenol* 2010;194:1450 – 1460.

Mayo-Smith WW, Lee MJ, McNicholas MM, et al. Characterization of adrenal masses (< 5 cm) by use of chemical shift MR imaging: observer performance versus quantitative measures. *AJR Am J Roentgenol* 1995;165:91 – 95.

21 **答案 D**。目前认为，脾脏是化学位移图像最佳的内在参考标准，用来判断肾上腺结节信号丢失程度。因为脾脏不含脂肪成分，不会导致误判（如以肝脏作为判断标准时常会出现这种混淆而误判）。然而，脾脏作为参考标准会受到继发性脾铁沉积的影响，这会导致双回波 GRE 序列上长回波信号的减低。胰腺不是理想的参考标准主要是因为脂肪指状分隔会形成印度墨水伪影。肾脏不是理想参考物，因其基本不会与肾上腺显示在同一层面。

参考文献：Mayo-Smith WW, Lee MJ, McNicholas MM, et al. Characterization of adrenal masses (< 5cm) by use of chemical shift MR imaging: observer performance versus quantitative measures. *AJR Am J Roentgenol* 1995;165:91 – 95.

Blakem A, Cronin CG, Boland GW. Adrenal imaging. *AJR Am J Roentgenol* 2010;194:1450 – 1460.

22 **答案 B**。图像显示“扁平”或“单肢”（扁平）的肾上腺。这种表现常与同侧肾脏畸形有关，尤其是同侧肾窝内没有正常形态肾脏的病变（例如，肾发育不全、交叉融合异位、盆腔肾）。肾上腺的正常“V”形或“Y”形似乎需要肾窝中有肾共同发育。

“单肢”肾上腺除提示同侧肾先天性异常外几乎没有其他临床意义。例如，当发现“单肢”肾上腺时，可能提示肾先天性缺失而非手术切除。

参考文献：Dyer RB, Chen MY, Zagoria RJ. Classic signs in uroradiology. *Radiographics* 2004;24(suppl 1):S247 – S280.

Hoffman CK, Filly RA, Callen PW. The "lying down" adrenal sign: a sonographic indicator of renal agenesis or ectopia in fetuses and neonate. *J Ultrasound Med* 1992;11:533 – 536.

Kenney PJ, Robbins GL, Ellis DA, et al. Adrenal glands in patients with congenital renal anomalies: CT appearance. *Radiology* 1985;155:181 – 182.

23 **答案 D**。生化检查可以较好地评估肿块的生物活性，因此下一步最好进行实验室检查。尽管肿块在 T2W 图像上显示为高信号，但对诊断嗜铬细胞瘤缺乏敏感性及特异性。Varghese 等学者在 1997 年的研究中发现，在 67 个肾上腺肿块中(其中包括 17 个嗜铬细胞瘤)，T2W 图像表现对嗜铬细胞瘤预测的阳性预测值仅为 65%。手术(答案 A)并不是下一步最好的处理方法，因为肿块可能是良性、无功能的结节。在未确定肿块是否为嗜铬细胞瘤之前，活检(答案 C)和肾上腺素能阻滞(答案 B)并不适用。如果不提供适当的肾上腺素能阻断剂，嗜铬细胞瘤活组织检查时可能会出现高血压危象。

参考文献：Varghese JC, Hahn PF, Papanicolaou N, et al. MR differentiation of phaeochromocytoma from other adrenal lesions based on qualitative analysis of T2 relaxation times. *Clin Radiol* 1997;52:603 – 606.

Elsayes KM, Narra VR, Leyendecker JR, et al. MRI of adrenal and extraadrenal pheochromocytoma. *AJR Am J Roentgenol* 2005;184:860 – 867.

24 **答案 C**。肾上腺髓样脂肪瘤的特征是存在肉眼可见的脂肪。使用 MRI 的各种技术检查可以发现肾上腺内的脂肪组织，其中包括反转恢复序列。使用传统的基于自旋回波的反转恢复序列，在 90°激发射频脉冲之前施加 180°准备射频脉冲。经过足够长的时间后[反转恢复时间(TI)：180°和 90°脉冲之间的时间，等于脂肪 T1 时间的 ln(2)倍]，脂肪质子将恢复到零净磁化点。如在那时(脂肪的零点)施加 90°脉冲，那么脂肪质子将不具有纵向磁化信号。

参考文献：Brownm A, Semelka RC. MR imaging abbreviations, definitions, and descriptions: a review. *Radiology* 1999;213:647 – 662.

McRobbie DW, Moore EA, Graves MJ, et al. *MRI: From picture to proton*, 2nd ed. New York: Cambridge University Press, 2007.

25 **答案 D**。图像提示为直径约 2.2cm 的含气胃后壁憩室。胃后壁憩室有时与肾上腺肿块难以区分，特别是当憩室内无气体时。如诊断困难，可口服对比剂来进行鉴别。胃憩室大多数(75%)位于胃底后部，如本例所示。大多数无临床意义，因此，无须特殊处理；但有时需要与实性占位鉴别。

参考文献：Schwartz AN, Goiney RC, Graney DO. Gastric diverticulum simulating an adrenal mass: CT appearance and embryogenesis. *AJR Am J Roentgenol* 1986;146:553 – 554.

Anaise D, Brand DL, Smith NL, et al. Pitfalls in the diagnosis and treatment of a symptomatic gastric diverticulum. *Gastrointet Endosc* 1984;30:28 – 30.

26 **答案 D**。如果不采取预防措施，危害最大的器官是甲状腺。^{131}I – MIGB 复合物中的游离放射性碘可被甲状腺吸收并维持数周。为防止这种情况发生，预约接受放射性 MIBG 扫描的患者应给予碘化钾药片或高氯酸盐。其他答案提到的脏器，^{131}I – MIBG 可正常分布在这些部位,但脾脏、心肌和肾上腺的放射敏感性比甲状腺低。由于^{131}I 比^{123}I 具有更长的半衰期,许多执行 MIBG 的中心现在优先使用^{123}I 而不是^{131}I,这可减少辐射剂量并允许注射更高的剂量。^{131}I－MIBG 和^{123}I－MIBG 具有相同的生物分布。

参考文献: Nakajo M, Shapiro B, Copp J, et al. The normal and abnormal distribution of the adrenomedullary imaging agent m-[I-131]iodobenzylguanidine (I-131 MIBG) in man: evaluation by scintigraphy. *J Nucl Med* 1983;672－682.

Olivier P, Colarinha P, Fettich J, et al. Guidelines for radioiodinated MIBG scintigraphy in children. Paediatric Committee of the European Association of Nuclear Medicine. *Eur J Nucl Med Mol Imaging*. 2003;30(5):B45－B50.

27 **答案 B**。最可能的诊断是神经母细胞瘤。图像可见右侧肾上窝摄取^{123}I－MIBG 肿块。因此提示答案为神经母细胞瘤(答案 B,发病年龄相符)或嗜铬细胞瘤(答案 D,发病年龄不符)。神经母细胞瘤通常发生在幼儿(＜5 岁),而嗜铬细胞瘤好发于青少年和成人。当二者很难鉴别时,可以用分馏的甲氧肾上腺素和分馏的儿茶酚胺来鉴别(分馏的肾上腺素及儿茶酚胺水平升高,仅见于嗜铬细胞瘤;而未分馏时升高,可见于嗜铬细胞瘤及神经母细胞瘤)。肾上腺皮质癌(答案 C)和肉瘤(答案 A)通常不会在^{123}I－MIBG 扫描中显示摄取。

参考文献: Lonergan GJ, Schwab CM, Suarez ES, et al. Neuroblastoma, ganglioneuroblastoma, and ganglioneuroma: radiologic-pathologic correlation. *Radiographics* 2002;22:911－934.

Pham TH, Moir C, Thompson GB, et al. Pheochromocytoma and paraganglioma in children: a review of medical and surgical management at a tertiary care center. *Pediatrics* 2006;118:1109－1117.

28 **答案 B**。Zuckerkandl 体位于腹膜后肠系膜下动脉起始点和主动脉分叉处之间。与其他备选答案一样,Zuckerkandl 体也是副神经节瘤的常见部位。

参考文献: Elsayes KM, Narra VR, Leyendecker JR, et al. MRI of adrenal and extraadrenal pheochromocytoma. *AJR Am J Roentgenol* 2005;184:860－867.

Lee KY, Oh YW, Noh HJ, et al. Extraadrenal paragangliomas of the body: imaging features. *AJR Am J Roentgenol* 2006;187:492－504.

29 **答案 C**。除了与咖啡斑、皮肤色素沉着、神经纤维瘤、丛状神经纤维瘤、恶性外周神经鞘瘤、视神经胶质瘤和其他癌症有关外,神经纤维瘤病 I 型还与嗜铬细胞瘤相关。

多发性内分泌肿瘤(MEN) Ⅰ型(答案 A)与垂体腺瘤、甲状旁腺腺瘤和胰腺神经内分泌肿瘤(所谓的 pit－para－pan 征)相关。在 MEN 各分型中,MEN Ⅱa 型和 MEN Ⅱb 型与嗜铬细胞瘤相关。Beckwith－Wiedemann 综合征(答案 B)与偏侧肥大、巨舌症、腹壁缺陷、Wilms 瘤(肾母细胞瘤)、肝母细胞瘤、新生儿低血糖症和其他癌症有关。

遗传性平滑肌瘤病肾细胞癌(HLRCC)综合征(答案 D)与皮肤平滑肌瘤、子宫肌瘤(肌瘤)和Ⅱ型乳头状肾细胞癌(侵袭性乳头状肾细胞癌)有关。

参考文献: Choyke PL, Glenn GM, Walther MM, et al. Hereditary renal cancers. *Radiology* 2003;226:33－46.

Grubb RL III, Franks ME, Toro J, et al. Hereditary leiomyomatosis and renal cell cancer: a syndrome associated with an aggressive form of inherited cancer. *J Urol* 2007;177:2074－2079.

Levy AD, Patel N, Dow N, et al. Abdominal neoplasms in patients with neurofibromatosis type I: radiologic-pathologic correlation. *Radiographics* 2005;25:455－480.

Scarsbrook AF, Thakker RV, Wass JAH, et al. Multiple endocrine neoplasia: spectrum of radiologic appearances and discussion of multitechnique imaging approach. *Radiographics* 2006;26:433 – 451.

30 **答案 C**。肾上腺仅表现为钙化而无明确肿块占位,常与陈旧性出血有关。其他可能的病因包括肉芽肿性感染(例如,组织胞浆菌病、肺结核)以及结节病。一些肾上腺肿块还可能含有钙化[例如,外周钙化的假性囊肿、肾上腺皮质癌、特定类型的转移(黏液腺癌、骨肉瘤、乳头状甲状腺癌)、嗜铬细胞瘤和神经母细胞瘤],但本题图像未显示肾上腺明显肿块。

参考文献:Hindman N, Israel GM. Adrenal gland and adrenal mass calcification. *Eur Radiol* 2005;15:1163 – 1167.

Johnson PT, Horton KM, Fishman EK. Adrenal imaging with MDCT: nonneoplastic disease. *AJR Am J Roentgenol* 2009;193:1128 – 1135.

(韩铮 夏毅 杨立光 译 夏端明 舒锦尔 校)

第 4 章 上尿路（肾盂肾盏及输尿管）

问题

1 肾结石治疗方案的选择受多种因素影响，其中一个关键因素是结石的构成成分。单纯依赖于衰减的方法是不可靠的，但双能量 CT 有望成为一种非侵入性检测肾结石成分的方法。这项技术的原理是：

A. 不同 kVp 下，特定元素可能发生康普顿散射。

B. 不同 kVp 下，特定元素的 K 边缘差异。

C. 不同 kVp 下，特定结构内的噪声水平的变化。

D. 不同 kVp 下，特定结构的表观尺寸的变化。

2 髓质海绵肾的常见影像学表现是：

A. 单纯肾皮质钙质沉着　　B. 肾皮质钙质沉着伴肾小管扩张

C. 髓质钙质沉着　　D. 髓质钙质沉着伴肾小管扩张

3 下列哪项正确描述了对比剂从肾脏摄取和排泄的正常顺序？

A. 皮髓质交界，实质，肾盂　　B. 皮髓质交界，肾盂，实质

C. 实质，皮髓质交界，肾盂　　D. 实质，肾盂，皮髓质交界

E. 肾盂，皮髓质交界，实质　　F. 肾盂，实质，皮髓质交界

4 患者男，65 岁，膀胱癌病史，行肾祥造影观察上尿路。下列哪种疾病是左肾下极的影像学表现的常见原因？

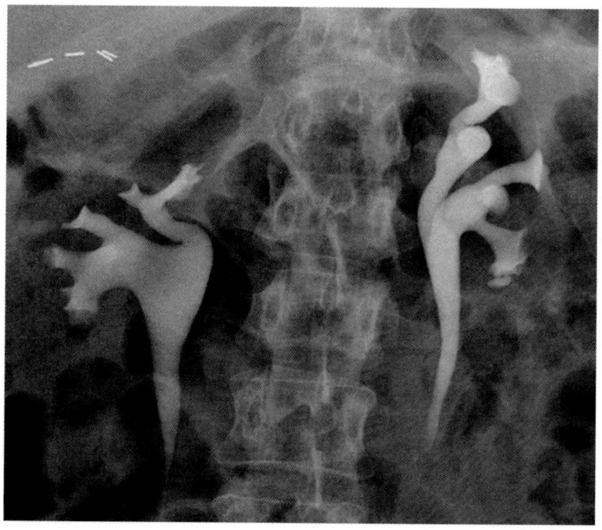

A. 结节性硬化症　　　　B. 糖尿病
C. 高血压　　　　D. 泌尿上皮癌

5 患儿男，3岁，患有先天性左侧肾盂输尿管连接部（UPJ）与交叉血管有关的梗阻，行MR尿路成像。左图与右图是在同一水平面上采集的。左图：TR 2000ms，TE 200ms；右图：TR 3.6ms，TE 1.8ms。右图中左侧肾盂内低信号影最可能的原因是：

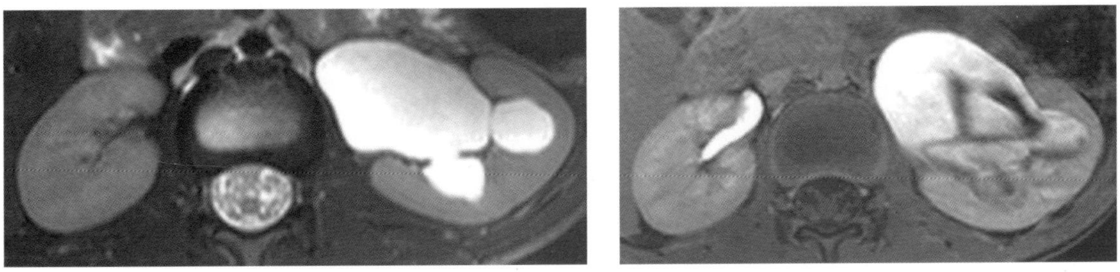

A. 出血　　　　B. 恶性肿瘤
C. 对比剂　　　　D. 寄生虫感染
E. 所提供的图像无法明确病因

6 患者男，25岁，膀胱输尿管反流，胁腹部不适，行超声检查。对每个肾脏内弓形动脉进行取样，并两侧进行比较以评估对称性。计算阻力指数的公式是：

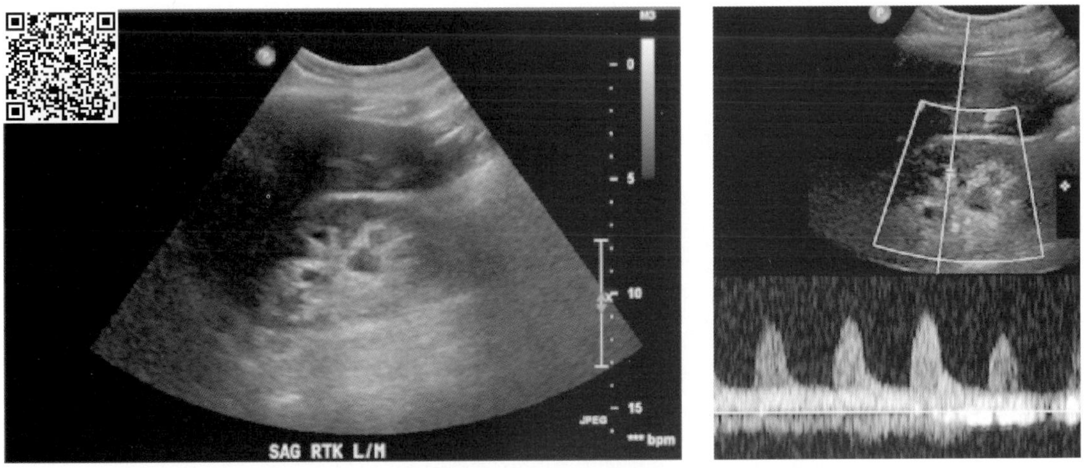

A.（收缩期峰值流速－舒张末期流速）/收缩期峰值流速
B.（舒张末期流速－收缩期峰值流速）/舒张期峰值流速
C.（收缩期峰值流速－舒张末期流速）/收缩末期流速
D.（舒张末期流速－收缩期峰值流速）/舒张末期流速
E. 舒张末期流速/收缩期峰值流速　　　　F. 收缩末期流速/舒张期峰值流速
G. 舒张末期流速/舒张期峰值流速　　　　H. 收缩末期流速/收缩期峰值流速

7 患者男，62岁，吸烟史40包－年，有慢性阻塞性肺疾病和血尿，行CT尿路造影和右侧逆行性肾盂造影。该影像学表现的最常见原因是：

A. 尿路上皮癌和结核分枝杆菌　　　　B. 尿路上皮癌和肾结石
C. 血吸虫和奇异变形杆菌　　　　D. 大肠杆菌和奇异变形杆菌

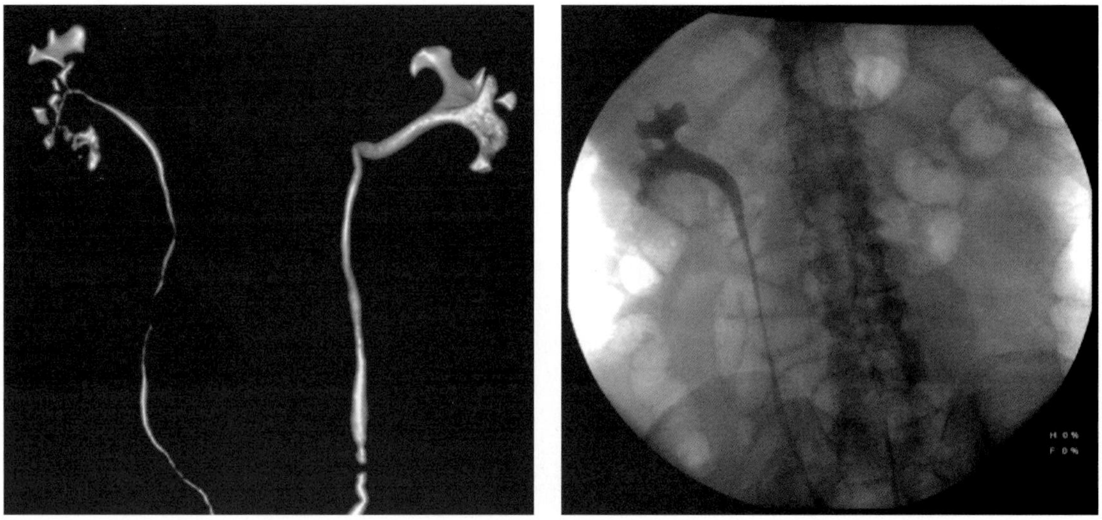

8　患者女，22 岁，妊娠晚期，疑有泌尿系结石，行超声检查，发现右侧集合系统轻度扩张和阻力指数不对称。为明确诊断，转诊医生要求对腹部和盆腔行低剂量 CT 平扫。如果对胎儿的有效剂量是 10mSv，那么辐射诱导胎儿癌症的风险约为：

A. 准确的风险是推测性的，但估计约为 1/250（0.4%）。

B. 准确的风险是推测性的，但估计约为 1/25（4%）。

C. 准确的风险是推测性的，但估计约为 1/5（20%）。

D. 准确的风险是推测性的，但估计约为 1/2（50%）。

9　患者女，42 岁，镜下血尿，行静脉尿路造影。仅发现右肾集合系统完全重复（如下所示）。根据这个表现，Weigert - Meyer 规则的预测是：

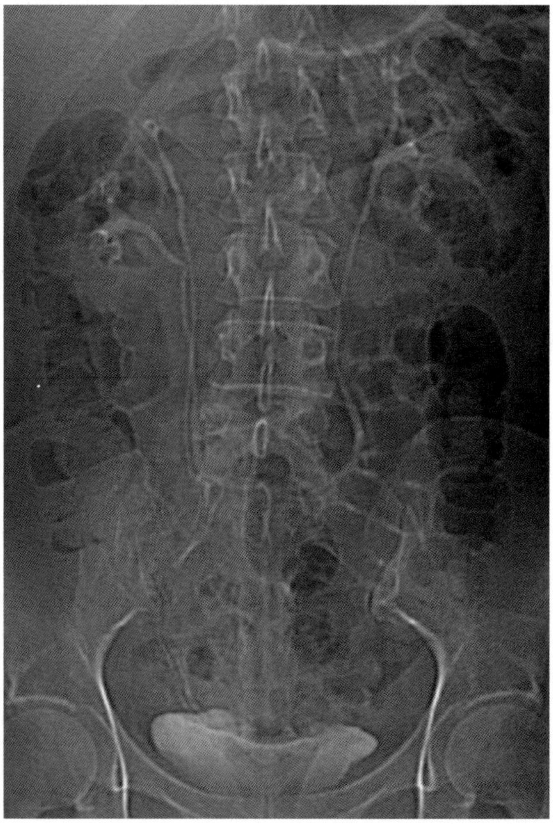

A. 上极部分开口位于下极部分的上内侧　　B. 上极部分开口位于下极部分的下内侧

C. 上极部分开口位于到下极部分的上外侧　　D. 上极部分开口位于下极部分的下外侧

10 患者女，22 岁，无吸烟史及其他病史，入职体检发现无症状性镜下血尿（≥3 个红细胞/每高倍视野），已预约三期 CT 尿路造影。下一步最好进行：

A. 按预约行 CT 尿路造影　　B. 建议简化的 CT 尿路造影（仅做二期扫描）。

C. 建议泌尿系统 CT 平扫　　D. 考虑取消检查

11 患者男，40 岁，反复发作性尿石症，行腹部和盆腔 CT 平扫。扫描结束后，CT 扫描仪提供的下列数据中 15.42 代表什么？

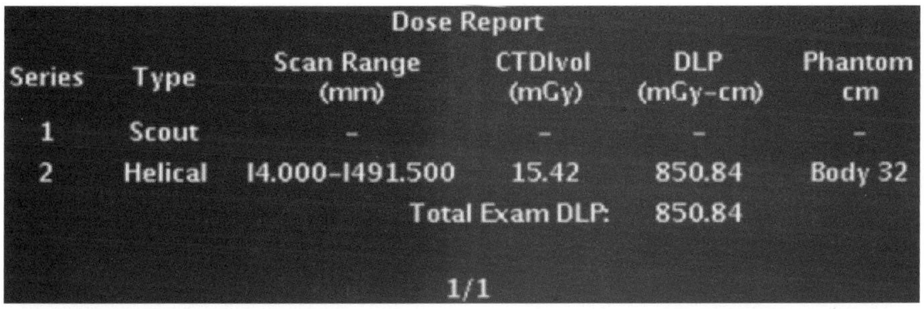

Dose Report

Series	Type	Scan Range (mm)	CTDIvol (mGy)	DLP (mGy-cm)	Phantom cm
1	Scout	-	-	-	-
2	Helical	14.000-1491.500	15.42	850.84	Body 32
			Total Exam DLP:	850.84	

1/1

A. 患者受到的辐射剂量　　B. 这是扫描仪特定辐射输出剂量

C. 这是给假定患者的辐射剂量　　D. 这是假定扫描仪的辐射输出剂量

12 患者女，32 岁，中期妊娠，右侧胁腹部痛。腹膜后超声检查显示双侧输尿管射流。下列哪项最能解释彩色多普勒成像原理？

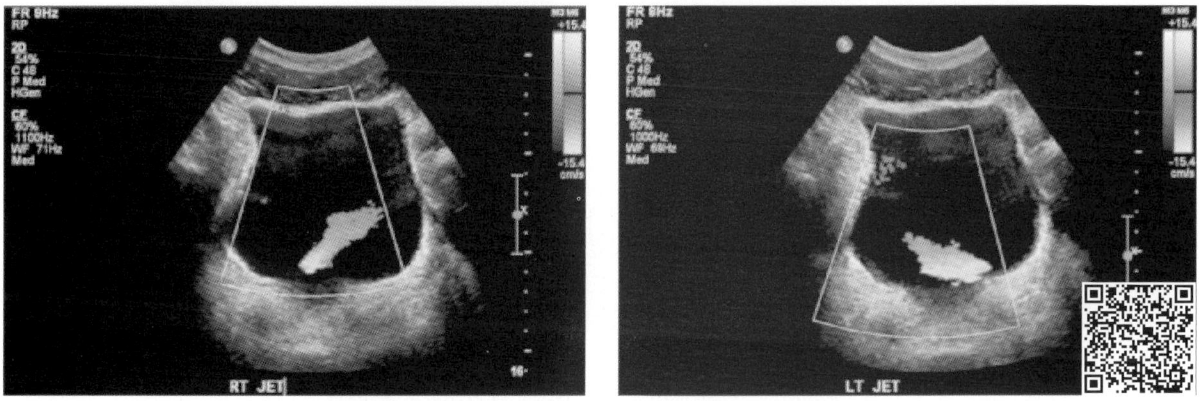

A. 当超声波束与向其移动的结构相互作用时，反射的超声频率总是上升。

B. 当超声波束与向其移动的结构相互作用时，反射的超声波长总是增加。

C. 当超声波束与向其移动的结构相互作用时，呈现红色。

D. 当超声波束与向其移动的结构相互作用时，呈现蓝色。

13 患者男，55 岁，肉眼血尿，行 CT 尿路造影，获得了包括腹部和盆腔 CT 平扫图像，以及肾实质期和排泄期的图像。下面数据是扫描结束时 CT 扫描仪所提供的。患者的有效剂量是：

A. 8.24mGy　　B. 21.05mGy

C. 978.89mGy · cm　　D. 有效剂量不能用这些数据来确定

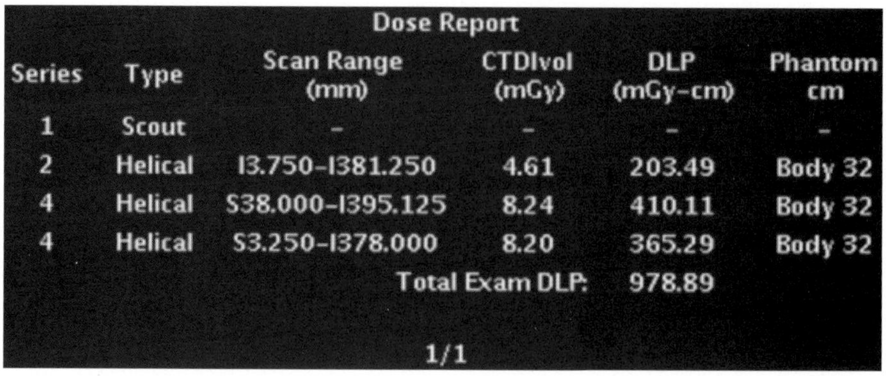

Dose Report

Series	Type	Scan Range (mm)	CTDIvol (mGy)	DLP (mGy-cm)	Phantom cm
1	Scout	-	-	-	-
2	Helical	I3.750-I381.250	4.61	203.49	Body 32
4	Helical	S38.000-I395.125	8.24	410.11	Body 32
4	Helical	S3.250-I378.000	8.20	365.29	Body 32
			Total Exam DLP:	978.89	

1/1

14 患儿男，5 岁，先天性巨输尿管症，通过 MR 尿路成像来评估解剖和功能。对原始数据进行三维重建。左图：TR 4000ms，TE 200 ms；右图：TR 3.6ms，TE 1.8ms。两侧肾脏的大致相对功能是：

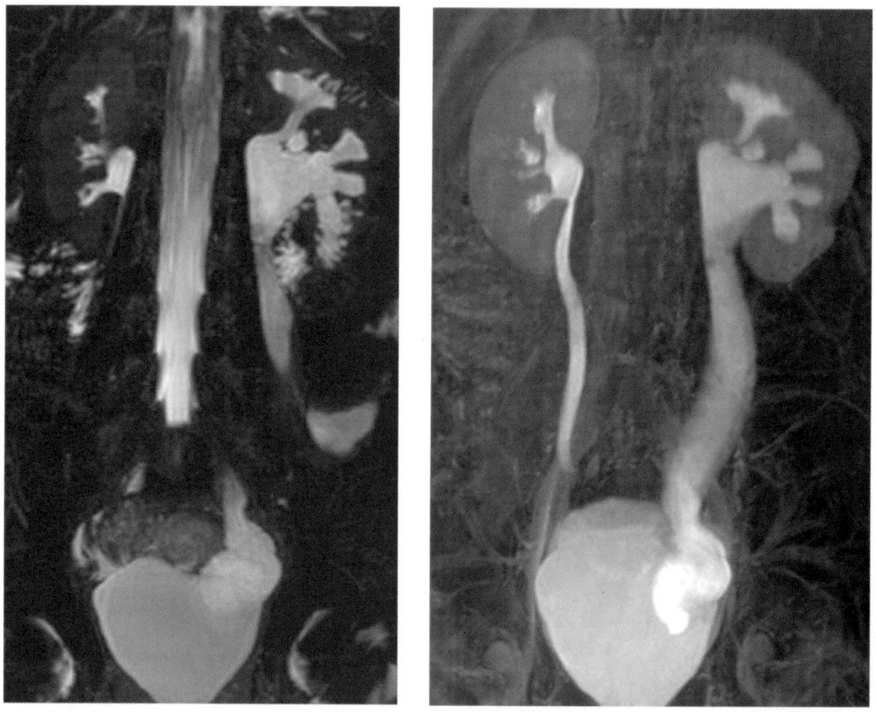

A. 右肾功能明显低于左肾　　B. 左肾功能明显低于右肾

C. 两肾功能相似　　D. 肾脏的相对功能不能用这些图像来估计

15 患者男，52 岁，有糖尿病病史，目前发热、白细胞增高伴左肋腹痛。生命体征：脉搏 115 次/分，血压 89/65mmHg，呼吸频率 22bpm，吸入空气时血氧饱和度 98%。超声图像如下所示。最可能的诊断是：

A. 肾盂肾炎　　B. 肾盂炎

C. 肾盂积脓　　D. 气肿性肾盂炎

E. 气肿性肾盂肾炎

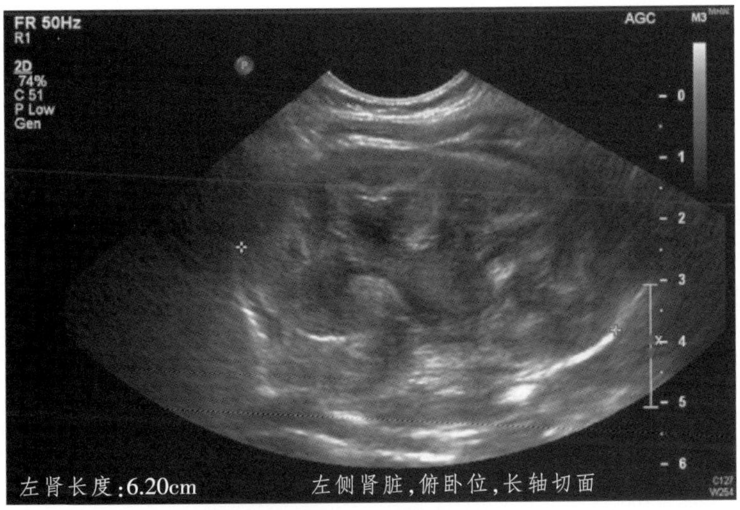

16 患儿女，7 岁，肾盂肾炎反复发作，行排泄性膀胱尿路造影（VCUG），诊断是：

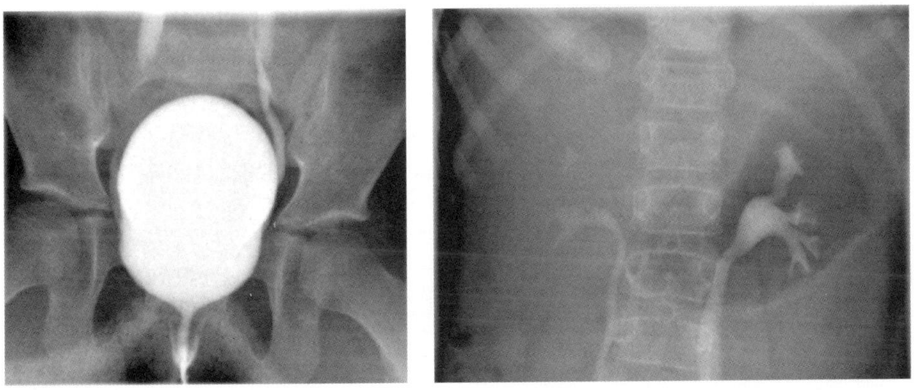

A. 正常　　B. 双侧 Ⅰ 级膀胱输尿管反流

C. 双侧 Ⅱ 级膀胱输尿管反流　　D. 双侧Ⅳ级膀胱输尿管反流

17 患者男，70 岁，行双侧经皮肾造瘘导管置入术。下列哪项最能描述输尿管中段的影像学表现？

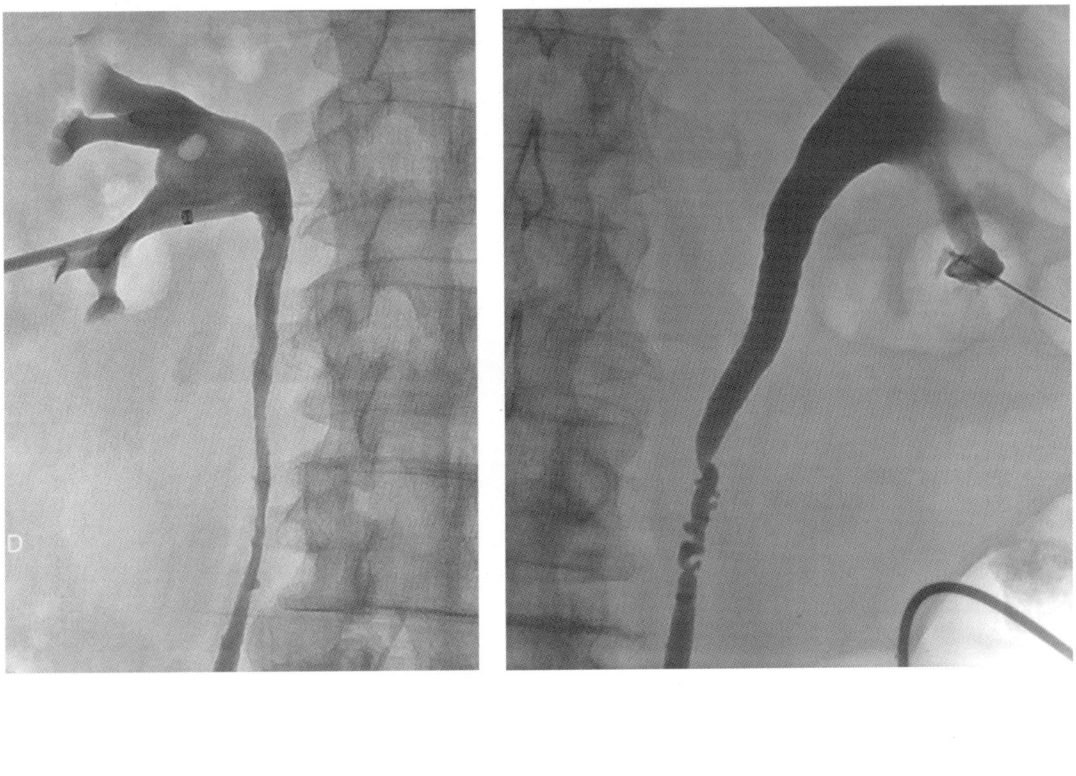

A. 与尿路上皮癌相关的恶性表现　　B. 与尿路上皮癌相关的良性表现

C. 良性血管切迹　　D. 良性输尿管“扭曲”

18 患儿女，8 岁，反复腹痛，行腹膜后超声检查。下列哪项是对左肾影像学表现的最佳解释？

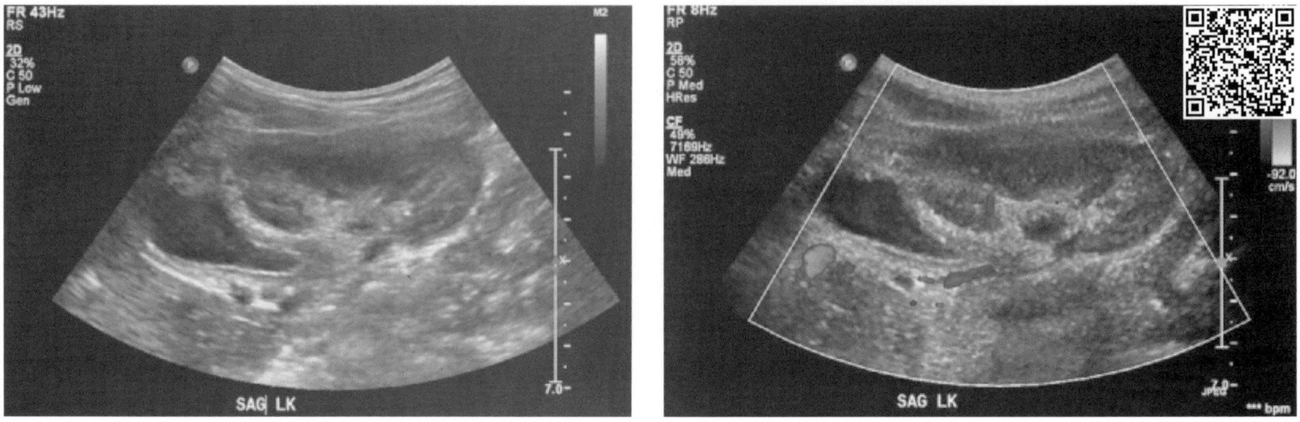

A. 多囊性肾发育不良　　B. 常染色体显性遗传性多囊肾病

C. 获得性肾囊肿　　D. 异位输尿管阻塞

E. 常染色体隐性多囊肾病

19 患者男，55 岁，无症状镜下血尿，行 CT 尿路造影。下列图像显示左肾异常。对该病灶最合适的处理是：

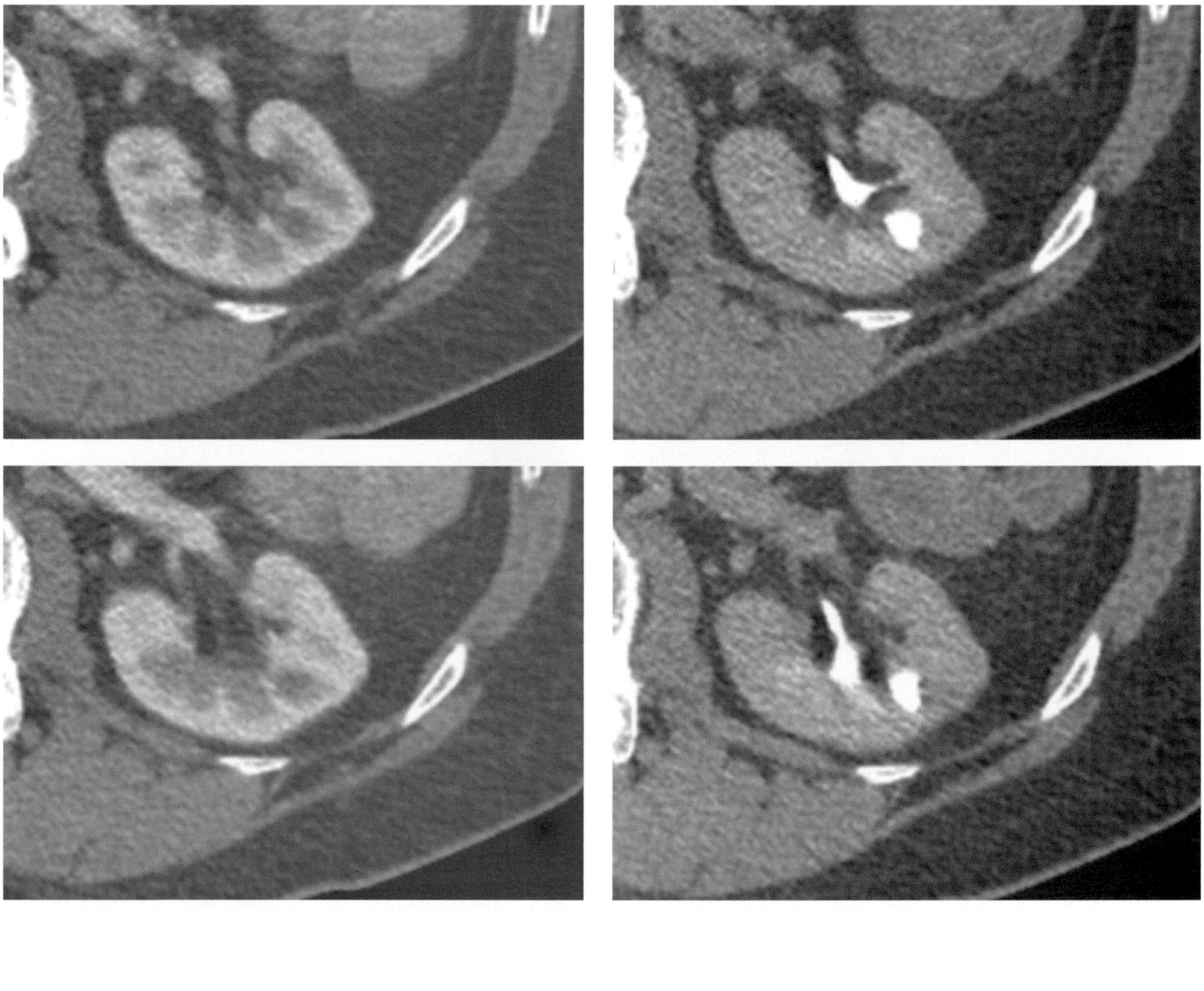

A. 忽略（良性发现）　　B. 预防性抗生素

C. 经皮穿刺　　D. 栓塞术

E. 手术切除

20 患者男，50 岁，复发性尿石症，行腹部和盆腔 CT 平扫，$CTDI_{vol}$ 为 14mGy，基于直径 32cm 身体放射线剂量测试模型。有效直径[$\sqrt{前后径 \times 左右径}$]为 17cm，转换为转换因子 1.98 $f^{32cm}_{体型}$，DLP 为 700mGy · cm（扫描长度：50cm）。该患者的体型特异性剂量估算值（SSDE）是：

A. 7.1mGy　　B. 27.7mGy

C. 353.5mGy · cm　　D. 1386mGy · cm

E. SSDE 不能用这些数据来确定

21 患者男，60 岁，肉眼血尿，膀胱镜检查正常，行 CT 尿路造影，发现左肾集合系统异常。关于上尿路泌尿上皮癌与膀胱癌的比较，以下正确的是：

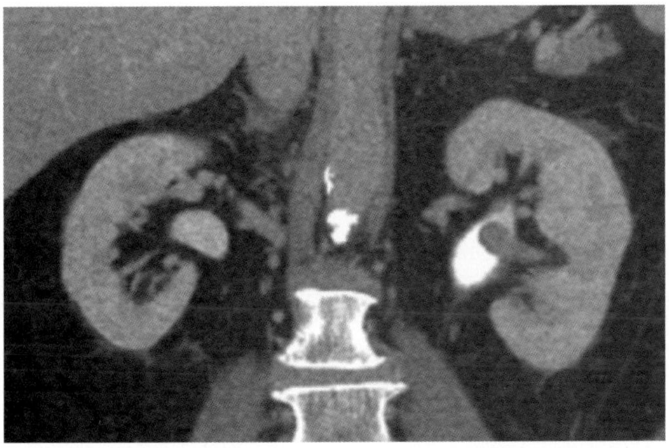

A. 上尿路泌尿上皮癌比膀胱癌更常见。　　B. 上尿路泌尿上皮癌侵袭性比膀胱癌低。

C. 吸烟是膀胱癌的危险因素，但对上尿路泌尿上皮癌则不然。

D. 芳香族碳氢化合物可引起膀胱癌和上尿路上皮癌。

22 患者男，63 岁，有右侧肾盂和膀胱的泌尿上皮癌病史，行右侧肾输尿管切除术和膀胱前列腺切除术，建立端 - 端吻合的回肠袢，术后行肾袢造影评估泄漏。如何评估左侧集合系统的对比剂？

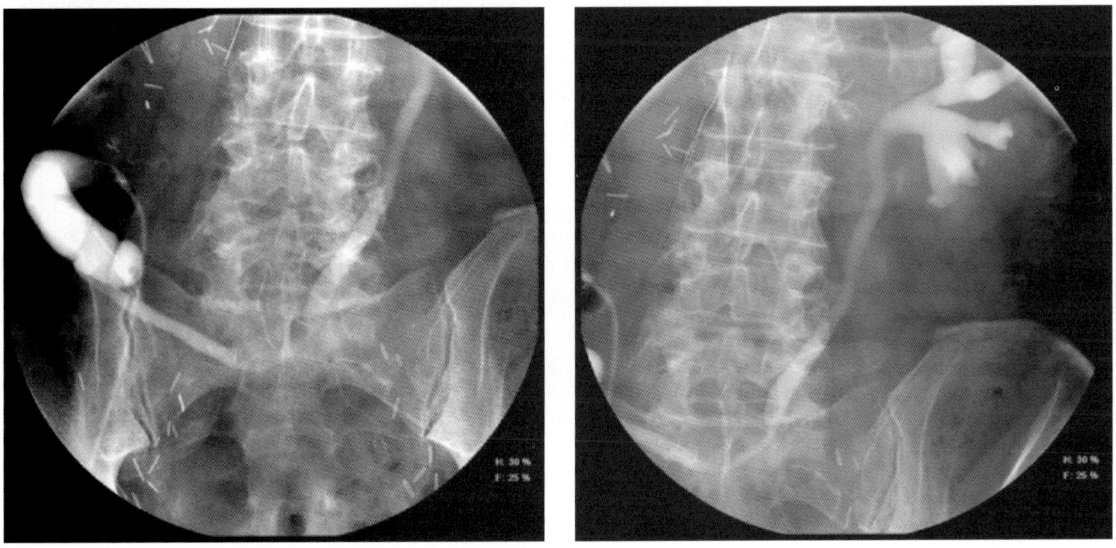

A. 异常自发反流，Ⅰ级　　B. 异常自发反流，Ⅲ级

C. 异常自发反流，Ⅴ级　　D. 正常的术后表现

23 患者男，62 岁，肾积水，行右侧逆行性肾盂造影。该表现的名称及意义是：

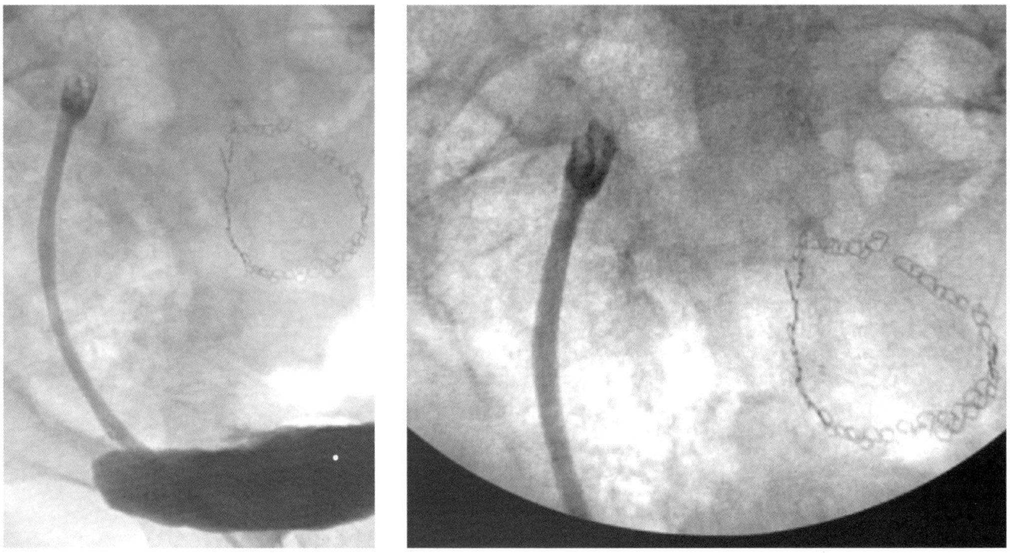

A. 酒杯征，支持尿路上皮恶性肿瘤的诊断。

B. 酒杯征，支持输尿管结石的诊断。

C. 彗星尾征象，支持尿路上皮恶性肿瘤的诊断。

D. 彗星尾征象，支持输尿管结石的诊断。

24 患儿女，2 岁，腹部超声检查异常，行排泄性膀胱尿路造影（VCUG）。最可能的诊断是：

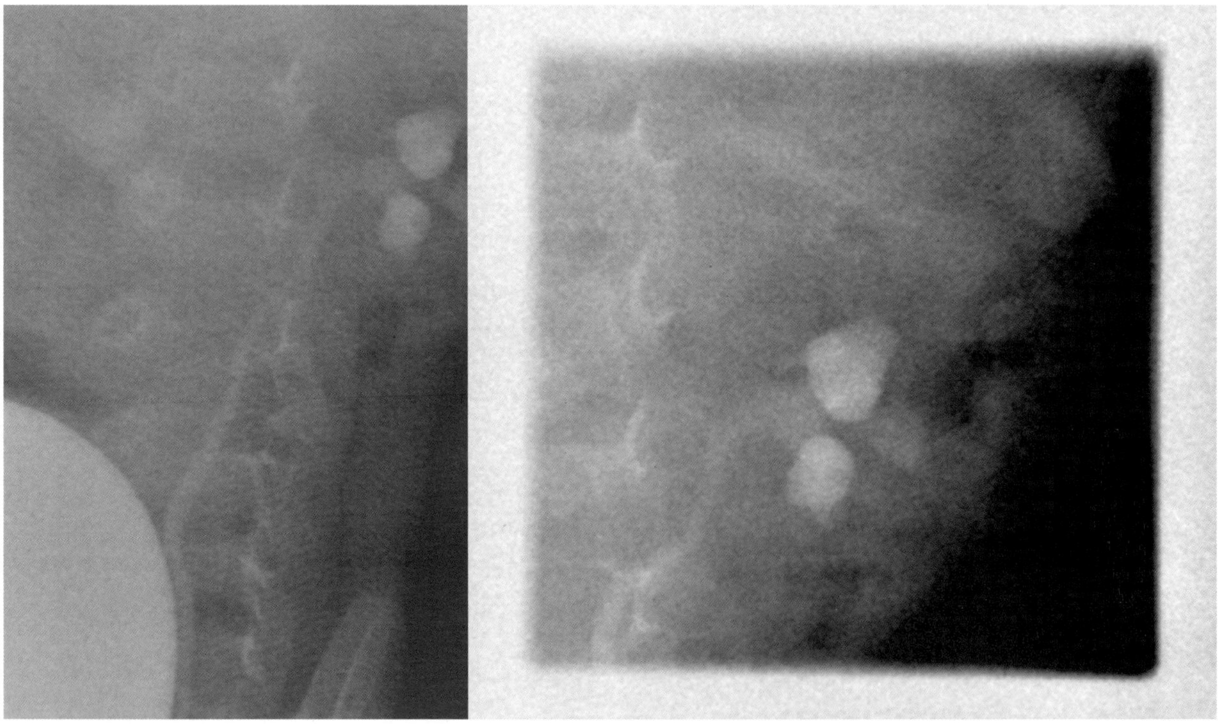

A. Ⅲ级反流　　B. Ⅲ级反流和先天性重复畸形

C. 集合系统梗阻　　D. 正常集合系统充盈

25 不必要的肾结石 CT 筛查通常被认为是年轻患者的主要辐射来源，目前正在努力减少这些检查的辐射剂量。统计迭代重建的主要作用是：

A. 提高图像信号　　B. 提高图像对比

C. 减少辐射剂量　　D. 减少图像噪声

26 患者男，25 岁，右下腹疼痛，疑似阑尾炎，行腹部和盆腔 CT 增强检查。有效剂量估计为 10mSv。这与生活在海平面上的美国公民的自然背景辐射年剂量相比如何？

A. 约为自然背景辐射年剂量（2mSv）的 5 倍

B. 约为自然背景辐射年剂量（0.2mSv）的 50 倍

C. 约为自然背景辐射年剂量（0.02mSv）的 500 倍

D. 约为自然背景辐射年剂量（0.002mSv）的 5000 倍

27 患者女，32 岁，左胁腹痛和血尿，行腹部和盆腔 CT 扫描。对于左侧盆腔靠近前面的钙化灶，以下哪种影像学征象是最佳描述，提示什么？

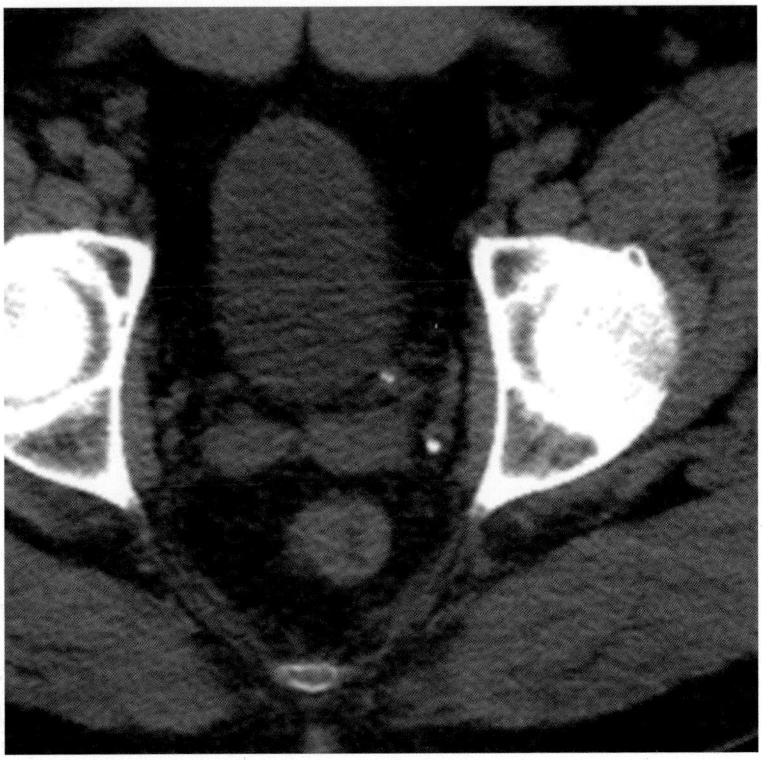

A. 彗星尾征，支持输尿管结石的诊断。

B. 彗星尾征，支持静脉结石的诊断。

C. 软组织“边缘”征，支持输尿管结石的诊断。

D. 软组织“边缘”征，支持静脉结石的诊断。

28 患者男，50 岁，反复发作性尿路感染，腹部 X 线摄影显示右上腹部较大的钙化灶。这种钙化可能包含的主要物质是：

A. 草酸钙　　B. 磷酸钙

C. 磷酸铵镁　　D. 胱氨酸

E. 尿酸

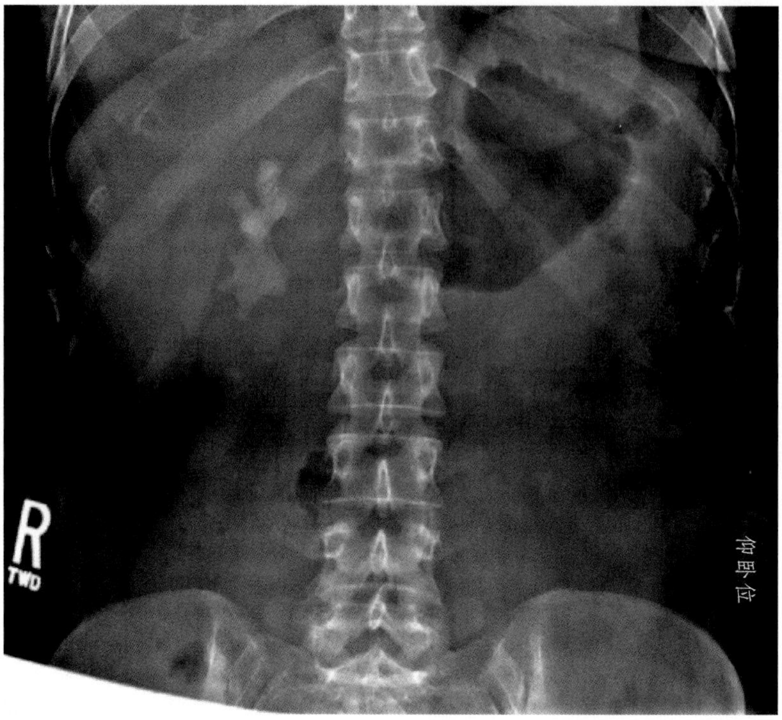

29 放射学实践很关注改变腹部 CT 扫描参数从而减少对患者的辐射剂量。一个更低的 kVp（例如，用 80kVp 代替 120kVp）会对图像产生什么影响？

A. 减少图像噪声

B. 增加辐射剂量

C. 增加碘的衰减

D. 降低假性增强

30 有一种新的检测上尿路泌尿上皮癌的影像方法，在小规模患者群中进行了可行性测试。该影像方法诊断结果阳性的 5 例患者中，3 例确有此病，另 2 例并未患此病。该影像方法诊断结果阴性的 9 例患者中，1 例患有此病，另 8 例未患此病。基于这些数据，该影像方法诊断的敏感性和特异性分别为：

A. 敏感性：75%，特异性：20%。

B. 敏感性：25%，特异性：80%。

C. 敏感性：75%，特异性：80%。

D. 敏感性：25%，特异性：20%。

答案与解析

1 **答案 B**。双能量 CT 是基于区分具有足够独特 K 边缘的元素的原理,通过两种不同的 kVp 设置来对它们进行成像。当一个原子被一个足够能量的光子击中,从而将一个电子从这个原子的 K 层中分离出来时,电子就可以被相邻层的一个电子取代并释放 X 线光子。这种现象被称为光电效应。

K 边缘能量刚刚超过 K 层电子结合能,由于光电效应发生的概率突然增加而引起衰减突然增加。K 边缘具有元素特异性,并且随着原子序数的增大而增加。当两个具有足够独特的 K 边缘的元素通过两个不同的 kVp 设置(最常见的 80kVp 和 140kVp)成像时,可以通过它们在辐射环境中的行为方式来确定这些元素的组成。在不同的 kVp 设置中,这些元素的衰减提供了关于它们的 K 边缘的信息,从而可以间接明确其成分。

构成人体的大部分元素(例如,碳、氢、氧和氮)都有非常相似的 K 边缘(范围:0.01 ~ 0.53keV),这使得它们不可能成为双能量分离的候选对象。然而,矿物质[如钙(K 边缘:4.0keV)]和碘[如碘化对比物质(K 边缘:33.2keV)]不同于背景组织,分离是可能的。一旦分离完成,这些元素可以被描述、量化和(或)从图像中移除。这形成了肾结石双能量特性的基础,并允许建立"虚拟平扫"CT。

参考文献:Boll DT, Patil NA, Paulson EK, et al. Renal stone assessment with dual-energy multidetector CT and advanced postprocessing techniques: improved characterization of renal stone composition—Pilot study. *Radiology* 2009; 250: 813 – 820.

Heye T, Nelson RC, Ho LM, et al. Dual-energy CT applications in the abdomen. *AJR Am J Roentgenol* 2012; 199: S64 – S70.

Williams JC Jr, Saw KC, Paterson RF, et al. Variability of renal stone fragility in shock wave lithotripsy. *Urology* 2003;61: 1092 – 1096.

2 **答案 D**。髓质海绵肾的特点是髓质钙质沉着和肾小管扩张。肾小管扩张症表现为髓尖部扩张的肾小管内对比剂呈放射状平行排列(如下所示的两个例子);需要与正常的"肾锥体乳头浓影"鉴别,后者均匀、模糊并不呈线状。肾小管扩张潜在异常是肾小管缺陷造成的微小囊状改变,尿液转运受阻并易于形成结石。许多肾小管扩张症患者没有结石或肾脏疾病的体征。在这些患者中,肾小管扩张常被认为只是偶然发现。

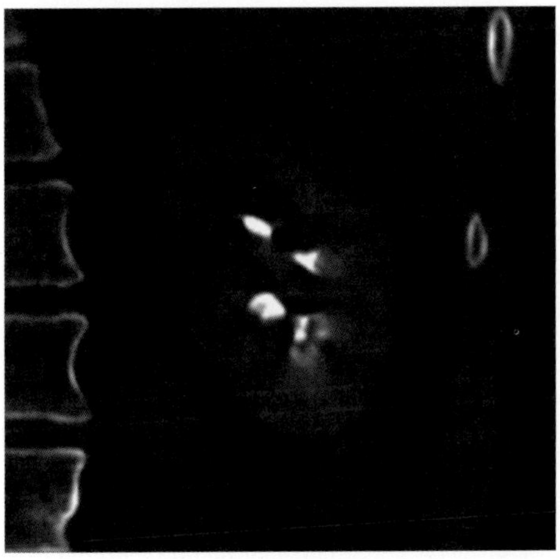

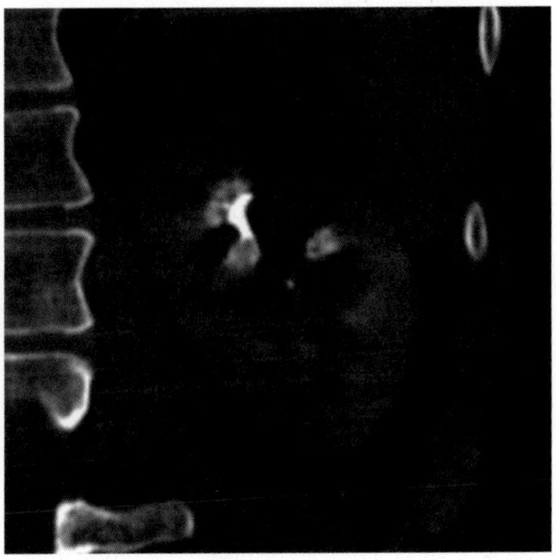

肾小管扩张症,髓尖部扩张的肾小管内对比剂放射状平行排列。

髓质钙质沉着的鉴别诊断包括:

- 髓质海绵肾(常见原因)
- Ⅰ型(远端)肾小管性酸中毒(常见原因)
- 甲状旁腺功能亢进(常见原因)
- 高钙血症的其他原因(如维生素 D 过多、乳碱综合征)
- 结节病
- 草酸尿
- 使用呋喃苯胺酸

皮质性钙质沉着的鉴别诊断为:

- 肾皮质坏死(继发于重度低血压)(常见原因)
- 慢性肾小球肾炎(常见原因)
- 慢性肾盂肾炎
- Alport 综合征
- 草酸尿

髓质肾钙质沉着比皮质性肾钙质沉着更常见。

参考文献: Dyer RB, Chen MY, Zagoria RJ. Classic signs in uroradiology. *Radiographics* 2004;24:S247 - S280.

Fabris A, Anglani F, Lupo A, et al. Medullary sponge kidney: state of the art. *Nephrol Dial Transplant* 2013;28:1111 - 1119.

Zagoria RJ. *Genitourinary radiology: Radiology requisites series*, 2nd ed. St. Louis: Mosby Publishing, 2004

3 **答案 A**。肾脏的对比剂摄取和排泄的正常顺序如下:平扫期(在对比剂摄取前),动脉期(注入对比剂后 20 ~25s),皮髓质交界期(注入对比剂后 25 ~80s),肾实质期(注入对比剂后 90 ~110s),肾盂显影期(约开始于注入对比剂后 3min,持续数分钟)。肾盂显影期有时也称为排泄期。

皮髓质交界期通常位于优化肝脏成像的门脉期内。肾实质期对肾脏肿块的评估很重要,因为肾实质期显示均匀,比皮髓质交界期检出肿块敏感性更高。肾盂显示期用于评价集合系统的异常。虽然肾盂显示较早,但大多数肾盂图像是在对比剂注射后 10 ~15min 采集的,目的是最大限度地充盈集合系统,并尽量减少肾实质内对比剂的残留。

正常的摄取时间和顺序很重要,因为期相延迟(图像所显示的期相早于按对比剂注射时间所推断的期相),表明肾脏功能出现明显异常。如果一侧延迟,另一侧不延迟,则延迟一侧是异常的。延迟肾显影的鉴别诊断思路如下:

- “血液流入”:肾动脉狭窄/血栓形成/损伤。
- “血液流出”:肾静脉血栓形成。
- “尿液流入”:急性肾小管坏死、肾盂肾炎和肾小球肾炎。
- “尿液流出”:集合系统阻塞。

参考文献: Dyer RB, Munitz HA, Bechtold R, et al. The abnormal nephrogram. *Radiographics* 1986; 6: 1039 - 1063.

Saunders HS, Dyer RB, Shifrin RY, et al. The CT nephrogram: implications for evaluation of urinary tract disease. *Radiographics* 1995;15:1069 – 1085.

Wolin EA, Hartman DS, Olson RJ. Nephrographic and pyelographic analysis of CT urography: principles, patterns, and pathophysiology. *AJR Am J Roentgenol* 2013; 200: 1210 – 1214.

Yuh BI, Cohan RH. Different phases of renal enhancement: role in detecting and characterizing renal masses during helical CT. *AJR Am J Roentgenol* 1999; 173: 747 – 755.

4 **答案 B**。影像表现符合肾乳头状坏死,其表现为多种方式:①穹隆变长;②“龙虾爪”变形;③“杵状”肾盏填充了对比剂;④“杵状”肾盏填满了无强化的碎屑;⑤“高尔夫球座征”变形;⑥上述的组合。所有这些变形都是由肾乳头缺血性坏死引起的,通常是由微血管病变引起的(如糖尿病)。

常见的引起乳头状坏死的原因可以用“NSAID”来记忆,包括:

- 非甾体抗炎药(NSAID)
- 镰状细胞病
- 滥用镇痛药
- 感染(肺结核、真菌)
- 糖尿病

参考文献:Dunnick NR, Sandler CM, Newhouse JH. *Textbook of uroradiology*, 5th ed. Philadelphia: Lippincott Williams & Wilkins, 2012.

Jung DC, Kim SHK, Jung SI, et al. Renal papillary necrosis: review and comparison of findings at multi-detector row CT and intravenous urography. *Radiographics* 2006;26:1827 – 1836.

5 **答案 C**。右侧 T1W 增强图像上,左肾盂内低信号影是浓缩钆对比剂(GBCM)。注意,在左侧 T2W 图像的相同位置为均匀液体信号。如果低信号灶是由固定的充盈缺损引起的,如出血、肿块或寄生虫感染,在 T2W 图像上也应见到充盈缺损。

GBCM 的主要作用是间接缩短相邻质子的 T1 时间,但也缩短了 T2 弛豫时间。这种效应在大多数 T1W 图像上并不明显,因为 T1 – 缩短效应占主导地位。然而,当钆对比剂变得高度浓聚时(例如,在一个扩张的肾盂或相应膀胱内),T2 – 缩短效应占优势并使局部信号丢失。任何图像都不能反映纯 T1 信息或纯 T2 信息。MR 图像是两者的结合,根据对图像对比度的需要对一个或另一个进行“加权”。

参考文献:McRobbie DW, Moore EA, Graves MJ, et al. *MRI: From picture to proton*, 2nd ed. New York: Cambridge University Press, 2007.

Mamourian AC. *Practical MR physics*, 1st ed. New York: Oxford University Press, 2010.

6 **答案 A**。肾动脉阻力指数的计算公式是:

阻力指数 = (收缩期峰值流速 – 舒张末期流速)/收缩期峰值流速

阻力指数(RI)是无单位的,肾脏的正常值为 0.60 ~ 0.70。对于老年患者及慢性肾病患者,RI 通常≥0.70。由于 RI 对部分或完全梗阻并不敏感,因此,其价值仍有争议。集合系统扩张时,同侧(较高的 RI)和对侧(较低的 RI)之间的差值≥0.08 ~ 0.10,强烈提示急性梗阻。这些变化最常见于疾病发生后 6 ~ 48h。

然而,超声灰度只能显示解剖信息,特别是扩张或不扩张。集合系统扩张并不总是由于阻塞,也可见于既往梗阻(现已解除梗阻)、膀胱输尿管反流和术后改变。

参考文献:Opdenakker L, Oyen R, Vervlosessem I, et al. Acute obstruction of the renal collecting system:

the intrarenal resistive index is a useful yet time-dependent parameter for diagnosis. *Eur Radiol* 1998;8;1429 - 1432.

Platt JF, Rubin JM, Ellis JH, et al. Duplex Doppler US of the kidney: differentiation of obstructive from nonobstructive dilation. *Radiology* 1989;171:515 - 517.

Tublin ME, Bude RO, Platt JF. The resistive index in renal Doppler sonography: where do we stand? *AJR Am J Roentgenol* 2003;180:885 - 892.

7 **答案 A**。这些图像显示"肾盏截断征",这是由于肾盂狭窄导致上游的肾盏扩张和肾盂不显示,这是上尿路泌尿上皮细胞肿瘤及泌尿生殖道结核的常见表现。

肾结石(答案 B)通常不会引起这种现象。血吸虫(答案 C)产生的泌尿道上行感染与出血性膀胱炎、膀胱壁钙化和膀胱鳞状细胞癌有关。与血吸虫有关的尿道狭窄通常位于远端输尿管。奇异变形杆菌(答案 C 和 D)是一种能产生尿素酶的病原菌,感染泌尿道时与肾铸形结石形成相关。大肠杆菌(答案 D)是美国泌尿系统感染最常见的原因之一。无论是变形杆菌还是大肠杆菌都不是引起尿道狭窄的常见原因。

参考文献:Dyer RB, Chen MY, Zagoria RJ. Classic signs in uroradiology. *Radiographics* 2004;24:S247 - S280.

Gupta K, Hooton TM, Naber KG, et al. International clinical practice guidelines for the treatment of acute uncomplicated cystitis and pyelonephritis in women: a 2010 update by the Infectious Diseases Society of North America and the European Society for Microbiology and Infectious Diseases. *Clin Infect Dis* 2011;52:e103 - e120.

Segura JW. Staghorn calculi. *Urol Clin North Am* 1997;24:71 - 80.

Shebel HM, Elsayes KM, Abou El Atta HM, et al. Genitourinary schistosomiasis: life cycle and radiologic-pathologic findings. *Radiographics* 2012;32:1031 - 1046.

8 **答案 A**。基于"线性无阈值"模型,剂量 < 100mSv 的随机效应是推测性的,但对于接受有效剂量为 10mSv 的成年患者,癌症诱导的风险估计约为 0.01% (1/1000)。年轻人、儿童、婴儿和胎儿的风险可能更高。每 10mSv 剂量对新生儿的风险估计约为 0.4% (1/250);中、晚期妊娠胎儿的风险很可能是相似的,但也很难预测。

参考文献:Austin LM, Frush DP. Compendium of national guidelines for imaging the pregnant patient. *AJR Am J Roentgenol* 2011;197:W737 - W746.

Committee to Assess Health Risks from Exposure to Low Levels of Ionizing Radiation, Board on Radiation Effects Research, Division of Earth and Life Studies, National Research Council of the National Academies. *Health risks from exposure to low levels of ionizing radiation: BEIR VII Phase* 2. Washington, DC: National Academies Press, 2006.

Nievelstein RAJ, Frush DP. Should we obtain informed consent for examinations that expose patients to radiation? *AJR Am J Roentgenol* 2012;199:664 - 669.

Wagner LK, Applegate K; American College of Radiology. ACR practice guideline for imaging pregnant or potentially pregnant adolescents and women with ionizing radiation. In: *Practice guidelines and technical standards* 2008 (*resolution* 26). Reston, VA: American College of Radiology, 2008.

9 **答案 B**。Weigert - Meyer 规则预测,完全重复畸形时,上极部分输尿管开口位于下部输尿管的下内侧,仅少数例外。该规则有一定作用,因输尿管开口常有异位,确定开口位置对治疗至关重要。输尿管可以异位开口于膀胱(最常见的)、尿道、精囊、阴道、输卵管、射精管和会阴。当输尿管异位开口于膀胱时常伴有输尿管囊肿,呈所谓的

“眼镜蛇头”畸形。“眼镜蛇头”描述了由异位输尿管远端扩张引起的膀胱内充盈缺损。

参考文献:Dunnick NR, Sandler CM, Newhouse JH. *Textbook of uroradiology*, 5th ed. Philadelphia: Lippincott Williams & Wilkins, 2012.

10 **答案 D**。最好的答案是考虑取消检查。在无风险因素的年轻无症状女性中,三相 CT 尿路造影检查阳性率较低。美国泌尿外科学会建议先详细询问病史和体格检查,以评估其他可能引起镜下血尿的原因(如月经、尿路感染),在进行其他检查之前,重复尿液检查。如果发现镜下血尿仍存在,应考虑有针对性的评估(如泌尿系统 CT 平扫寻找结石、可以结合或不结合肾功能检查、膀胱镜检查)。对于泌尿上皮癌可能性很低的人群,行 CT 尿路造影检查意义不大。对于泌尿上皮肿瘤高危人群(例如,年龄 > 35 岁、男性、吸烟史和长期血尿等),检查通常包括膀胱镜、三相 CT 尿路造影和肾功能检查,也可以结合尿液细胞学检查。

参考文献:Davis R, Jones JS, Barocas DA, et al. Diagnosis, evaluation, and follow-up of asymptomatic microhematuria (AMH) in adults: AUA guideline. *J Urol* 2012; 188(6 Suppl): 2473 - 2481.

Lokken RP, Sadow CA, Silverman SG. Diagnostic yield of CT urography in the evaluation of young adults with hematuria. *AJR Am J Roentgenol* 2012;198:609 - 615.

11 **答案 B**。$CTDI_{vol}$(CT 剂量指数,单位 mGy)是对特定于扫描仪的辐射输出的指标。因为 $CTDI_{vol}$ 是特定于扫描仪的,所以它是比较扫描仪与扫描参数之间的辐射输出的有效数据。然而,这并不是患者的辐射剂量。辐射剂量(单位 Sv)和曝光剂量(单位 Gy)有相关性,但不是相同概念。

$CTDI_{vol}$ 不受患者体积和扫描范围的影响。$CTDI_{vol}$ 可以被转换,以便更好地显示患者的辐射暴露。通过扫描长度乘以 $CTDI_{vol}$,得出剂量长度,即 DLP(mGy · cm)。尽管如此,DLP 也不是患者特异性剂量的指标,仅仅是扫描仪输出乘以扫描覆盖率的表示。通过比较 $CTDI_{vol}$ 和 DLP,可以用来优化参数,并比较(机构内部)各个检查部位和每次检查的扫描仪的输出剂量。

参考文献:Bankier AA, Kressel HY. Through the Looking Glass revisited: the need for more meaning and less drama in the reporting of dose and dose reduction in CT. *Radiology* 2012;265:4 - 8.

McCollough CH, Leng S, Yu L, et al. CT dose index and patient dose: they are not the same thing. *Radiology* 2011;259:311 - 316.

12 **答案 A**。当超声波束与向它移动的结构相互作用时,反射的超声频率总是会增加。同样,当超声波束与远离它的结构相互作用时,反射的超声频率总是会降低。这被称为多普勒频移,是多普勒成像的基本物理原理。随着频率的增加,波长减小(即被压缩);随着频率的降低,波长也会增加(即被拉长)。虽然这些性质是固定的,但在运动结构和背景流体/组织之间必须有一个阻抗的差异,以使多普勒频移被传感器检测到(如血液中的红细胞;稀释的尿液从输尿管进入膀胱内浓缩的尿液中)。

按照惯例,红色像素代表向着传感器方向移动的物体,蓝色像素代表远离传感器方向的物体,但这实际上不是一个固定的属性,可以通过超声医生自由选择(答案 C 和 D)。

参考文献:Mitchell DG. Color Doppler imaging: principles, limitations, and artifacts. *Radiology* 1990;

177:1 - 10.

13 **答案 D**。扫描仪检查卡没有提供足够的信息来计算患者的有效剂量。$CTDI_{vol}$和 DLP 都不是患者剂量的量度。更确切地说,每一种都是扫描仪和特定扫描方案的辐射剂量的测量方法。要计算患者剂量的估计值,不仅需要测量扫描仪输出(如 $CTDI_{vol}$),还需要患者的尺寸(如有效直径)和被检查的区域(如腹部和骨盆)。$CTDI_{vol}$和 DLP 不能作为患者所接受的剂量。

参考文献:American Association of Physicists in Medicine. *Size-specific dose estimates (SSDE) in pediatric and adult body CT examinations. Task Group* 204. College Park, MD: American Association of Physicists in Medicine, 2011.

Bankier AA, Kressel HY. Through the Looking Glass revisited: the need for more meaning and less drama in the reporting of dose and dose reduction in CT. *Radiology* 2012;265:4 - 8.

McCollough CH, Leng S, Yu L, et al. CT dose index and patient dose: they are not the same thing. *Radiology* 2011;259:311 - 316.

14 **答案 C**。虽然有先天性巨输尿管症和左肾瘢痕,但双肾整体功能相似,可通过肾实质显影和 T1 加权排泄相(右图)均相似得到证明。静脉注射对比剂的肾优势排泄模式是肾小球滤过的良好指标。大多数含碘对比剂和大多数含钆对比剂都符合这一特点。

左图是重 T2W[长 TR,长 TE,快速自旋回波(FSE)序列],右图为 T1W(短 TR,短 TE,GRE 序列)。重 T2W 序列被称为"静态流体"序列,因其需要较长时间来获得扩张、充满液体的结构(例如,先天性巨输尿管症)。液体 T2 时间较长,因此,在一个重 T2W 序列中,所有其他结构的信号被抑制,而液体信号被保留。基于同样的原理,MRCP 序列用于肝脏和胰腺检查。

对比剂的使用使右图的集合系统得以清晰显示。钆对比剂间接缩短了相邻质子的 T1,使其在 T1W 图像上信号增高。在泌尿系统,重 T2W 图像用于对集合系统的解剖描述(特别是扩张时),T1W 增强图像用于评估功能和病灶的强化情况。

参考文献:Leyendecker JR, Barnes CE, Zagoria RJ. MR urography: techniques and clinical applications. *Radiographics* 2008;28:23 - 46.

O'Connor OJ, McLaughlin P, Maher MM. MR urography. *AJR Am J Roentgenol* 2010;295: W201 - W206.

15 **答案 C**。这些表现(脓毒症背景,扩张的集合系统内有回声物质)符合肾盂积脓,应静脉注射抗生素治疗并行集合系统的紧急减压,常采用经皮肾造瘘。如果延迟或根本未减压,会导致严重的败血症和肾单元丧失。肾盂肾炎(答案 A)是肾实质感染,不导致集合系统扩张。肾盂炎(答案 B)是非扩张性集合系统的感染或炎症。气肿性肾盂炎(答案 D)是由一种或多种产气性病原菌感染集合系统。气肿性肾盂肾炎(答案 E)是一种或多种产气生物感染肾脏实质。

参考文献:Gupta K, Hooton TM, Naber KG, et al. International clinical practice guidelines for the treatment of acute uncomplicated cystitis and pyelonephritis in women: a 2010 update by the Infectious Diseases Society of North America and the European Society for Microbiology and Infectious Diseases. *Clin Infect Dis* 2011;52:e103 - e120.

Wessells H. *Urological emergencies: a practical approach*, 2nd ed. New York: Humana Press, 2013.

16 **答案 C**。图像显示对比剂反流进入肾盂肾盏而没有扩张。因此,这是Ⅱ级反流。该检查不可能是正常的,因为对比剂是逆行注入的。逆行造影时,对比剂进入上尿路是不正常的。膀胱 - 输尿管反流分级具有较高评判者间一致性(加权 Kappa 值:0.93 ~0.94),采用以下分级:

- Ⅰ级:仅反流至输尿管中。
- Ⅱ级:反流至肾盂肾盏系统,但没有扩张。
- Ⅲ级:反流至肾盂肾盏系统,并致其轻度扩张。
- Ⅳ级:反流至肾盂肾盏系统,并致其中度扩张。
- Ⅴ级:反流至肾盂肾盏系统,并致其重度扩张。

参考文献: Craig JC, Irwig LM, Lam A, et al. Variation in the diagnosis of vesicoureteric reflux using micturating cystourethrography. *Pediatr Nephrol* 1997;11:455 -459.

Lebowitz RL, Olbing H, Parkkulainen KV, et al. International system of radiographic grading of vesicoureteric reflux. International reflux study in children. *Pediatr Radiol* 1985;15:105 -109.

Williams G, Fletcher JT, Alexander SI, et al. Vesicoureteral reflux. *JASN* 2008;19:847 -862.

17 **答案 B**。这些图像显示了大量由输尿管壁引起的假憩室,符合输尿管假性憩室病。这种疾病与慢性尿路感染有关,并与泌尿上皮恶性肿瘤有很强的相关性(高达 45% 的患者会发展为泌尿上皮恶性肿瘤)。建议这些患者常规筛查上尿路和下尿路。无论假憩室位于哪里,膀胱泌尿上皮癌仍比上尿路更常见,这与一般人群相同。如确实发生泌尿上皮癌,通常是在假性憩室病确诊后 2 ~10 年。良性的血管压迹(答案 C)和良性的输尿管“扭曲”(答案 D)会扭曲输尿管,但它们不会导致超出正常管腔轮廓的囊状扩张。该题目中只有左侧输尿管有外来性压迹,可能是输尿管“扭曲”或血管压迫的表现。因此答案 C 和答案 D 不是最好的选择。

参考文献: Dunnick NR, Sandler CM, Newhouse JH. *Textbook of uroradiology*, 5th ed. Philadelphia: Lippincott Williams & Wilkins, 2012.

Smith AD, Preminger G, Badlani G, et al. *Smith's textbook of endourology*, 3rd ed. Hoboken: Wiley-Blackwell Publishing, 2012.

Wasserman NF, Zhang G, Posalaky IP, et al. Ureteral pseudodiverticula: frequent association with uroepithelial malignancy. *AJR Am J Roentgenol* 1991;157:69 -72.

Wasserman NF, La Pointe S, Posalaky IP. Ureteral pseudodiverticulosis. *Radiology* 1985; 155: 561 -566.

18 **答案 D**。影像学表现符合先天性完全重复畸形中梗阻的上极肾盂肾盏。年轻患者的上极“囊肿”缺乏周围皮质,强烈提示这一诊断。完全重复畸形时,上极部分输尿管常在膀胱或附近结构上异位开口,并且常伴有输尿管囊肿形成,因此,易造成梗阻。下极部分易发生膀胱 - 输尿管反流和反复感染,输尿管开口在膀胱三角的正常位置或附近。

多囊性发育不良肾(答案 A)的特点是先天性无功能性肾脏,肾脏被不相通囊肿所取代,肾实质体积很小。常染色体显性遗传性多囊肾病(答案 B,ADPCKD)通常不在幼年时就诊。15 ~39 岁的年轻患者,如果单侧或双侧有 3 个或以上肾囊肿,并且有明确的家族史,可以诊断为 ADPCKD。这是其与常染色体隐性多囊肾病(答案 E,ARPCKD)的区别:后者典型表现是幼儿的双侧肾脏被无数的小囊肿取代。这种情况(ARPCKD)的囊肿非常小,超声检查可产生回声。这种大小的获得性肾囊肿(答案 C)在幼儿中是罕见的,不影响皮质体积。

参考文献: Avni FE, Garel C, Cassart M, et al. Imaging and classification of congenital cystic renal diseases. *AJR Am J Roentgenol* 2012;198:1004－1013.

Pei Y, Obaji J, Dupuis A, et al. Unified criteria for ultrasonographic diagnosis of ADPKD. *J Am Soc Nephrol* 2009;20:205－212.

Schaffer RM, Shih YH, Becker JA. Sonographic identification of collecting system duplications. *J Clin Ultrasound* 1983;11:309－312.

19 **答案 A**。这些图像显示了1个位于肾外周的边缘清晰的结构,充满液体,在排泄期积聚对比剂,符合肾盏憩室。肾盏憩室不需要特殊处理,除非出现并发症。局部易发生尿潴留而容易反复感染和结石形成。反复感染和结石是各种原因尿潴留的并发症(如尿道憩室和膀胱出口梗阻)。

参考文献: Canales B, Monga M. Surgical management of the calyceal diverticulum. *Curr Opin Urol* 2003;13:255－260.

Chong TW, Bui MHT, Fuchs GJ. Calyceal diverticula: ureteroscopic management. *Urol Clin North Am* 2000;27:647－654.

Wulfsohn MA. Pyelocaliceal diverticula. *J Urol* 1980;123:1－8.

20 **答案 B**。正确的答案是27.7mGy(14×1.98=27.7)。体型特异性剂量估算值(SSDE,单位mGy)考虑到患者的体积(即直径或有效直径),以及扫描仪的辐射输出($CTDI_{vol}$),从而可以对患者特定辐射剂量进行估计。单位是mGy(不是mSv),因为这是基于照射的估计,这不是真正的剂量。SSDE的计算公式如下:

$$f_{体型}^{32cm} \times CTDI_{vol} = SSDE$$

$f_{体型}$是一种基于患者的体积直径的转换因子,由美国物理学家协会(American Association of Medicine)在医学任务组204(2011)中所产生的查找表确定的。$f_{体型}$取决于在$CTDI_{vol}$测定(32cm或16cm)中使用的模型尺寸,可以通过各种直径测量(横向+AP直径、横向直径、AP直径或有效直径)确定。有效直径计算公式如下:

$$有效直径 = \sqrt{前后径 \times 左右径}$$

参考文献: American Association of Physicists in Medicine. *Size-specific dose estimates (SSDE) in pediatric and adult body CT examinations. Task Group* 204. College Park, MD: American Association of Physicists in Medicine, 2011.

Bankier AA, Kressel HY. Through the Looking Glass revisited: the need for more meaning and less drama in the reporting of dose and dose reduction in CT. *Radiology* 2012;265:4－8.

McCollough CH, Leng S, Yu L, et al. CT dose index and patient dose: they are not the same thing. *Radiology* 2011;259:311－316.

21 **答案 D**。工业芳香族碳氢化合物,例如,与苯胺染料、纺织品、石化产品和煤炭相关的碳氢化合物,使膀胱癌和上尿路泌尿上皮癌的发病率增高了8倍。吸烟是导致上尿路和下尿路恶性肿瘤的主要原因。上尿路上皮癌的发病率远低于膀胱癌,90%～95%的泌尿上皮癌发生在膀胱。当被确诊时,上尿路泌尿上皮癌更有可能侵袭肌肉(60%比15%～25%)。无论是上尿路还是下尿路泌尿上皮癌都被认为有"高危"尿路上皮,通常每年都需要监测是否有局部复发、转移和(或)新发恶性肿瘤。

参考文献: Colin P, Koenig P, Ouzzane A, et al. Environmental factors involved in carcinogenesis of urothelial cell carcinomas of the upper tract. *BJU Int* 2009;104: 1436 – 1440.

Roupret M, Babjuk E, Comperat R, et al. *Guidelines on urothelial carcinomas of the upper urinary tract*. European Association of Urology, 2013.

22 **答案 D**。在回肠袢的自发性输尿管反流往往是正常的,因为此时输尿管已经失去了膀胱壁黏膜下的"隧道段"的正常防反流机制。在某些情况下,采用输尿管 – 肠道吻合口抗反流技术,尽量减少大量反流。本例是反流性的端 – 端吻合,没有反流实际上是吻合口病变的间接征象[例如,良性狭窄(最常见)、肿块阻塞]。在监测异时性尿路上皮癌复发的袢造影时,可以看到回肠袢建立后的正常反流模式。

参考文献:Applbaum YN, Diamond AB, Rappoport AS. Retrograde ureteral catheterization via the ileal conduit. *AJR Am J Roentgenol* 1986;146:61 – 63.

Jude JR, Lusted LB, Smith RR. Radiographic evaluation of the urinary tract following urinary diversion to ileal bladder. *Cancer* 1959;12:1134 – 1141.

Onur MR, Sidhu R, Dogra VS. Imaging of urinary diversion and neobladder. In: Dogra VS and MacLennan GT (eds). *Genitourinary radiology: Male genital tract, adrenal, and retroperitoneum*. London: Springer, 2013:327 – 342.

Sudakoff GS, Guralnick M, Langenstroer P, et al. CT urography of urinary diversions with enhanced CT digital radiography: preliminary experience. *AJR Am J Roentgenol* 2005;184: 131 – 138.

23 **答案 A**。这些图像显示了"酒杯征",与输尿管的泌尿上皮癌有关。它是由在输尿管腔内的肿块缓慢扩张而引起的,其生长缓慢使输尿管扩张并适应肿瘤生长。它也可见于其他缓慢生长的病变(例如,输尿管转移和输尿管子宫内膜异位症)。中央有充盈缺损的扩张输尿管逐渐呈锥形向远侧正常输尿管移行,形成"高脚酒杯"形状。在图像上还有一个与泌尿上皮癌相关的征象:"点彩征"。这个征象在 1979 年被描述,其表现是对比剂滞留在泌尿上皮癌的透亮的乳头状突起之间,呈点彩样表现。

"彗星尾征"(答案 C 和 D)是 CT 图像上的表现,其中钙化("彗星")位于线性软组织(静脉)密度影的尖端,边缘没有软组织密度影。这种征象提示静脉石(一种良性静脉钙化),而不是输尿管结石。

参考文献:Dunnick NR, Sandler CM, Newhouse JH. *Textbook of uroradiology*, 5th ed. Philadelphia: Lippincott Williams & Wilkins, 2012.

Dyer RB, Chen MY, Zagoria RJ. Classic signs in uroradiology. *Radiographics* 2004;24:S247 – S280.

McLean GK, Pollack HM, Banner MP. The "stipple sign"—urographic harbinger of transitional cell neoplasms. *Urol Radiol* 1979;1:77 – 79.

24 **答案 B**。这些图像显示了Ⅲ级膀胱输尿管反流(伴集合系统轻度扩张的反流)和"垂莲征",提示对比剂反流进入重复集合系统的下极部分。"垂莲征"是指下极部分的肾盂肾盏的形态,上极部分未见显示。在本次检查未显示上极部分,不能进行评价。在肾盂输尿管重复畸形中,上极部分伴阻塞,而下极部分伴有反流和感染。重复畸形中,上极部分的输尿管开口于下极输尿管的下内侧(Weigert – Meyer 规则)。VCUG 是逆行造影检查,因此,无法显示阻塞的系统(答案 C)。

参考文献:Dunnick NR, Sandler CM, Newhouse JH. *Textbook of uroradiology*, 5th ed. Philadelphia: Lippincott Williams & Wilkins, 2012.

Dyer RB, Chen MY, Zagoria RJ. Classic signs in uroradiology. *Radiographics* 2004;24:S247 – S280.

effects of number of detectors and peak tube voltage? *Radiology* 2008; 248:910 – 916.

30 **答案 C**。敏感性为 75%,特异性为 80%。阳性预测值(PPV)和阴性预测值(NPV)随患病率不同而不同,而敏感性和特异性则不然,是该影像方法的固定特征。敏感性指的是患者患有该病,该检查检出结果(真实阳性率)为阳性的概率,而特异性则表示患者没有疾病(真实的阴性率),检出结果为阴性的概率。大多数临床决定不依赖于敏感性和特异性,因为通常不知道患者是否有这种疾病。因为研究结果通常是阳性(PPV)或阴性(NPV),大多数临床决定都依赖于阳性和阴性预测值,这是患者有(PPV)或没有(NPV)疾病的概率。为了计算这些参数,将数据整理成 2 ×2 列表是很有帮助的,如下所示:

	有病	无病 t	预测值*
检查结果阳性	3	2	PPV =3/(3 +2) =0.60
检查结果阴性	1	8	NPV =8/(8 +1) =0.89
敏感性/特异性	敏感性 = 3/(1 + 3) = 0.75	特异性 =8/(2 +8) = 0.80	

* 如前所述,阳性和阴性预测值取决于人群中疾病的流行程度。因此,如果研究应用于不同患病率的人群,则 PPV 和 NPV 将是不同的。

参考文献:Weinstein S, Obuchowski NA, Lieber ML. Clinical evaluation of diagnostic tests. *AJR Am J Roentgenol* 2005;184:14 – 19.

(田曼曼 杨永波 朱姬莹 译 林敏 张联合 校)

第 5 章 下尿路（膀胱和尿道）

问题

1 患者男，32 岁，雪地车事故。腹部和骨盆 CT 静脉期可见盆腔积液和骨盆骨折（左图）。对比剂注射 15min 后获得延迟图像（右图）。如何描述该患者的膀胱特征？

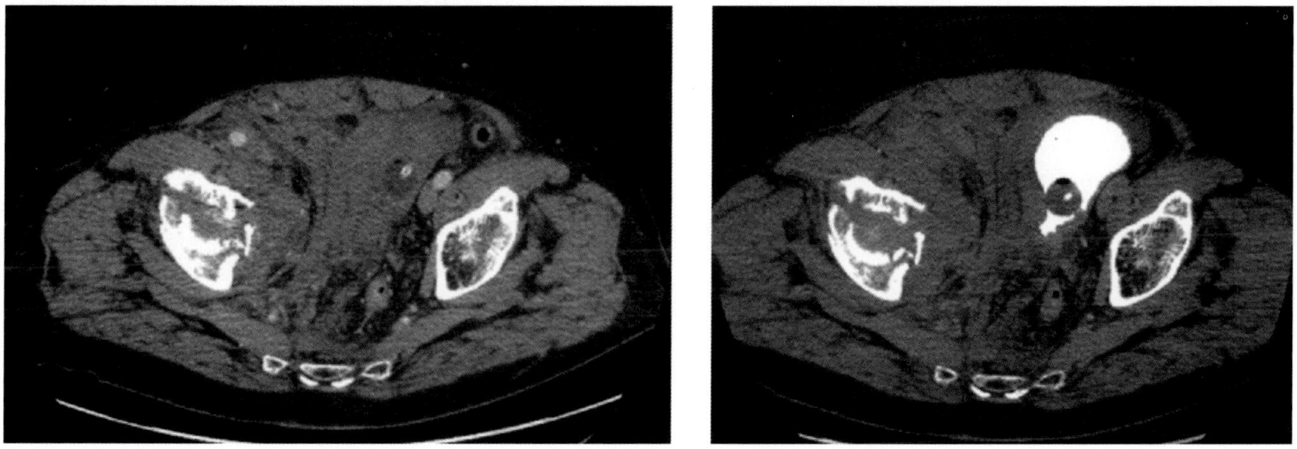

A. 腹膜内膀胱破裂　　B. 腹膜外膀胱破裂

C. 膀胱未见损伤　　D. 膀胱无法诊断

2 患者 40 岁，神经认知缺陷和尿潴留，常住护理院，检出长期留置导尿管所致的膀胱癌。下列哪种危险因素可以引发与本例病理类型相同的膀胱癌？

A. 吸烟史　　B. 脐尿管残留

C. 血吸虫感染　　D. 多环芳烃暴露

3 患者男，60 岁，吸烟史 50 包 - 年，因盆腔疼痛和肉眼血尿就诊。CT 显示膀胱左前外侧壁肿块，病理证实为泌尿上皮癌。根据 TNM 分类和下图影像学表现，该肿瘤的 T 分期为：

A. T1　　B. T2

C. T3　　D. T4

E. T 分期不能明确

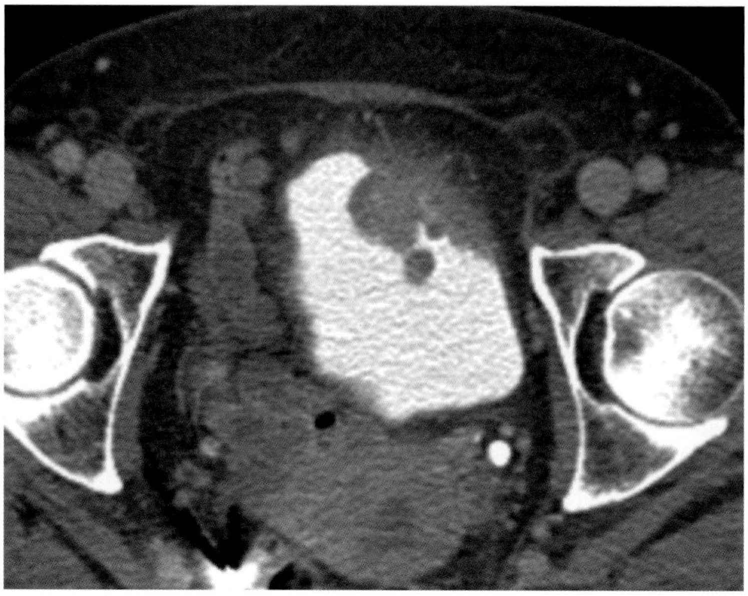

4 患者女，30 岁，排尿后滴沥，怀疑尿道憩室，欲行盆腔 MR 定位。患者对 MRI 的安全性有疑问。根据 FDA 指南，对于既往健康的患者，全身比吸收率最大允许多少？

A. 2W/kg 每 15min B. 4W/kg 每 15min

C. 8W/kg 每 15min D. 16W/kg 每 15min

5 患者女，25 岁，反复尿路感染，遂行透视下 VCUG 检查。如果这项研究的模拟空间分辨率是 4lp/mm，那么以数字格式保存该分辨率所需的像素间距是：

A. 0.125mm B. 0.250mm

C. 0.375mm D. 0.500mm

6 Littre 腺位于男性尿道的哪个部位？

A. 前尿道背面 B. 前尿道腹面

C. 后尿道背面 D. 后尿道腹面

7 患者男，42 岁，1 型糖尿病伴腹痛和全身炎性反应综合征（SIRS）。用 Foley 导管取尿液标本，并行腹部和骨盆 CT 扫描（下图）。那么最佳处理措施是：

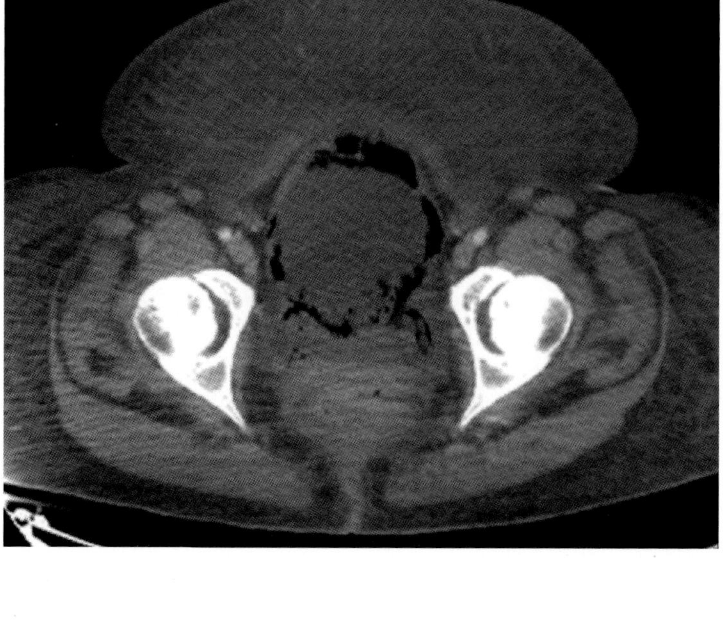

A. 忽略（偶然发现）　　B. 耻骨上导尿管

C. 抗生素　　D. 紧急膀胱切除术

8 患者男，72 岁，充血性心力衰竭、心房颤动、脓毒症伴血尿。CT 尿路造影显示膀胱内肿块，下图所示是病灶的典型层面。以下哪项风险因素最能解释此影像学表现？

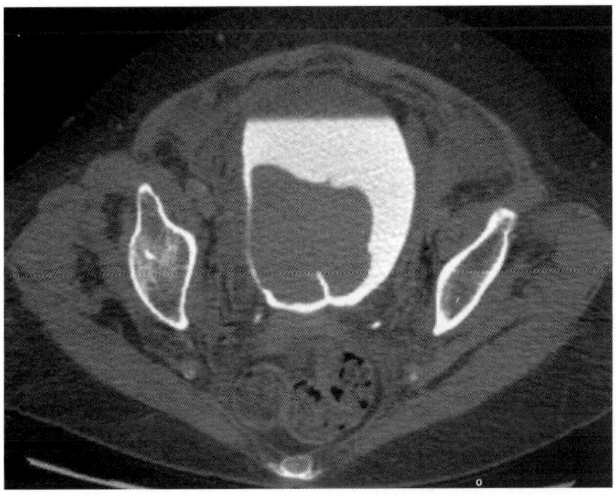

A. 40 包 – 年吸烟史　　B 华法林治疗史

C 甲状旁腺功能亢进　　D. 1 型糖尿病

9 患者男，55 岁，前列腺良性增生症，排尿时出现心悸和晕厥。CT 显示前列腺增大、膀胱左侧壁直径 1cm 小肿块。以下哪种类型的膀胱肿瘤与前述病史密切相关？

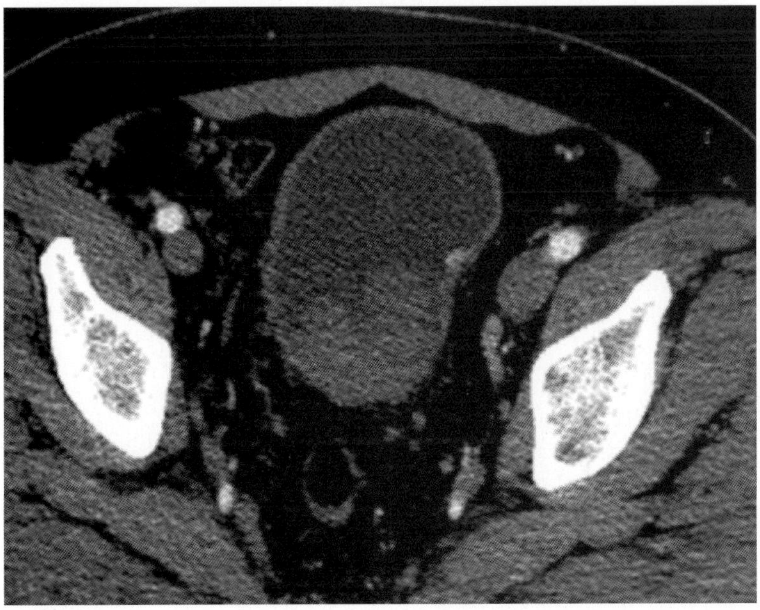

A. 转移性黑色素瘤　　B. 尿路上皮癌

C. 副神经节瘤　　D. 鳞状细胞癌

E. 腺癌

10 患者男，25 岁，严重盆腔创伤，并发 Ⅱ 型尿道损伤。下列哪种机制与该型尿道损伤最为密切？

A. 钝性前部损伤　　B. 剪切损伤

C. 前方穿透伤　　D. 骑跨伤

11 患者男，55 岁，尿道鳞状细胞癌，要求行阴茎 MR 扫描确定病变范围。TR 为 50ms 时，以下哪个 TE 和翻转角组合将产生最大的 T1W GRE 脉冲？

A. TE：40ms；翻转角：70°　　B. TE：40ms；翻转角：20°

C. TE：10ms；翻转角：70°　　D. TE：10ms；翻转角：20°

12 28 岁放射科住院医师，妊娠 22 周，轮班到放射科泌尿生殖系统检查室，计划行透视下 VCUG。一旦宣布妊娠，其胎儿的辐射剂量限制是：

A. 0.05mSv　　B. 0.5mSv

C. 5mSv　　D. 50mSv

13 患儿男，14 岁，骑马意外致尿道口出血。逆行尿路造影如下图。此尿道损伤属于哪种类型？

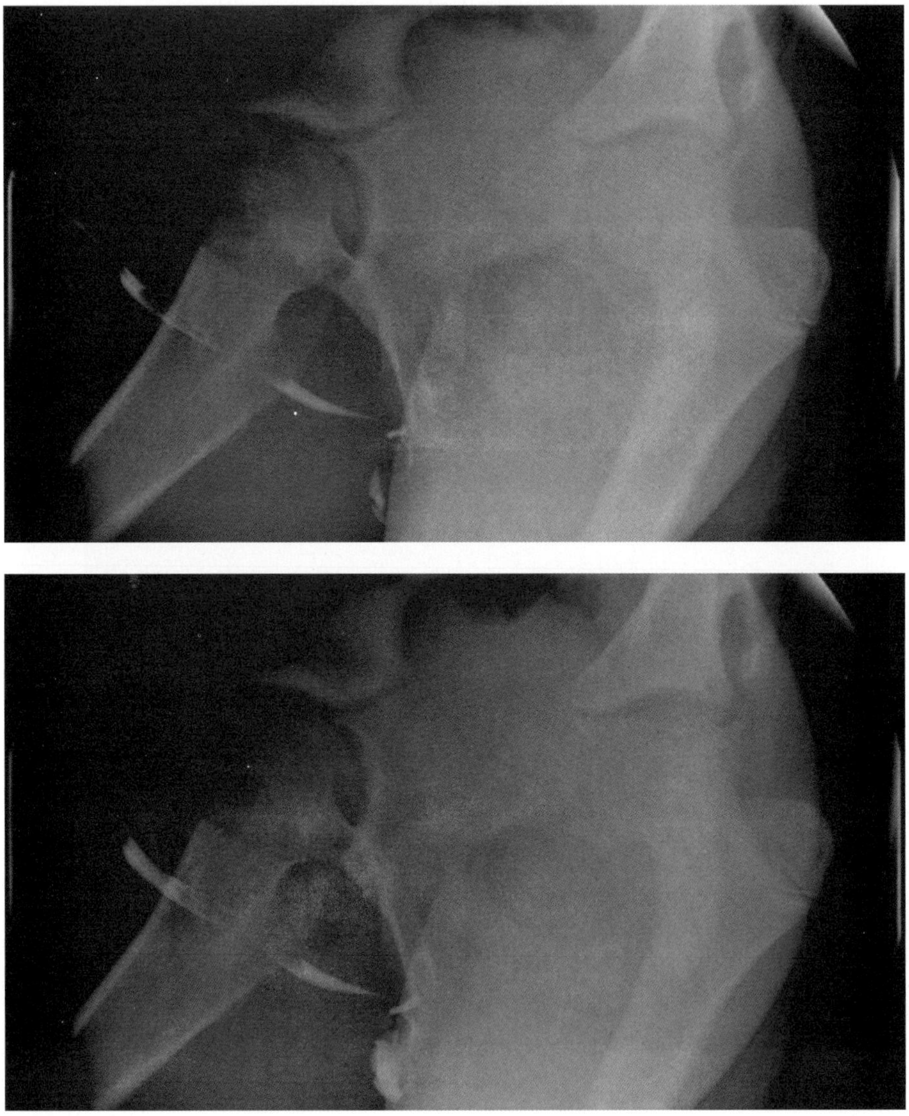

A. Ⅰ型　　B. Ⅱ型

C. Ⅲ型　　D. Ⅳ/Ⅳa 型

E. Ⅴ型

14 患者男，32 岁，机动车碰撞事故，盆腔损伤，无相关既往史。逆行尿路造影结果如下图。对该下尿道的最佳描述是：

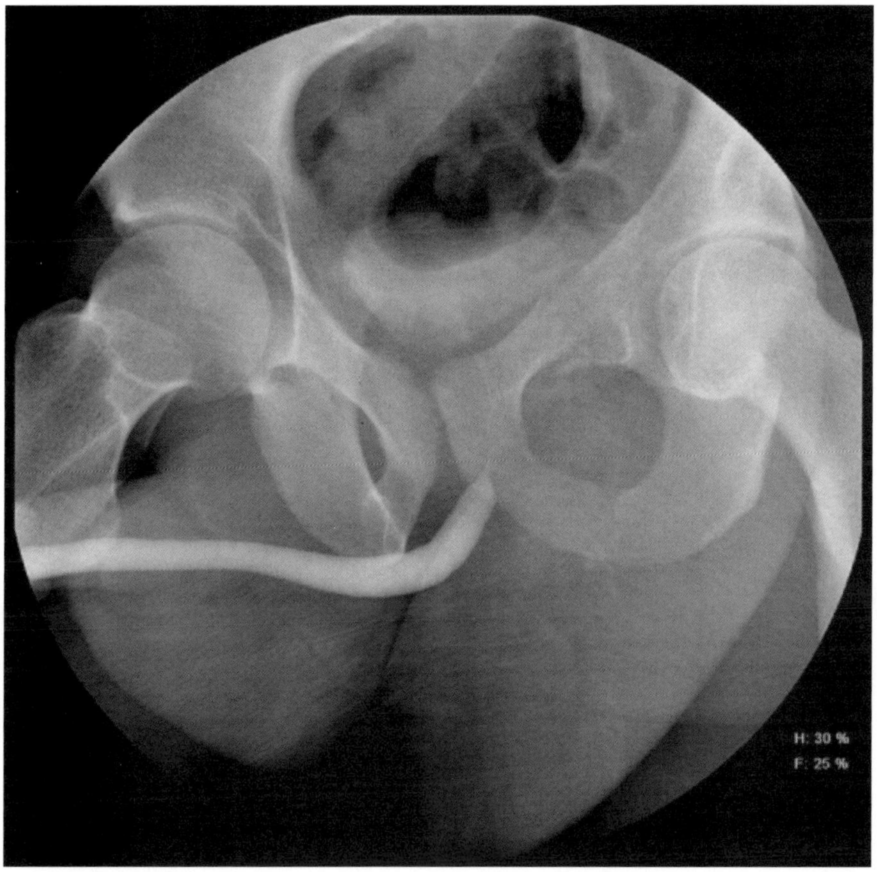

A. 正常　　B. 尿道球部狭窄

C. 尿道球部和膜部狭窄　　D. 尿道球部、膜部、前列腺部狭窄

15 患者男，20 岁，外伤后尿道口出血。下一步评估此患者可疑损伤的最佳方法是：

A. 逆行性尿路造影　　B. Foley 导管置入术

C. CT 膀胱造影　　D. CT 尿路造影

16 患者男，85 岁，无症状微量血尿，CT 尿路造影发现膀胱形态异常。该异常的病因是：

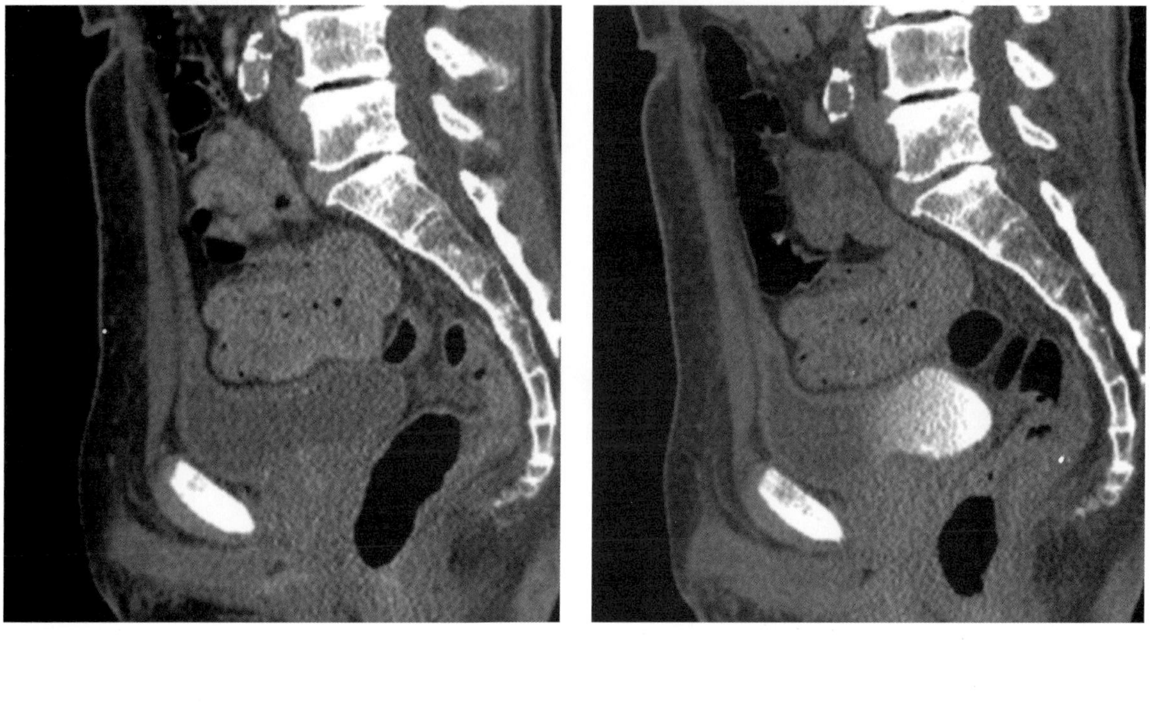

A. 脐正中韧带闭合　　B. 脐内侧韧带闭合
C. 脐正中韧带不完全闭合　　D. 脐内侧韧带不完全闭合

17 患者女，50 岁，反复尿路感染，行 CT 尿路造影。以下哪项风险因素最能解释该患者的反复感染?

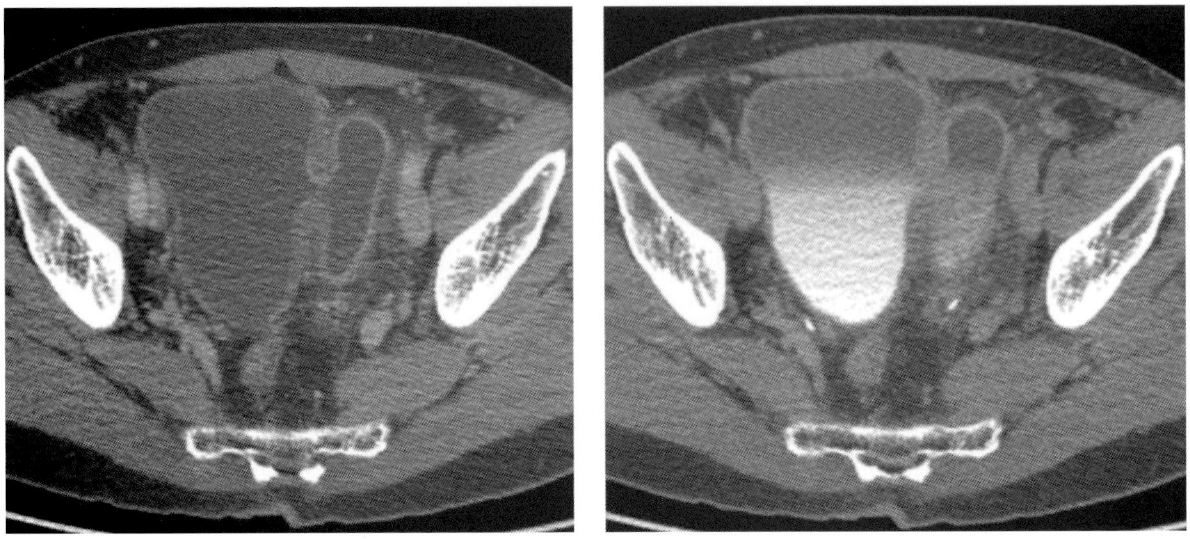

A. 尿潴留　　B. 膀胱结石
C. 膀胱输尿管反流　　D. 结肠膀胱瘘
E. 膀胱阴道瘘

18 患者女，57 岁，白血病，因肉眼血尿而进行平扫 CT 检查。以下哪种化疗药物最有可能导致此种影像学表现?

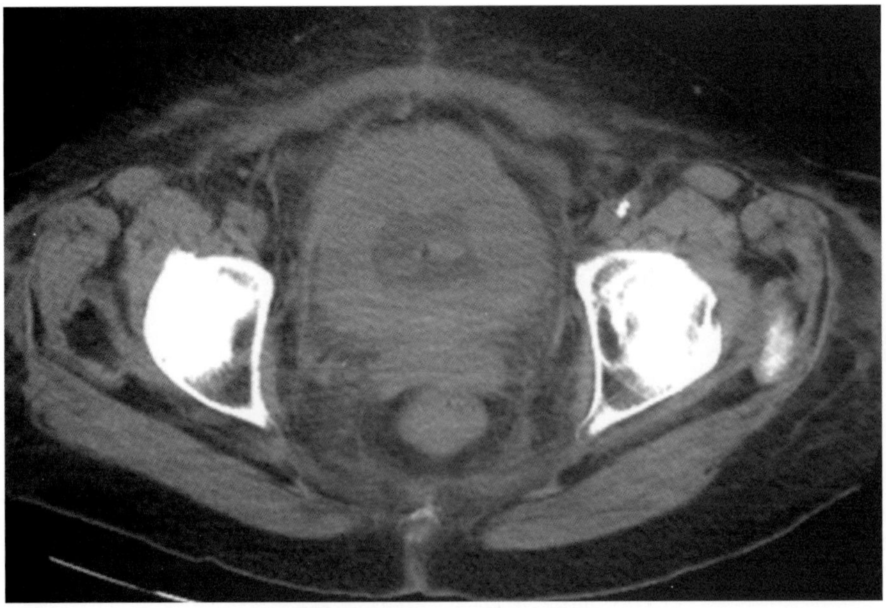

A. 依托泊苷　　B. 甲氨蝶呤
C. 环磷酰胺　　D. 阿糖胞苷
E. 长春新碱

19 患者男，65 岁，T3a 前列腺癌行前列腺切除及放射治疗后 5 年，反复出现尿路感染。膀胱造影如下图。其症状最可能的原因是：

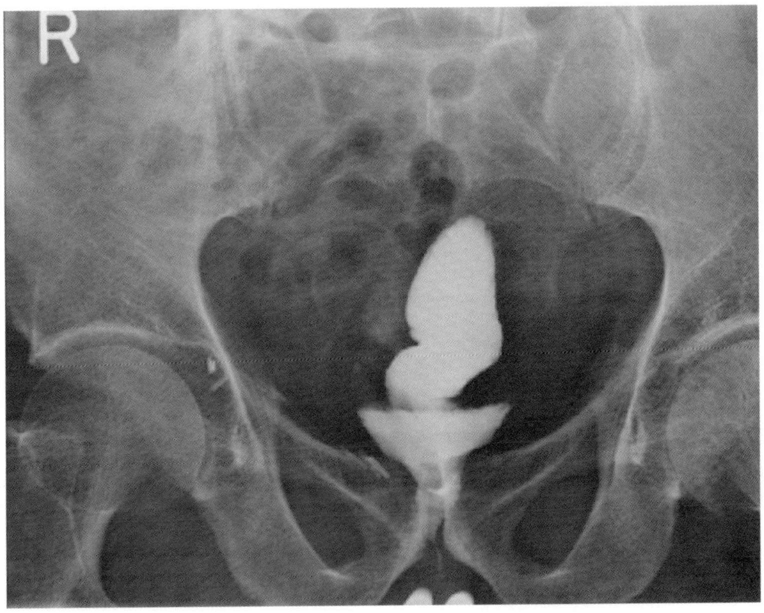

A. 尿潴留　　B. 膀胱输尿管反流

C. 结肠膀胱瘘　　D. 小肠膀胱瘘

20 患者女，52 岁，吸烟史 40 包 - 年，出现尿失禁，进行静脉尿路造影。最佳诊断是：

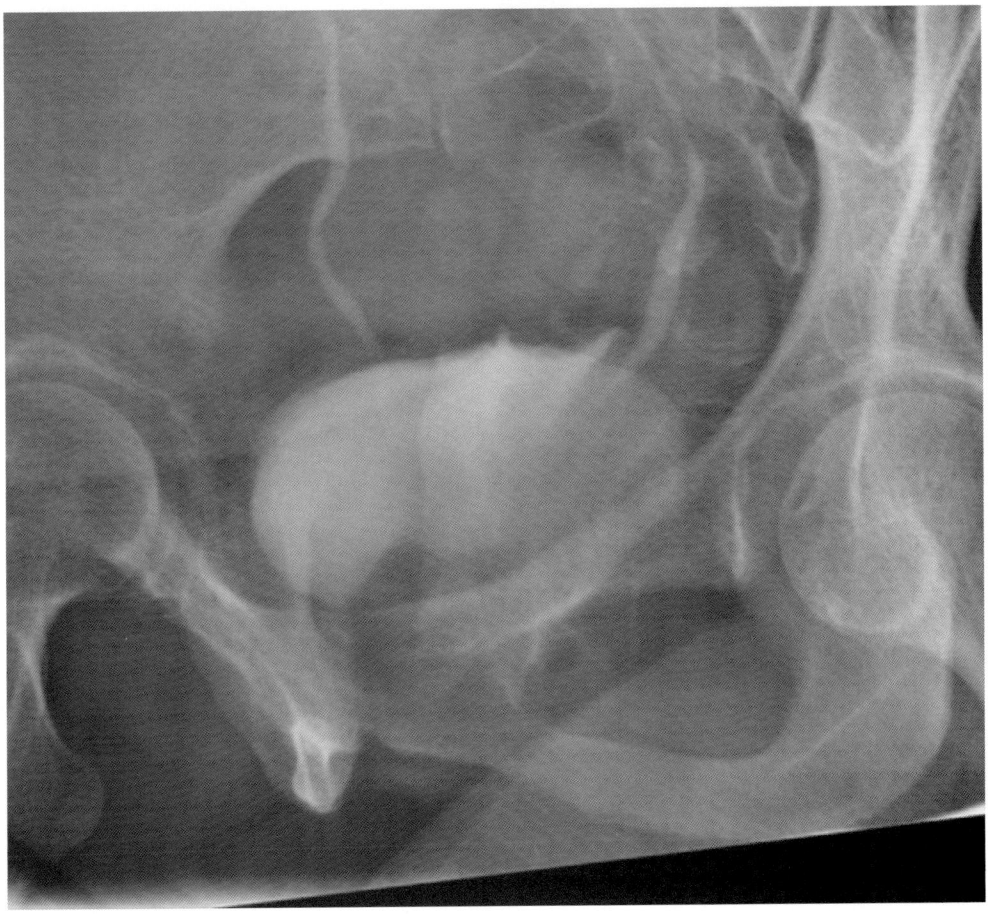

A. 神经源性膀胱　　B. 脐尿管未闭
C. 脐尿管腺癌　　D. 膀胱阴道瘘
E. 膀胱输尿管反流

21 逆行尿路造影中，前尿道和后尿道交界的最可靠解剖标志是：
A. 闭孔下缘　　B. 闭孔上缘
C. 尿道球部锥形末端　　D. 尿道膜部锥形末端

22 患者男，69 岁，前列腺癌 Gleason 评分为 7 分，行根治性前列腺切除术。2 周后行膀胱造影。对造影图像的最佳描述是：

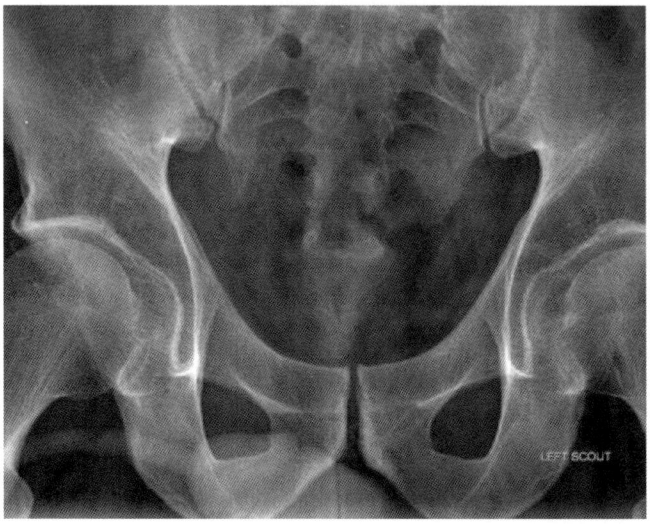

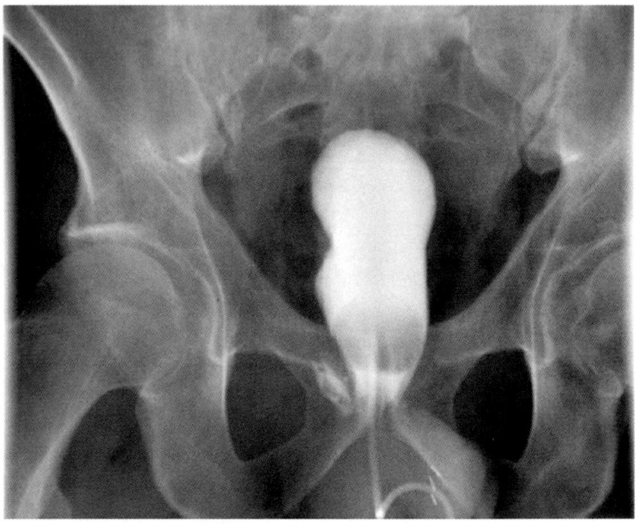

A. 正常表现　　B. 结肠 – 小肠瘘
C. 结肠 – 膀胱瘘　　D. 吻合口渗漏

23 患者男，60 岁，膀胱癌，髋关节置换术后，同时使用细胞外钆对比剂和超微量氧化铁颗粒（USPIO）行骨盆 MR 增强扫描。请将下述材料与相应的磁敏感程度相匹配。

A. 髋关节置换术金属	1. 反磁性
B. 膀胱壁	2. 顺磁性
C. 超细氧化铁颗粒	3. 超顺磁性
D. 钆对比剂	4. 铁磁性

24 什么是“喷壶状会阴”？
A. 感染性会阴瘘　　B. 坏疽性会阴脓肿
C. 严重会阴水肿　　D. 术后会阴溃疡

25 患者男，50 岁，沙眼衣原体感染伴排尿困难，行逆行尿路造影。对造影图像的最佳描述是：
A. 正常表现　　B. 前尿道狭窄
C. 后尿道狭窄　　D. 前尿道和后尿道狭窄

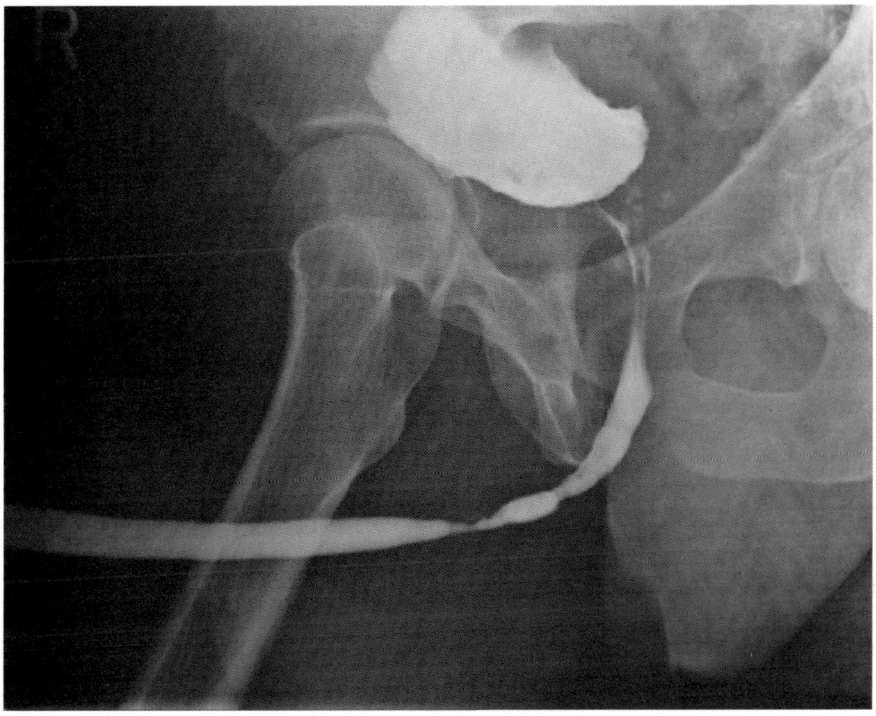

26 患者女，29 岁，右侧胁腹部疼痛，CT 尿路造影显示右集合系统扩张。该患者集合系统扩张的根本原因是：

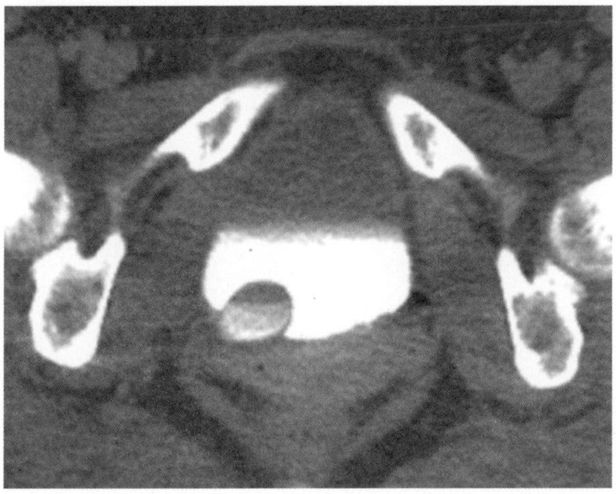

A. 肾结石　　B. 输尿管重复畸形

C. 膀胱输尿管反流　　D. 梅干腹综合征

27 患者女，33 岁，盆腔不适，阴道前壁触及柔软肿块，行盆腔 MR 检查。以下所示为脂肪饱和以及非脂肪饱和的 T2W 图像的典型层面。最佳诊断是：

A. 正常表现　　B. Gartner 导管囊肿

C. 前庭大腺囊肿　　D. 尿道憩室

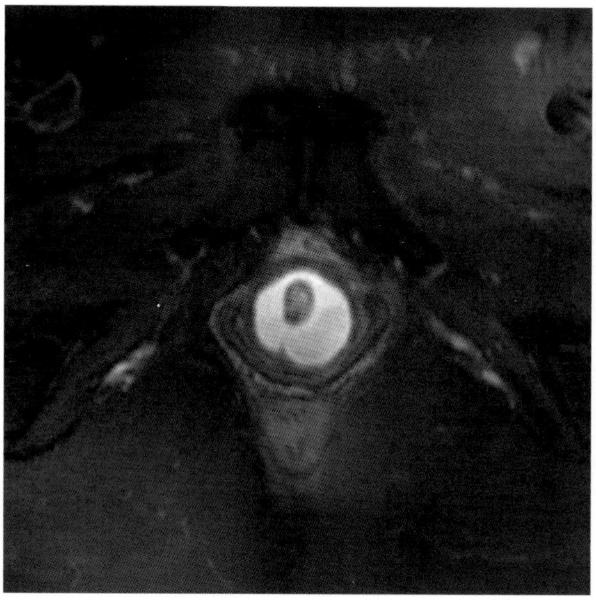

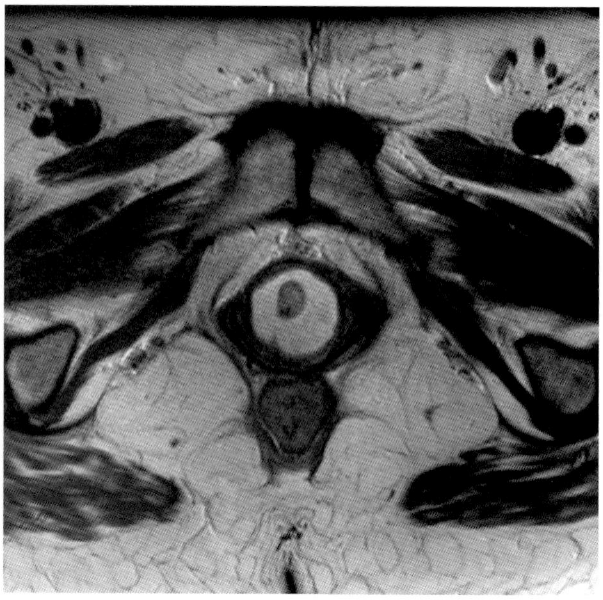

28 精阜位于：

A. 精囊　　B. 膀胱

C. 尿道前列腺部　　D. 尿道膜部

29 患者男，70 岁，行术后膀胱造影，对其膀胱形态最佳的解释是：

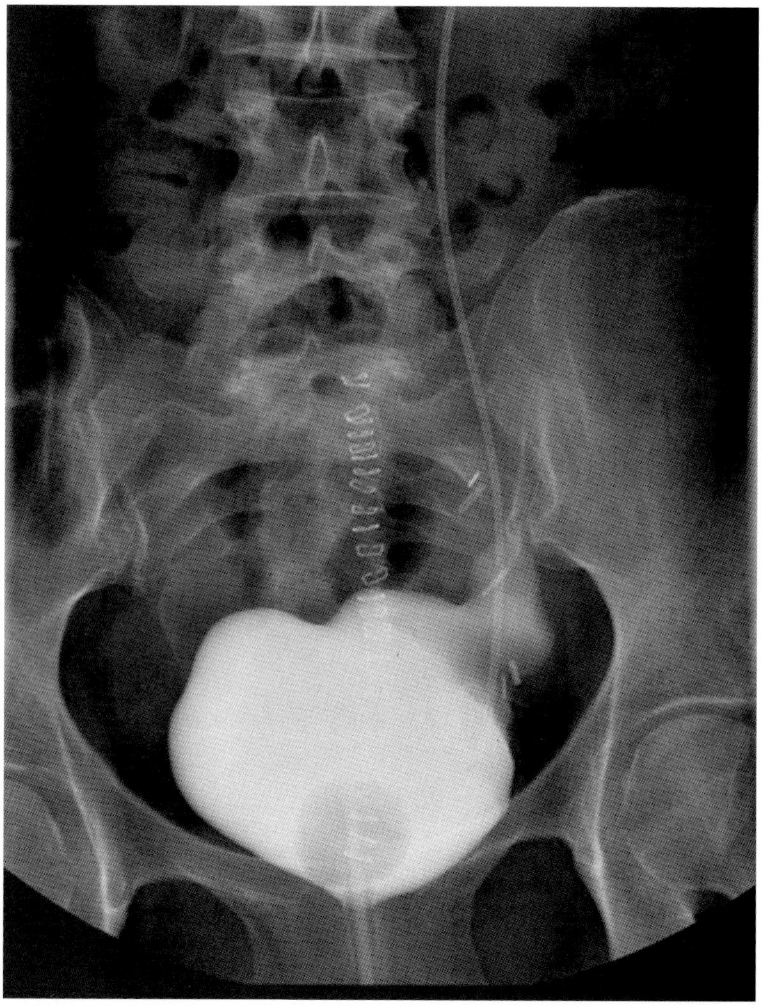

A. 下段输尿管再建术（Psoas hitch 法）
B. 包涵性膀胱破裂
C. 输尿管支架错位
D. 先天性巨输尿管

30 患者男，66 岁，发热，腹膜后超声检查证实膀胱壁有气体。气体后方所谓的“混浊声影”的原因是：

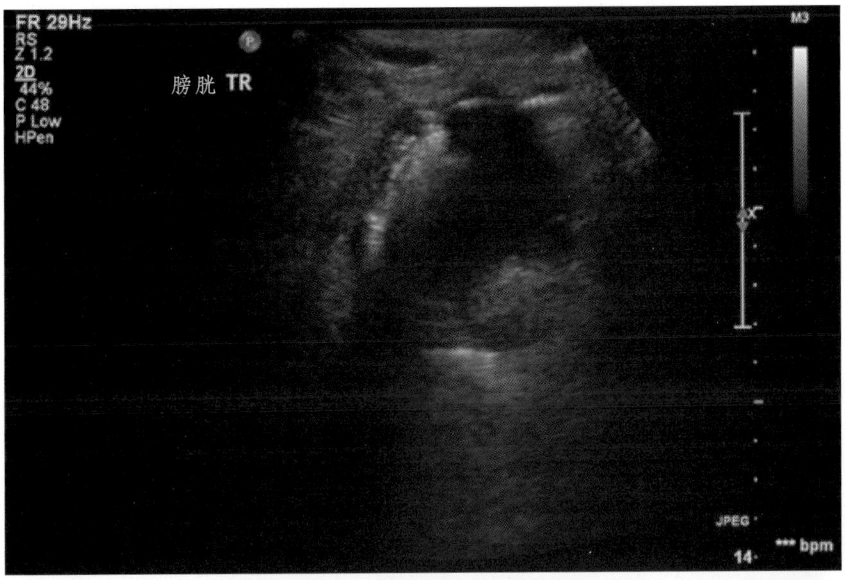

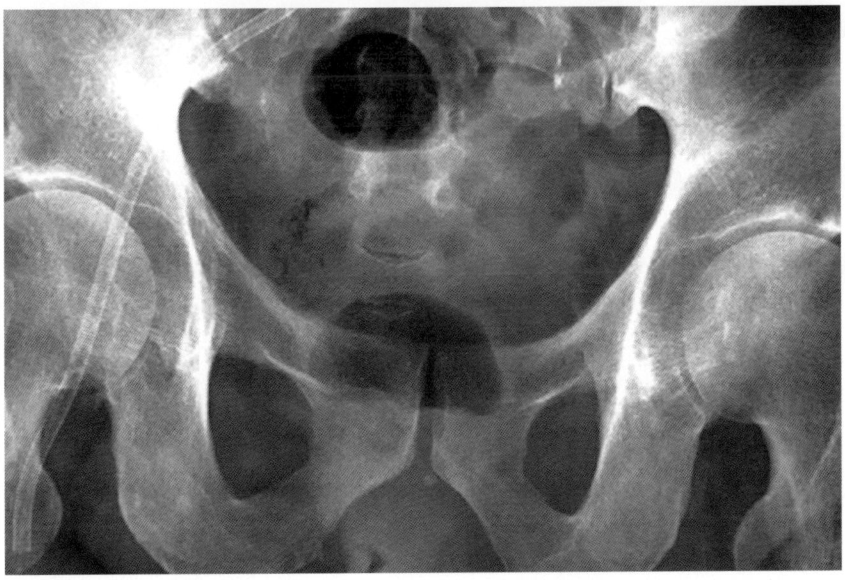

A. 空气混响伪像
B. 镜像伪像
C. 快闪伪像
D. 彗星尾伪像
E. 旁瓣伪像

答案与解析

1 **答案 D**。静脉期 CT 因肾脏尚未排泄对比剂,通常不能诊断膀胱损伤。在一些情况下,如延迟期(即排泄阶段)CT 显示膀胱腔外对比剂,则可诊断膀胱泄漏。但是延迟期 CT 对这种异常不敏感,所以静脉期和延迟期 CT 成像不足以排除膀胱损伤。故膀胱造影是必需的(透视下造影或 CT 膀胱造影)。因为膀胱必须足够膨胀以充分拉伸膀胱壁以显示小破口。成年患者通常需要注射 300 ~ 400mL,但这取决于几个因素,包括患者的年龄、体型、既往手术史、骨盆放疗以及破口的大小(如有破口)。注射量往往由患者的症状决定。

下面显示了腹膜内(左侧)和腹膜外(右侧)膀胱损伤的实例。辨别这两种主要类型的膀胱损伤十分重要,因其处理措施不同。腹膜内膀胱损伤选择手术治疗,腹膜外膀胱损伤通过 Foley 导管减压治疗。

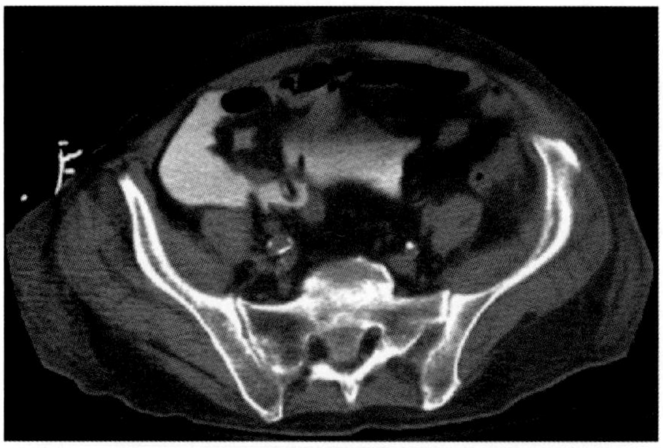

腹膜内膀胱破裂

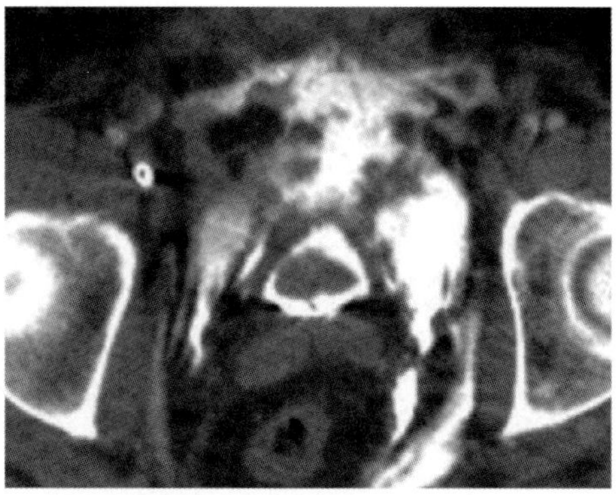

腹膜外膀胱破裂

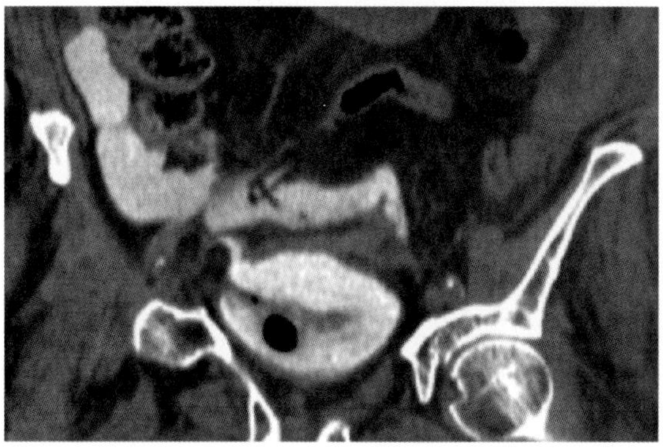

腹膜内膀胱破裂

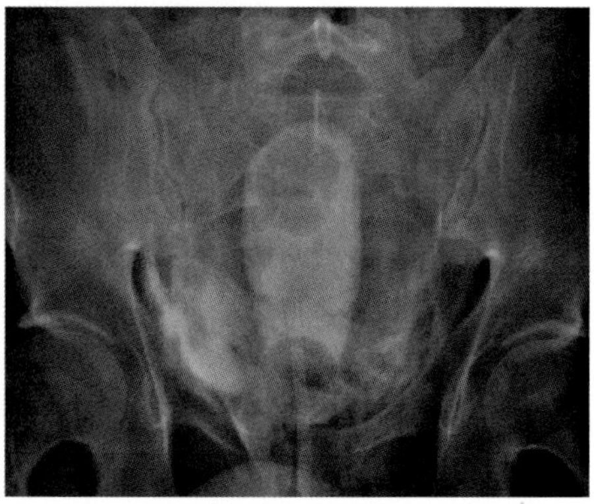

腹膜外膀胱破裂

参考文献:Mee SL, McAnnich JW, Federle MP. Computerized tomography in bladder rupture: diagnostic limitations. *J Urol* 1987;137:207 – 209.

Pao DM, Ellis JH, Cohan RH, et al. Utility of routine trauma CT in the detection of bladder rupture. *Acad Radiol* 2000;7:317 – 324.

Vaccaro JP, Brody JM. CT cystography in the evaluation of major bladder trauma. *Radiographics* 2000; 20:1373 – 1381.

2 **答案 C**。长期留置 Foley 导管的患者有患膀胱鳞状细胞癌的风险。这种膀胱癌在美国占少数(<5%),但由于血吸虫地区性流行,其在世界范围内更为常见。膀胱鳞状细胞

癌发生在慢性膀胱炎的环境中;长期留置 Foley 导管和血吸虫感染为诱发因素。吸烟(答案 A)和接触工业化学品(答案 D)是泌尿上皮癌的主要风险因素,泌尿上皮癌是美国最常见的膀胱癌类型。"泌尿上皮癌"是"移行细胞癌"的新名称,主要由移行细胞构成,但通常混有其他细胞种类。"先天性脐尿管残留(答案 B)"与膀胱腺癌有关。

参考文献: Kaufman DS, Shipley WU, Feldman AS. Bladder cancer. *Lancet* 2009;374:239 - 249.

Shokeir AA. Squamous cell carcinoma of the bladder: pathology, diagnosis, and treatment. *BJU Int* 2004;93:216 - 220.

3 **答案 E**。CT 对膀胱癌的局部分期是不可靠的。特别是,CT 不能准确地区分肌层浸润性(≥T2)与非浸润性(≤T1)膀胱癌,也不能区分肌层浸润性(T2)和膀胱外浸润性(≥T3)膀胱癌。膀胱癌的准确分期很重要,因为治疗措施[例如,根治性膀胱切除术、经尿道切除术(TURBT)以及使用新辅助化疗]是基于肿瘤的 T 分期进行的。虽然 MR 在 T 分期方面优于 CT,但两者都有难度,均未得到广泛应用。T 分期通常是基于膀胱镜检查和膀胱镜活检(以评估肌肉侵犯)为基础的临床分期,而在许多情况下这种分期是错误的。

膀胱癌 T 分期总结如下:

T 分期	描述
TX	T 分期不能评估
T0	无原发肿瘤
Ta	非浸润性乳头状癌
Tis	原位癌
T1	肿瘤侵犯膀胱壁结缔组织(非肌层浸润)
T2	肿瘤侵犯膀胱壁肌层(肌层浸润)
T3	膀胱壁外的肿瘤(膀胱外浸润)
T4	肿瘤浸润腹壁或邻近器官

参考文献: Beyersdorff D, Zhang J, Schoder H, et al. Bladder cancer: can imaging change patient management? *Curr Opin Urol* 2008;18:98 - 104.

Dutta SC, Smith JA, Shappell SB, et al. Clinical under staging of high risk nonmuscle invasive urothelial carcinoma treated with radical cystectomy. *J Urol* 2001;166:490 - 493.

Verma S, Rajesh A, Prasad SR, et al. Urinary bladder cancer: role of MR imaging. *Radiographics* 2012;32:371 - 387.

Zhang J, Gerst S, Lefkowitz RA, et al. Imaging of bladder cancer. *Radiol Clin North Am* 2007;45:183 - 205.

4 **答案 B**。比吸收率(SAR)是衡量每单位质量体内射频能量吸收的指标,通常以 W/kg 表示。高 SAR 水平可导致组织发热并偶尔发生灼伤。因此,美国食品和药物管理局(FDA)对体温调节功能正常的患者,设定全身平均暴露量每 15min 4W/kg 的限值。在扫描仪上调整参数时,计算机会计算这些参数调整对 SAR 的估算影响,并在达到 SAR 限制时通知操作员。准确的计算要求在扫描开始前输入患者的准确体重。SAR 受脉冲序列选择和场强的影响。多次自旋回波和多次采集会增加 SAR,场强加倍(例如,从 1.5T增加到 3.0T)使 SAR 增加 4 倍(如脉冲序列在较高场强下保持不变)。减小翻转角可以降低 SAR，但是这会影响组织对比度（即减小翻转角通常导致 T1W 信号减少）。一般说来，延长脉冲序列、减少射频脉冲的频率，会降低 SAR。

参考文献：Bottomley PA. Turning off the heat on MRI. *J Am Coll Radiol* 2008；5：853－855.

FDA guidance document. A primer on medical device interactions with magnetic resonance imaging systems. http://www.fda.gov/MedicalDevices/DeviceRegulationandGuidance/ GuidanceDocuments/ucm107721.htm. Published 1997，Updated 2009，Accessed February，2014.

5 **答案 A**。如果模拟空间分辨率为 4lp/mm，则必须以至少 2 倍的频率（每毫米 8 个采样或像素）对该信息进行采样，以保持数据的完整性。如果每毫米有 8 个样本或像素（8 像素/毫米），则像素间距为 1/8 或 0.125mm。即每 0.125mm 出现一个新像素，这是 8 像素/毫米的另一种说法。

模拟数据以数字格式显示之前，必须先使用模数转换器（ADC）将其转换为数字数据。ADC 的采样频率（f_s）必须至少是模拟频率的 2 倍，以保持数据的完整性。相当于采样频率（f_s）一半的模拟频率称为奈奎斯特频率（f_N）。这可以表达如下：

$$f_N = 0.5 \times f_s$$

该信息可用于计算以数字格式存档的模拟图像所需的存储空间量。例如，如果胸部 X 线片的空间分辨率为 4lp/mm，尺寸为 30cm×50cm，那么在相同分辨率下保存该图像所需的数字存储空间是多少？如果每个像素用 8 位（2^8＝1 字节）的灰度信息编码。逐步计算具体如下：

1. X 线片尺寸＝ 30cm×50cm
2. 将 X 线片尺寸转换为毫米＝300mm×500mm
3. 模拟空间分辨率＝4lp/mm
4. 所需最低采样频率是模拟分辨率的 2 倍＝8 像素/毫米
5. 计算数字像素密度：300mm×8 像素/毫米和 500mm×8 像素/毫米
6. 像素密度＝2400 像素×4000 像素
7. 数字存储（字节）＝ 2400 像素×4000 像素×1 字节/像素＝9 600 000 字节
8. 1 千字节＝ 210 字节（1024 字节）
9. 数字存储（千字节）＝ 9 600 000 字节×（1 千字节/1024 字节）＝9375 千字节
10. 1 兆字节＝210 千字节（1024 千字节）
11. 数字存储（兆字节）＝9375 千字节×（1 兆字节/1024 千字节）＝9.16 兆字节

参考文献：Huda W. *Review of radiologic physics*，3rd ed. Philadelphia：Lippincott Williams & Wilkins，2010.

6 **答案 A**。尿道腺（Littre 腺体）位于男性前尿道的背面。它们产生的分泌物旨在润滑尿道，在逆行尿路造影中通常不可见。在患有慢性狭窄性疾病和某些炎性性传播感染（例如，淋病奈瑟球菌和沙眼衣原体）的患者中，尿道腺扩张并变得明显。尿道球腺（Cowper 腺体）和导管位于球－膜部交界处腹侧，正常可以显示，但 Littre 腺体的显示总是异常的。

下图显示沿着前尿道（短箭头）背侧的 Littre 腺体和沿尿道腹侧的 Cowper 腺体和导管（长箭头）。Cowper 导管起源于尿道球部，而 Cowper 腺体位于膜性尿道水平附近。

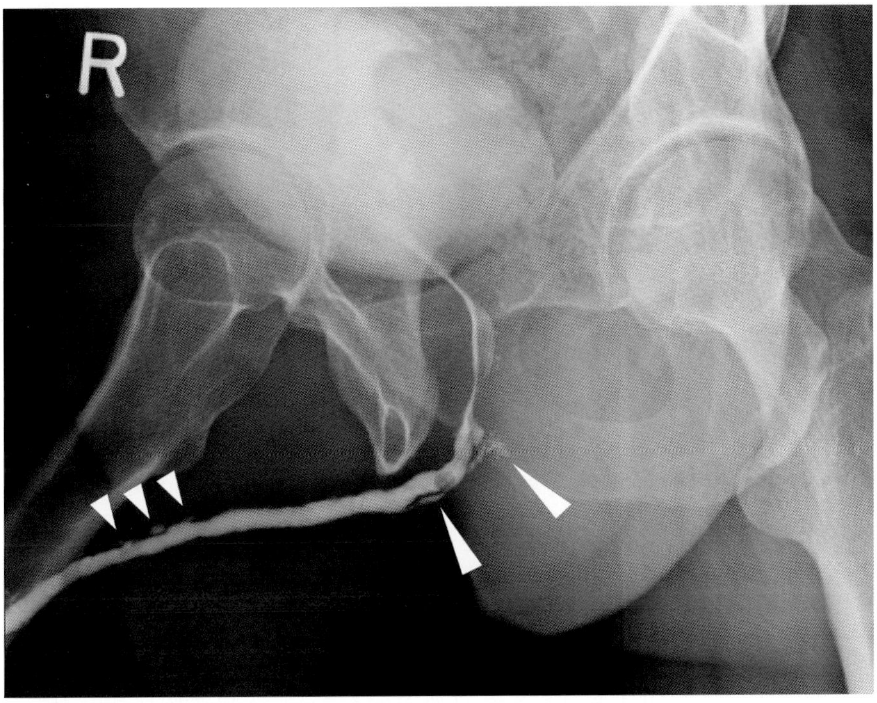

参考文献:Brant WE, Helms CA. *Fundamentals of diagnostic radiology*, 3rd ed. Philadelphia: Lippincott Williams & Wilkins, 2006.

Currarino G, Fuqua F. Cowper's glands in the urethrogram. *Am J Roentgenol Radium Ther Nucl Med* 1972;116:838–842.

7 **答案 C**。治疗气肿性膀胱炎的适当方法是抗生素治疗。气肿性膀胱炎的特征是继发于泌尿道感染的膀胱壁积气。大肠埃希菌是最常见的致病菌,糖尿病是已知的危险因素。虽然肾实质中的感染伴气体形成(即气肿性肾盂肾炎)主要通过手术或经皮清除术治疗,但气肿性膀胱炎和气肿性肾盂炎(气体位于上尿道,但不累及肾实质)往往可以单独使用抗生素来有效控制。

膀胱或上尿道内的气体常在插管后出现。这种良性气体可以根据其位置与感染性气体相区分:医源性气体通常不会位于膀胱壁或肾实质。当气体纯粹位于腔内时,可能是医源性或感染性的。极少数情况,膀胱腔内的气体可能提示瘘管形成。

参考文献:Amano M, Shimizu T. Emphysematous cystitis: a review of the literature. *Intern Med* 2014;53:79–82.

Thomas AA, Lane BR, Thomas AZ, et al. Emphysematous cystitis: a review of 135 cases. *BJR Int* 2007;100:17–20.

8 **答案 B**。这个大的腔内肿块最大可能是血块。答案中,与患者心房颤动有关的华法林治疗是最佳选择(答案 B)。肿块显示与膀胱壁没有任何关系,并具有回缩性的凹陷边缘。吸烟(答案 A)是膀胱癌的危险因素;膀胱癌一般发生于膀胱壁,而不是单独位于腔内。甲状旁腺功能亢进症(答案 C)是膀胱结石的危险因素;尽管膀胱结石可以相当大,但它们不会在尿液中"漂浮"或密度不会那么低。糖尿病 1 型(答案 D)是肾乳头坏死的危险因素;乳头脱落所致的缺损不会这么大。

泌尿系充盈缺损的鉴别诊断一般包括血液、脓液、结石、肿块、乳头脱落和真菌球。

参考文献:Dunnick NR, Sandlercm, Newhouse JH. *Textbook of uroradiology*, 5th ed. Philadelphia: Lippincott Williams & Wilkins, 2012.

O'Connor OJ, Mahermm. CT urography. *AJR Am J Roentgenol* 2010;195:W320 - W324.

Silverman SG, Cohan RH. *CT urography: An atlas*, 1st ed. Philadelphia: Lippincott Williams & Wilkins, 2006.

9 **答案 C**。膀胱壁副神经节瘤与典型的"排尿昏厥"病史密切相关。膀胱壁收缩过程中,肿瘤受刺激释放交感神经激素而引起症状(如心悸、头痛和晕厥)。然而,很少有膀胱壁副神经节瘤是激素活性的,大多数是对怀疑为泌尿上皮恶性肿瘤的肿块活检时偶然发现的。

副神经节瘤可以发生在从颅底到骨盆的交感神经链的任何部位。它们与多种遗传综合征有关。例如,遗传性副神经节瘤和嗜铬细胞瘤综合征(存在多种变异型)、von Hippel - Lindau 综合征、多发性内分泌肿瘤Ⅱ型(MEN - Ⅱa 和 MEN - Ⅱb)和Ⅰ型神经纤维瘤。

参考文献:Das S, Bulusu NV, Lowe P. Primary vesical pheochromocytoma. *Urology* 1983;21:20 - 25.

Ingram M, Barber B, Bano G, et al. Radiologic appearance of hereditary adrenal and extraadrenal paraganglioma. *AJR Am J Roentgenol* 2011;197:W687 - W695.

10 **答案 B**。Ⅱ型后尿道损伤(后尿道部分或完全撕裂而不破坏尿生殖膈)通常由剪切伤引起,这种剪切伤会导致后尿道从相对固定的球 - 膜部连接处撕脱。尿道膜部是通过尿生殖膈的短段尿道,它相对固定不动,而运动度较大的尿道前列腺部可以以此为固定点发生扭转。

钝性(答案 A)和穿透性(答案 C)前部损伤机制,通常导致孤立的前部(Ⅴ型)或复合型(Ⅲ型)尿道损伤。骑跨伤(答案 D)通常会导致Ⅴ型尿道损伤。

参考文献:Goldman SM, Sandlercm, Corriere JN, et al. Blunt urethral trauma: a unified, anatomical mechanical classification. *J Urol* 1997;157:85 - 89.

Rosenstein DI, Alsikafi NF. Diagnosis and classification of urethral injuries. *Urol Clin North Am* 2006;73 - 85.

11 **答案 C**。GRE T1W 系列图像通常具有短回波时间(<20ms)和翻转角>45°。短回波时间(TE)使 T2(T2*)对比度最小化,因为当 TE 缩短时,自旋 - 自旋弛豫时间不足,因此,无论 T2 时间如何,所有物质都会显得相似。大的翻转角通过将大部分纵向弛豫转换成横向弛豫来促进 T1 加权。这使得 T1 时间的差异在自旋 - 晶格弛豫过程中变得明显。小的翻转角保留大部分纵向弛豫,导致 T1 时间不同的物质在信号强度上保持聚集,无法区分 T1 时间的不同。

参考文献:Mamourian AC. *Practical MR physics*, 1st ed. New York: Oxford University Press, 2010.

McRobbie DW, Moore EA, Graves MJ, et al. *MRI: from picture to proton*, 2nd ed. New York: Cambridge University Press, 2007.

12 **答案 C**。根据美国核管理委员会的规定,胎儿的累积剂量不得超过 5mSv,这特意超过了为公众设定的剂量限制(1mSv/年),以允许育龄期女性从事放射工作。未宣布妊娠的女性与未妊娠的放射工作人员具有相同的剂量限制(总有效剂量:50mSv/年)。

参考文献: Huda W. *Review of radiologic physics*, 3rd ed. Philadelphia: Lippincott Williams & Wilkins, 2010.

United States Nuclear Regulatory Commission. Part 20: Standards for protection against radiation. Updated January, 2014. Accessed February, 2014. http://www.nrc.gov/reading-rm/doc-collections/cfr/part020/full-text.html.

13 **答案 E**。图像显示前尿道完全破裂,后尿道无受累,符合Ⅴ型尿道损伤。这种损伤模式通常是由骑跨式机制(例如,落在金属棒上)或会阴直接撞击伤(例如,踢伤)造成的。钝性外伤引起的完全性前尿道断裂,通常通过耻骨上置管和延迟修复来治疗;而穿透伤引起的完全性前尿道断裂通常需要早期手术修复。下表概述了按损伤部位划分的男性尿道损伤的公认分类体系。

损伤类型	损伤表现(男性)
Ⅰ	后尿道拉伸损伤,无、部分或全部撕裂
Ⅱ	尿生殖膈上方,后尿道部分或完全撕裂
Ⅲ	尿生殖膈上方和下方,前尿道和后尿道部分或完全撕裂
Ⅳ	膀胱颈损伤累及尿道
Ⅳa	无尿道受累的膀胱底损伤,类似于真正的Ⅳ型损伤;Ⅳ型和Ⅳa 型损伤,在放射学上可能难以区分
Ⅴ	不累及前尿道的部分或完全撕裂

参考文献:Goldman SM, Sandlercm, Corriere JN, et al. Blunt urethral trauma: a unified, anatomical mechanical classification. *J Urol* 1997;157:85 -89.

Martinez-Pineiro L, Djakovic N, Pla E, et al. EAU guidelines on urethral trauma. *Eur Urol* 2010;57:791 -803.

Rosenstein DI, Alsikafi NF. Diagnosis and classification of urethral injuries. *Urol Clin North Am* 2006;73 -85.

14 **答案 A**。图像显示了后尿道的正常外观,尿道球部的锥体逐渐变细至尿生殖膈正下方。闭孔下缘可作为前尿道和后尿道交界处的尿生殖膈平面的恒定解剖标志,在不依赖尿道的管腔轮廓的情况下,有助于识别前尿道与后尿道的大致交界。这尤其有助于确定尿道球部狭窄,其中狭窄段可以类似于尿道球部的锥体,判定为狭窄的依据是“锥”形尿道的位置远低于闭孔下缘。

参考文献:Kawashima A, Sandlercm, Wasserman NF, et al. Imaging of urethral disease: pictorial review. *Radiographics* 2004;24:S195 - S216.

McCallum RW. The adult male urethra: normal anatomy, pathology, and method of urethrography. *Radiol Clin North Am* 1979;17:227 -244.

15 **答案 A**。尿道口出血的外伤患者,应怀疑尿道损伤。最好的下一步检查是逆行尿路造影。在这种情况下,Foley 导管放置(答案 B)不应早于尿路造影,因为如果尿道破裂,导管放置可能会产生假通道。CT 膀胱造影(答案 C)和 CT 尿路造影(答案 D)不能直接评估尿道,也不是下一步的最佳选择。

参考文献:Goldman SM, Sandlercm, Corriere JN, et al. Blunt urethral trauma: a unified, anatomical mechanical classification. *J Urol* 1997;157:85 -89.

Martinez-Pineiro L, Djakovic N, Pla E, et al. EAU guidelines on urethral trauma. *Eur Urol* 2010;57:791 -803.

Rosenstein DI, Alsikafi NF. Diagnosis and classification of urethral injuries. *Urol Clin North Am* 2006;

73 - 85.

16 **答案 C**。图像显示的是部分液体充盈的管状结构,从膀胱前上中线向脐走行,与脐部没有交通,符合脐尿管憩室。这是脐正中韧带不完全闭锁引起的脐尿管残余异常的4种主要类型之一。脐正中韧带残留(单一中线结构,泄殖腔和尿囊残余部分,脐尿管异常所在部位)应与配对脐内侧韧带(中线外结构,脐动脉残留)区分开来。

脐尿管残余畸形患者有反复感染和脐尿管腺癌的风险。脐尿管腺癌发生于残余脐尿管,并在膀胱周围的腹膜后间隙扩散;因此,在局部进展之前通常是无症状的。下表详细列出了4种主要类型的脐尿管残余异常。

脐尿管残余	表现
脐尿管憩室	膀胱憩室发生在膀胱中线前上方,向脐上方延伸
脐尿管窦道	从脐孔向膀胱后下方延伸的不完整窦道
脐尿管囊肿	沿脐带正中韧带充满液体的囊肿,不与脐或膀胱腔沟通
脐尿管未闭	沿膀胱前中线延伸至脐的完全开放性通道(引起症状性脐部漏尿)

参考文献:Moore KL. The urogenital system. In: Moore KL, eds. *The developing human*, 3rd ed. Philadelphia, PA: Saunders, 1982.

Yu JS, Kim KW, Lee HJ, et al. Urachal remnant diseases: spectrum of CT and US findings. *Radiographics* 2001;21:451 - 461.

17 **答案 A**。图像显示了一个巨大的炎性膀胱憩室。膀胱憩室较大时,可加重尿液潴留,而尿液潴留是尿路感染和结石的危险因素。反复尿路感染的其他危险因素包括结石、膀胱输尿管反流、导尿、瘘管形成、性交、女性患者和杀精剂的使用。

参考文献:Hooton TM, Bradley SF, Cardenas DD, et al. Diagnosis, prevention, and treatment of catheter-associated urinary tract infection in adults: 2009 International Practice Guidelines from the Infectious Diseases Society of America. *Clin Infect Dis* 2010;50:625 - 663.

Rao NP, Preminger GM, Kavanagh JP. *Urinary tract stone disease*. London: Springer Publishing, 2011.

Scholes D, Hooton TM, Roberts PL, et al. Risk factors for recurrent urinary tract infection in young women. *J Infect Dis* 2000;182:1177 - 1182.

18 **答案 C**。图像显示膀胱壁明显增厚伴腔内充盈缺损,符合出血性膀胱炎表现。在所列药物中,环磷酰胺(特别是其代谢物丙烯醛)与该病相关性最强。除引起出血性膀胱炎外,环磷酰胺的丙烯醛代谢物也被认为是膀胱癌的危险因素。如果美司钠与环磷酰胺共同使用,则丙烯醛的毒性作用可以通过化合物美司钠(2 - 硫烷基乙磺酸钠)缓解。除化疗药之外,出血性膀胱炎的其他危险因素包括盆腔放射、感染(例如,BK 病毒)和干细胞移植。

参考文献:Cannon J, Linke CA, Cos LR. Cyclophosphamide-associated carcinoma of the urothelium: modalities for prevention. *Urology* 1991;38:413 - 416.

Riachy E, Krauel L, Rich BS, et al. Risk factors and predictors of severity score and complications of pediatric hemorrhagic cystitis. *J Urol* 2014;191:186 - 192.

Stillwell TJ, Benson RC. Cyclophosphamide-induced hemorrhagic cystitis. A review of 100 patients. *Cancer* 1988;61:451 - 457.

19 **答案 C**。膀胱造影同时显示膀胱和直肠,符合结肠膀胱瘘表现。结肠膀胱瘘最常见的原因是憩室炎,但也可见于盆腔放疗、手术、创伤和恶性肿瘤。尿液潴留(答案A)不是正确答案,因其不能解释直肠中出现的造影剂。膀胱输尿管反流(答案B)偏离中线并限于集合系统。该图像不支持诊断小肠膀胱瘘(答案D),因为显影的直肠垂直位于中线,而小肠肠管较小,并且位置不同。

参考文献: Brant WE, Helms CA. *Fundamentals of diagnostic radiology*, 3rd ed. Philadelphia: Lippincott Williams & Wilkins, 2006.

Zagoria R. Genitourinary radiology: *Radiology requisites series*, 2nd ed. Maryland Heights: Mosby Publishing, 2004.

20 **答案D**。静脉尿路造影显示骨盆中线处有"双重密度",即对比剂填充膀胱和阴道。顺行尿路造影过程中阴道显影是不正常的,多数情况下提示瘘管(偶尔见于尿失禁患者经阴道口反流进入阴道,而无瘘管)。膀胱阴道瘘通常由盆腔放疗、手术(如子宫切除术)、炎性肠病或阻塞性分娩所致。

神经源性膀胱(答案A)与膀胱容量增加、膀胱壁小梁化、膀胱壁增厚和排尿不完全相关。脐尿管未闭(答案B)是膀胱前壁和脐孔之间的中线先天性异常,与脐正中韧带不完全闭锁有关。脐尿管腺癌(答案C)是一种侵袭性肿瘤,通常起源于脐尿管残余,并且表现为充盈缺损,而不是双重密度。虽然图像上有输尿管显影,但膀胱输尿管反流(答案E)并不正确,因为静脉尿路造影是顺行性的方法,输尿管正常即可显示。

参考文献: Lewis A, Kaufman MR, Wolter CE, et al. Genitourinary fistula experience in Sierra Leone: review of 505 cases. *J Urol* 2009;181:1725 - 1731.

Narayanan P, Nobbenhuis M, Reynolds KM, et al. Fistulas in malignant gynecologic disease: etiology, imaging, and management. *Radiographics* 2009;29:1073 - 1083.

Rovner ES. Vesicovaginal and urethrovaginal fistulas. *AUA Update Series* 2006:46 - 55.

21 **答案A**。闭孔下缘的连线是一个有用的标志,用以表示尿生殖膈的大致位置,也就是尿道膜部和尿道球-膜交界处的位置。应记住,前尿道由尿道海绵体部和尿道球部组成,后尿道由尿道膜部和尿道前列腺部组成。定位尿生殖膈十分重要,因为这是前后尿道的分界。如果不利用这一标志,就会在逆行尿路造影时混淆尿道狭窄与正常尿道球部。

参考文献: Kawashima A, Sandlercm, Wasserman NF, et al. Imaging of urethral disease: pictorial review. *Radiographics* 2004;24:S195 - S216.

McCallum RW. The adult male urethra: normal anatomy, pathology, and method of urethrography. *Radiol Clin North Am* 1979;17:227 - 244.

22 **答案D**。图像显示膀胱-尿道吻合口附近有少量腔外对比剂,符合小的包涵性吻合口漏。这是前列腺切除术后尿漏最常见的部位,通常通过延长Foley导管的放置时间(即数周或更长时间)来处理。像本例这样较小的尿漏可能使导管移除延迟和控尿延迟,但通常不会对控尿有长期的影响(12个月时,有或没有小的漏口的患者的控尿率接近)。

除吻合口漏之外,还需注意膀胱侧壁的凹陷。虽然在本例这不是主要矛盾,但是这种表现常见于盆腔侧壁的一个或多个结构对膀胱的外来性占位效应。膀胱外侧壁凹陷的典型鉴别诊断包括腹膜外出血(如近期术后状态)、盆腔淋巴结肿大、髂动脉动脉瘤、盆腔脂肪堆积症和其他盆腔肿块。原因不明显时,盆腔 CT 扫描可以明确鉴别诊断。

参考文献: Brant WE, Helms CA. *Fundamentals of diagnostic radiology*, 3rd ed. Philadelphia: Lippincott Williams & Wilkins, 2006.

Patil N, Krane L, Javed K, et al. Evaluating and grading cystographic leakage: correlation with clinical outcomes in patients undergoing robotic prostatectomy. *BJR Int* 2009;103:1108 – 1110.

Williams TJ, Longoria OJ, Asselmeier S, et al. Incidence and imaging appearance of urethrovesical anastomotic urinary leaks following da Vinci robotic prostatectomy. *Abdom Imaging* 2008;33:367 – 370.

23 **答案 A** – 4,**B** – 1,**C** – 3,**D** – 2。磁化率反映了物体放入外部磁场时磁化的趋势。有 4 大类:

敏感性类型	举例	附加说明
抗磁性	硫酸钡	抗磁性是敏感性最弱的形式。抗磁材料没有固有的磁性,但是当它们被置于外部磁场中时,会获得弱的负磁场,导致信号损失。
顺磁性	钆	顺磁性比反磁性更敏感。与抗磁性物质不同,当顺磁性物质被置于外部磁场中时,它们倾向于与磁场保持一致并加强外部磁场。
超顺磁性	氧化铁颗粒	超顺磁性比顺磁性更易受影响。与顺磁性不同,当超顺磁性材料被置于外部磁场中时,材料与外场在整体结构水平上是一致的,而不仅仅是原子水平的一致。
铁磁性	金属制品	铁磁性比超顺磁性更敏感。无论外部磁场如何,铁磁材料都可被磁化。它们在 MR 上产生严重的伪影,这些伪影通过梯度回波和回波平面成像而被放大。

参考文献: Mamourian AC. *Practical MR physics*, 1st ed. New York: Oxford University Press, 2010.

McRobbie DW, Moore EA, Graves MJ, et al. *MRI: from picture to proton*, 2nd ed. New York: Cambridge University Press, 2007.

24 **答案 A**。"喷壶状会阴"是由慢性炎性狭窄引起的会阴瘘管疾病。最常发生于淋病奈瑟球菌或结核分枝杆菌的晚期感染患者。举例如下:

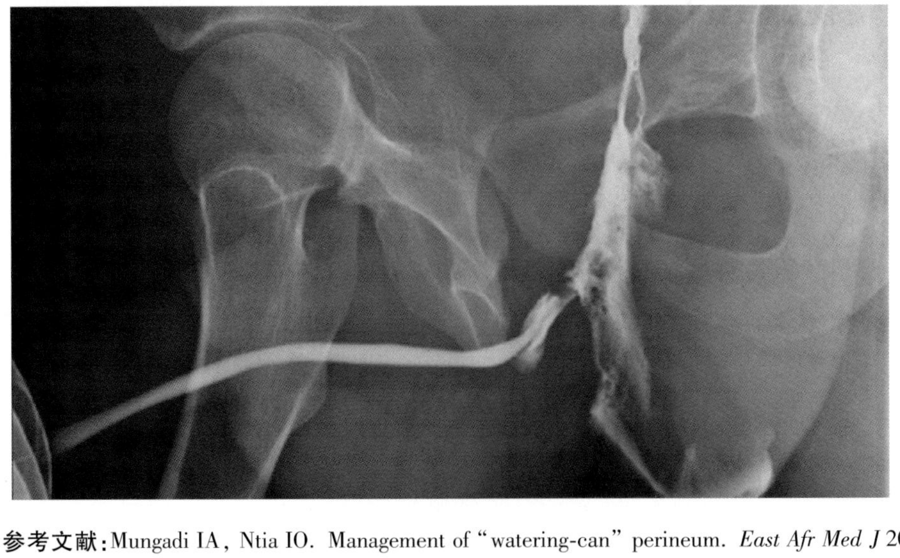

参考文献: Mungadi IA, Ntia IO. Management of "watering-can" perineum. *East Afr Med J* 2007;84:283 – 286.

Sharfi AR, Elarabi YE. The “watering-can” perineum: presentation and management. *Br J Urol* 1997;80:933 – 936.

25 **答案 B**。逆行尿路造影显示尿道球部多处狭窄。尿道球部是前尿道的一部分。尚无证据表明狭窄累及后尿道。

尿道前列腺部中线的透亮区相当于精阜。前尿道由阴茎部和球部尿道组成,后尿道由膜部和前列腺部尿道组成。闭孔下缘的假想连线可作为解剖标志来区分前部和后部尿道。在尿道病变患者中,通过尿道的内腔外观来区分前、后尿道并不可靠。

正常的后尿道比前尿道更窄。因为与前尿道不同,后尿道被邻近组织(尿道膜部被尿生殖膈、尿道前列腺部被前列腺)更紧密地包围。在一些患者中,因括约肌痉挛,逆行尿路造影可能难以充盈后尿道。缓慢、稳定地注射有时可以克服这一点。后尿道狭窄会导致狭窄远端尿道加压状态下变形。

参考文献: Kawashima A, Sandlercm, Wasserman NF, et al. Imaging of urethral disease: pictorial review. *Radiographics* 2004;24:S195 – S216.

McCallum RW. The adult male urethra: normal anatomy, pathology, and method of urethrography. *Radiol Clin North Am* 1979;17:227 – 244.

26 **答案 B**。图像显示了开口于右侧输尿管膀胱连接部(UVJ)附近的薄壁输尿管囊肿。这类输尿管囊肿通常与完全性重复畸形中上极部分的开口有关,可以分为“原位”或“异位”开口。原位输尿管囊肿开口在 UVJ 的正常位置,而异位输尿管囊肿开口在别处 ,要么在膀胱壁上的非正常位置,要么在另外的器官上。与先天性重复相关的薄壁输尿管囊肿应与输尿管充盈缺损(如结石或尿路上皮癌)相关的厚壁假性输尿管囊肿区分开来。右侧输尿管多发结石引起的假性输尿管囊肿如下所示。

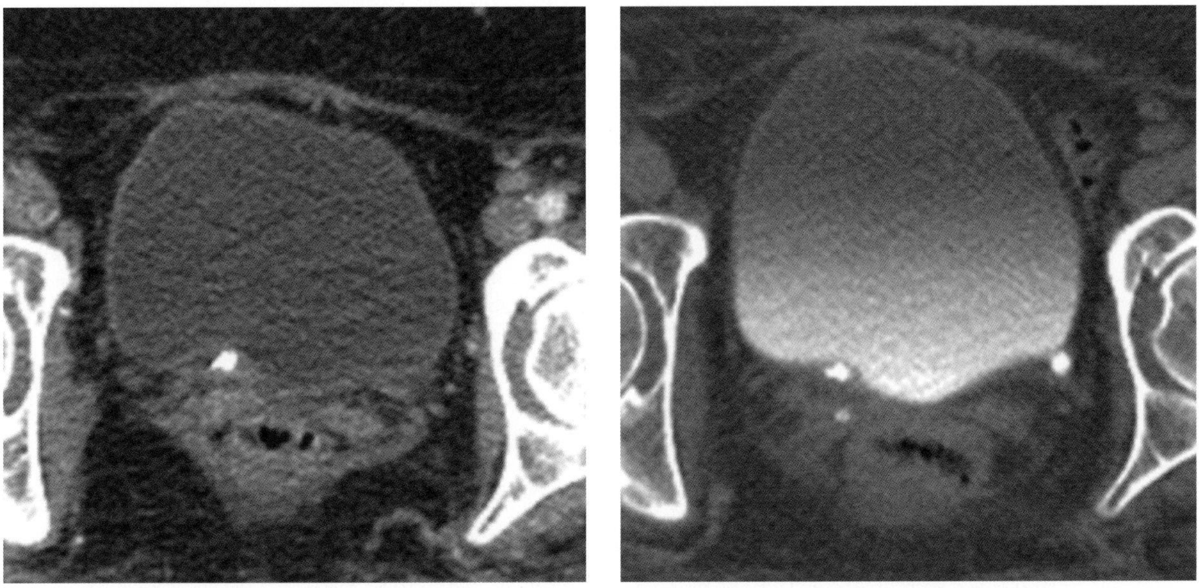

参考文献: Dyer RB, Chen MY, Zagoria RJ. Classic signs in uroradiology. *Radiographics* 2004;24:S247 – S280.

Rowell AC, Sangster GP, Caraway JD, et al. Genitourinary imaging: Part 1, Congenital urinary anomalies and their management. *AJR Am J Roentgenol* 2012;199:W545 – W553.

27 **答案 D**。图像显示尿道憩室环绕女性尿道。尿道憩室可以有不同的外观:单个或多个;

囊状、马蹄形或环形；单颈或多颈；简单或复杂（结石、尿路上皮癌、碎片）；前部或后部；外侧或内侧；或以上的组合。高分辨率薄层 T2W 图像可以高度准确地描述尿道憩室的大小、位置和类型。MR 成像也可以将该病与盆腔下部和会阴部其他充满液体的病理结构区分开来。确定憩室"颈部"（即憩室与尿道腔连通的部位）的位置和数量对手术方案很重要，因为手术切除时如遗漏一个或多个"颈部"，可能导致憩室复发。

下表总结了常见的"女性骨盆下部囊性病变"的简要鉴别诊断。此表并非全部包括。罕见的病变被有意排除（例如，苗勒管残余囊肿、表皮包涵体囊肿）。

位置	病变	注释
在耻骨联合下缘以上	尿道憩室	中线，包围尿道，可以是单个或多个，复杂或简单
	Gartner 导管囊肿	通常在前外侧阴道壁上中线旁椭圆形囊肿
	尿道周围胶原蛋白注射	在近端尿道附近注射医源性填充剂以促进排尿控制；圆形且具有各种信号强度
位于或低于耻骨联合下缘	前庭大腺囊肿	常单发，在后外侧阴道壁、阴唇内侧
	Skene 腺体	成对的尿道周围囊肿，沿尿道下 1/3 侧方，靠近外口

参考文献：Hahn WY, Israel GM, Lee VS. MRI of female urethral and periurethral disorders. *AJR Am J Roentgenol* 2004；182：677 – 682.

Hosseinzadeh K, Furlan A, Torabi M. Pre-and postoperative evaluation of urethral diverticulum. *AJR Am J Roentgenol* 2008；190：165 – 172.

28 **答案 C**。精阜位于尿道前列腺水平，是射精管进入尿道腔的入口，是前列腺囊的位置。在逆行尿路造影中，它可以表现为卵圆形充盈缺损。在 MR 图像上，精阜表现为射精管开口处尿道前列腺部后缘的压迹。

参考文献：Hansford BG, Peng Y, Jiang Y, et al. Revisiting the central gland anatomy via MRI：dose the central gland extend below the level of the verumontanum? *J Magn Reson Imaging* 2014；39：167 – 171.

Kawashima A, Sandlercm, Wasserman NF, et al. Imaging of urethral disease：pictorial review. *Radiographics* 2004；24：S195 – S216.

McCallum RW. The adult male urethra：normal anatomy, pathology, and method of urethrography. *Radiol Clin North Am* 1979；17：227 – 244.

29 **答案 A**。该图像是下段输尿管再建术（Psoas hitch 法）的术后外观。这是一种用于在远端输尿管切除术后减轻远端输尿管张力的手术。远端输尿管切除术缩短了输尿管，如果不采取预防措施，将缩短的输尿管与膀胱吻合会产生张力并危及吻合口。该手术方法将同侧膀胱壁 – 腰大肌缝合来解决这个问题，可有效地将膀胱固定并缓解了输尿管的张力。重要的是，要认识这种正常的术后外观，而不要将其误认为包涵性漏尿。

参考文献：Matthews R, Marshall FF. Versatility of the adult psoas hitch ureteral reimplantation. *J Urol* 1997；158：2078 – 2082.

30 **答案 A**。所谓的"混浊声影"是一种混响伪影引起的，它产生在光滑曲面或具有大曲率半径的曲面（即"扁平"物体）。由于气体表面光滑，并且气体倾向于沿曲率半径较大的结构（例如，肠腔）聚集，所以常在含气结构后面看到这种声影。被困在小曲率半径的小物体(例如,胆道积气)中的气体会产生“清晰声影”,例如,那些更常见于骨骼或钙化后方的声影。

“混浊声影”的机制涉及反射超声波束的相干性。当超声波束从换能器释放时,声波是“同相”的。当光束撞击光滑表面(例如,气体团)时,其被反射回换能器,并且光束相干性完好无损。由于反射的相干光束与其路径上的其他物体相互作用返回到换能器,因此会产生额外的反射;因为反射光束是相干的(即以相位一致性完好地反射),所以反射能够产生可测量的(尽管是人为的)信号。

这些反射被超声装置映射到原始物体的后部,形成一个“混浊的声影”。这是因为超声仪器根据光束返回到换能器所需的时间长度来映射对象深度,是一个声速的函数。多次反射会延迟超声波束,给仪器造成物体比实际位置深的错误印象。根据反射的深度和数量,混响伪影可以创建一个对象的多个副本,或在空间对象的实际位置后面创建不同深度的无意义噪声。

“清晰声影”通常出现在骨或钙化后,因为来自粗糙物体(或曲率半径较小的物体)反射的超声波光束失去了相干。因此,非相干光束与其返回换能器路径上的其他物体的相互作用将不会产生相干信号。

参考文献:Rubin JM, Adler RS, Bude RO, et al. Clean and dirty shadowing at US: a reappraisal. *Radiology* 1991;181:231 – 236.

Sommer FG, Taylor KJW. Differentiation of acoustic shadowing due to calculi and gas collections. *Radiology* 1980;135:399 – 403.

(曾晶晶 张峭巍 译 林敏 张联合 校)

第6章 男性生殖系统（前列腺、阴茎和阴囊）

问题

1 患者男，70岁，PSA升高（16.4ng/mL）并触及前列腺结节。MR检查发现前列腺左侧基底部2.5cm的占位伴包膜外浸润（左侧轴位图像），并累及同侧精囊（右侧冠状位图像）。表观扩散系数（ADC）为700 $\times 10^{-6} mm^2/s$。该前列腺癌的T分期是：

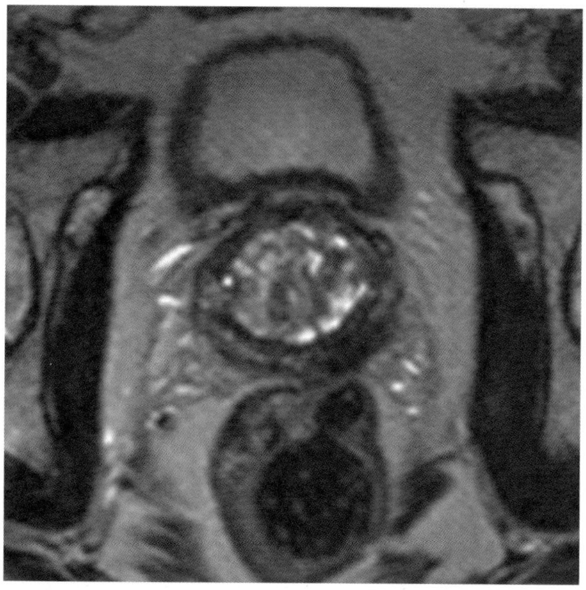

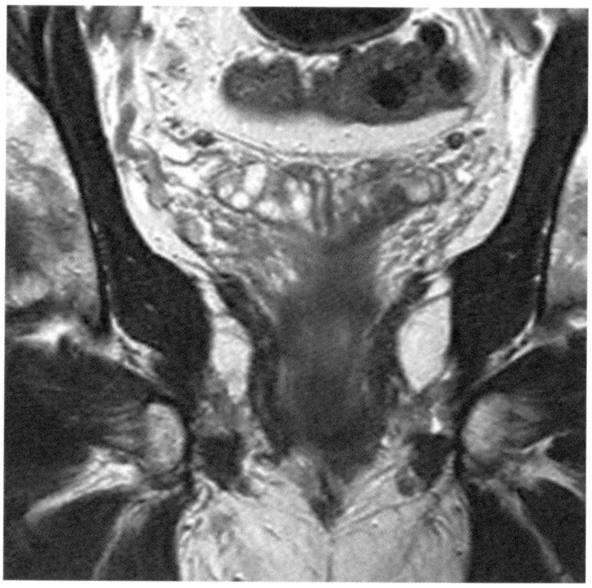

A. T2c　　B. T3a

C. T3b　　D. T4a

2 患者男，57岁，无症状，无既往病史，PSA升高（7.2ng/mL）。根据文献报道，经直肠灰阶超声探测有临床意义的前列腺癌的敏感性是：

A. <1%　　B. 10%

C. 50%　　D. 90%

3 患者男，33岁，急性阴囊疼痛，用12MHz的线阵换能器行睾丸彩色多普勒超声检查。高频超声换能器与低频超声换能器在图像深度和空间分辨率方面有何区别？

A. 高频换能器具有较弱的穿透性和较高的空间分辨率。

B. 高频换能器具有较强的穿透性和较高的空间分辨率。

C. 高频换能器具有较弱的穿透性和较低的空间分别率。

D. 高频换能器具有较强的穿透性和较低的空间分别率。

4　患者男，30 岁，阴囊疼痛伴肿胀，行多普勒超声检查。左侧阴囊超声表现的临床意义是：

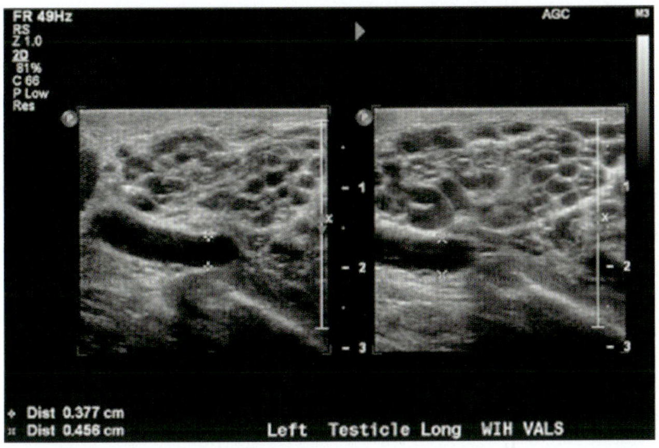

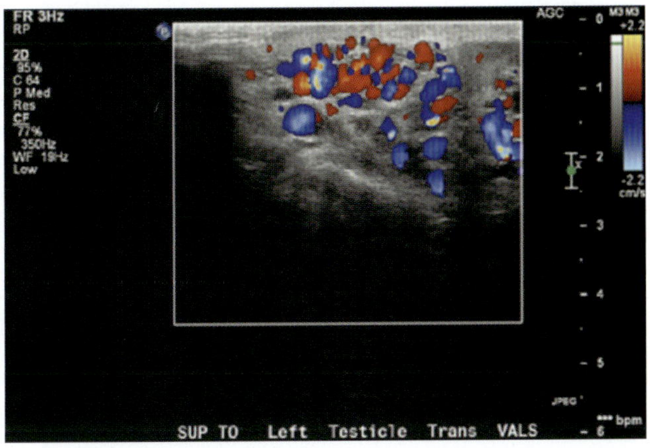

A. 无临床意义的良性发现　　　B. 不育的危险因素

C. 睾丸癌的危险因素　　　D. 性传播感染的危险因素

5　现代多参数前列腺 MRI 融合了多种先进的解剖和功能脉冲序列。下列哪种序列运用强双极梯度区分出静止与运动的自旋？

A. 快速自旋回波和自旋回波　　　B. 自旋回波和平衡梯度回波

C. 平衡梯度回波和平面回波成像　　　D. 平面回波成像和相位对比

6　患者男，60 岁，PSA 升高（10.5ng/mL），前列腺活检两次均为阴性，行 MR 检查获得以下图像。哪种类型的脉冲序列最有可能用单次激发获取这些图像？

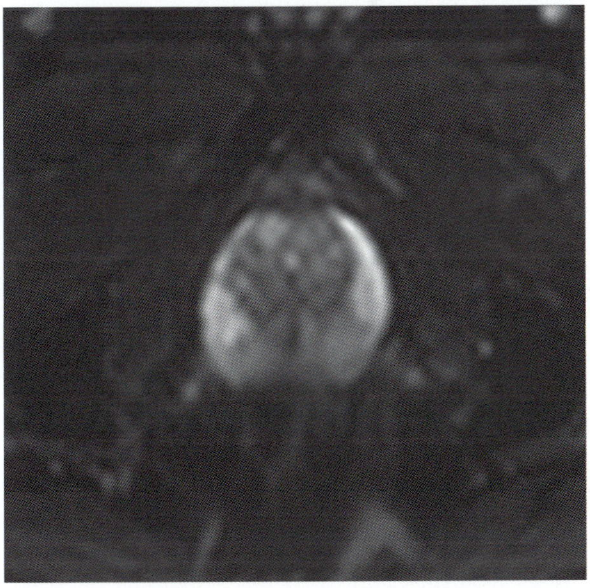

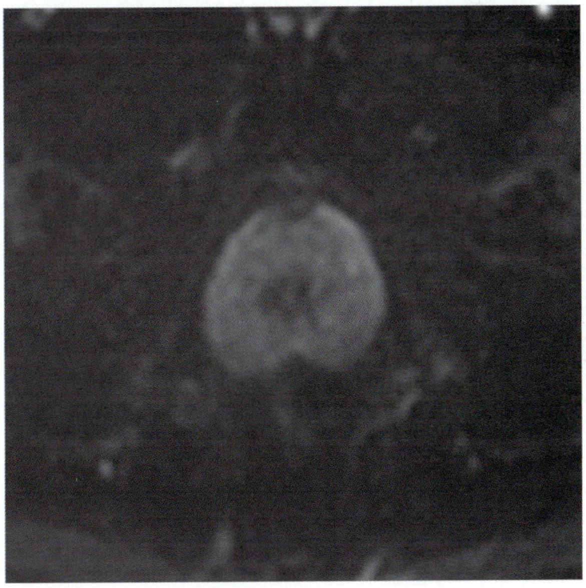

A. FSE T2W 序列　　　B. GRE T2*W 序列

C. 平衡梯度回波　　　D. 平面回波成像

7　患者男，50 岁，创伤后腹股沟疼痛，行彩色多普勒超声检查，右侧睾丸发现异常。最可能的诊断是：

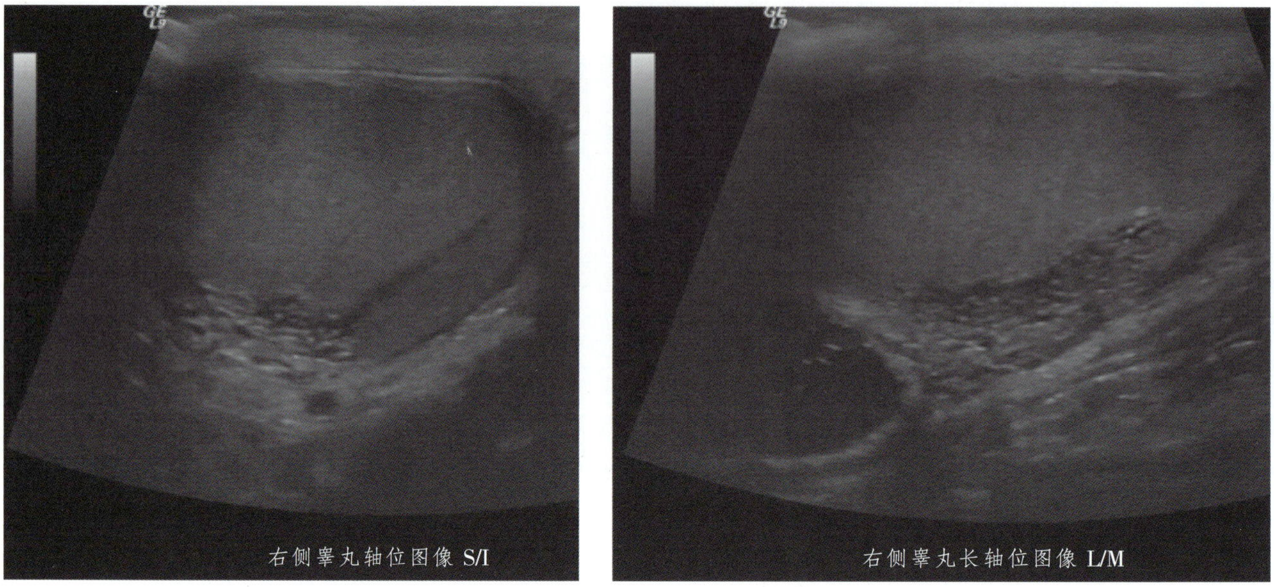
右侧睾丸轴位图像 S/I　　右侧睾丸长轴位图像 L/M

A. 良性发现（可忽略）　　B. 包涵性破裂

C. 生殖细胞肿瘤　　D. 血管畸形

8　患者男，32 岁，因阴囊疼痛行彩色多普勒超声检查，下列哪项疾病最有可能与影像学发现相关？

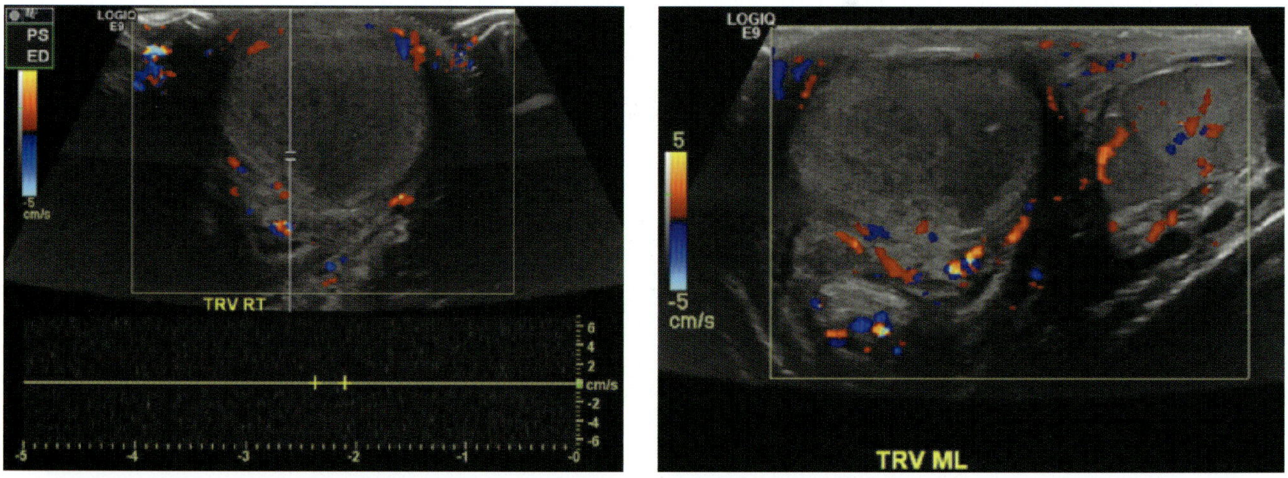

A. 睾丸微石症　　B. Bell - Clapper 畸形

C. 淋病奈瑟菌感染　　D. 人类免疫缺陷病毒感染

9　患者男，32 岁，因阴囊肿胀行彩色多普勒超声检查，下列哪项是该病的主要危险因素？

A. 隐睾症　　B. 输精管切除术史

C. 淋病奈瑟球菌感染　　D. 肾不发育

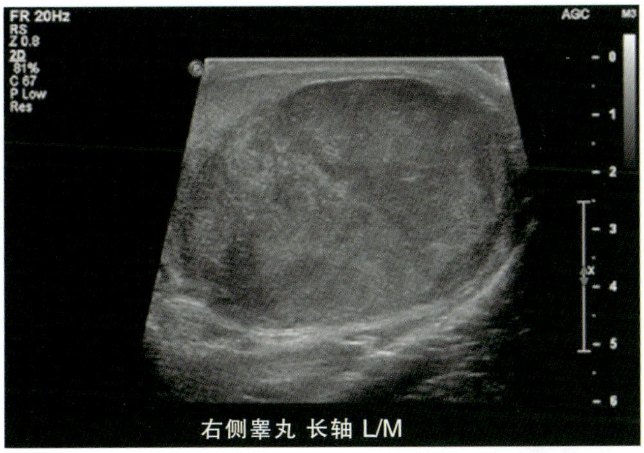

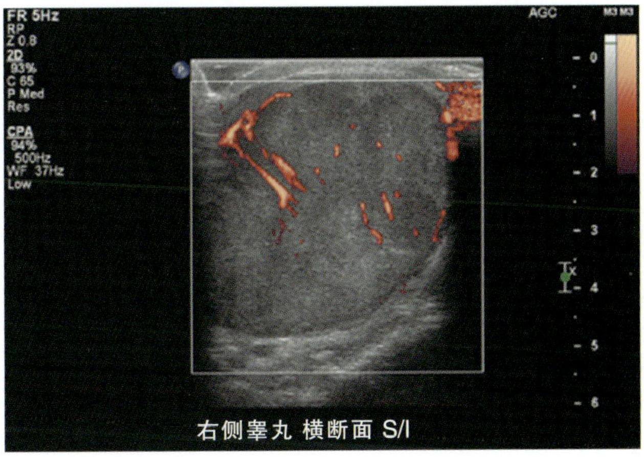

10 患者男，42 岁，左侧阴囊触及一明显肿块，超声表现为实性肿块。下列哪项影像学表现最有助于判断肿块的良恶性？

A. 钙化　　B. 血管化程度

C. 回声强度　　D. 位于睾丸内或睾丸外

11 患者男，60 岁，前列腺可触及结节，行经直肠超声（TRUS）引导下的六分仪穿刺活检。病理学结果符合双侧多灶性前列腺癌，Gleason 评分：4 + 4 = 8 分。行骨扫描，该如何解读以下图像？

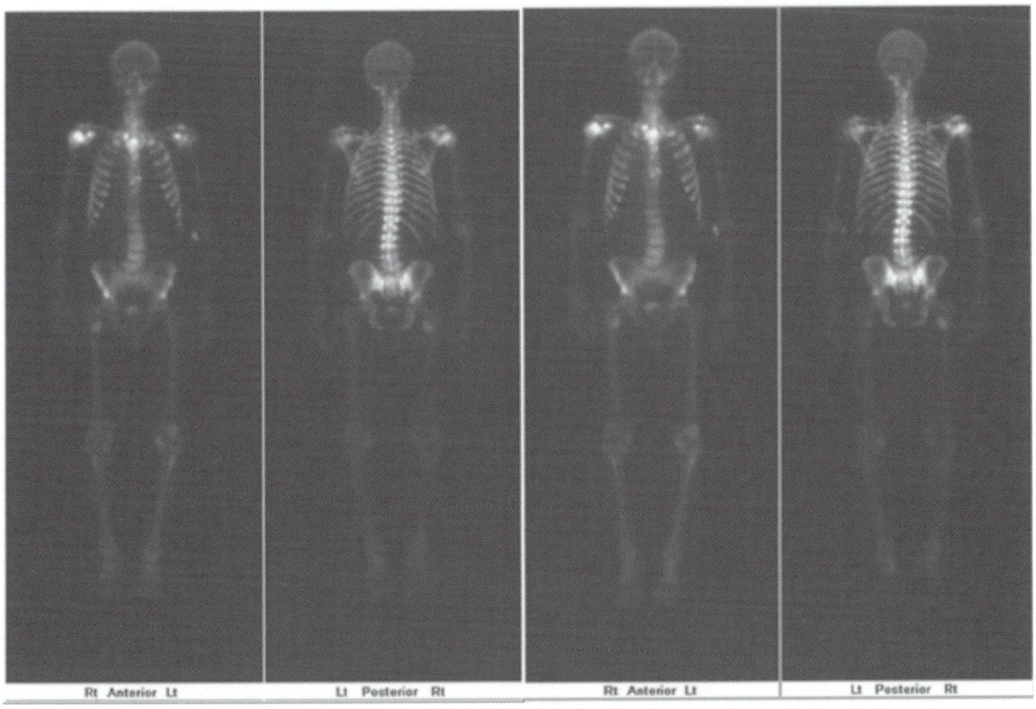

A. 正常表现　　B. 退行性改变

C. 甲状旁腺功能亢进症　　D. 广泛转移

12 患者男，25 岁，阴囊内触及肿块，行超声检查。最有可能的诊断是：

A. 精液囊肿　　B. 腺瘤样瘤

C. 精索静脉曲张　　D. 精原细胞瘤

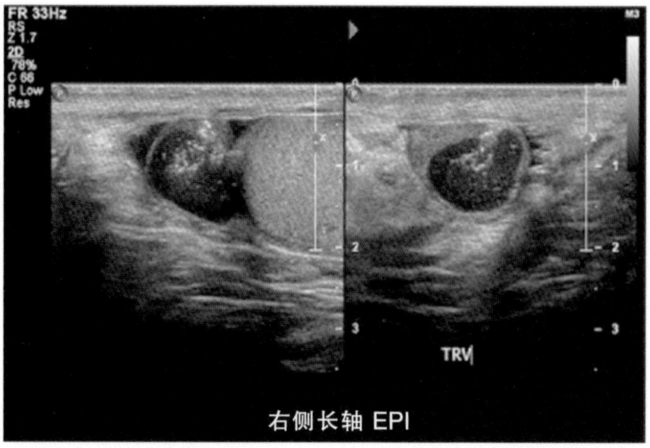

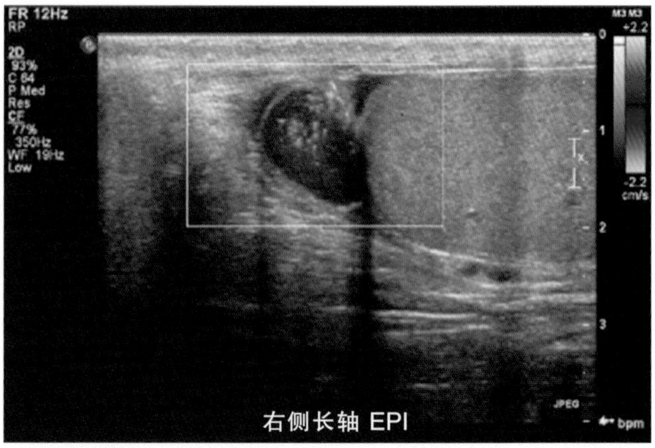

13 患者男，30 岁，因腹痛伴体重减轻行腹部和盆腔 CT 检查。发现多个肿大的淋巴结，提示转移性疾病。男性生殖腺的典型淋巴结引流是：

A. 腹股沟和髂外淋巴结　　B. 闭孔和髂内淋巴结

C. 下腔静脉旁和主动脉旁淋巴结　　D. 腹腔旁和胃肝淋巴结

14 患者女，50 岁，有多种心血管危险因素和充血性心力衰竭，表现为左侧会阴肿胀、发热和红斑。对该情况最可靠的处理是：

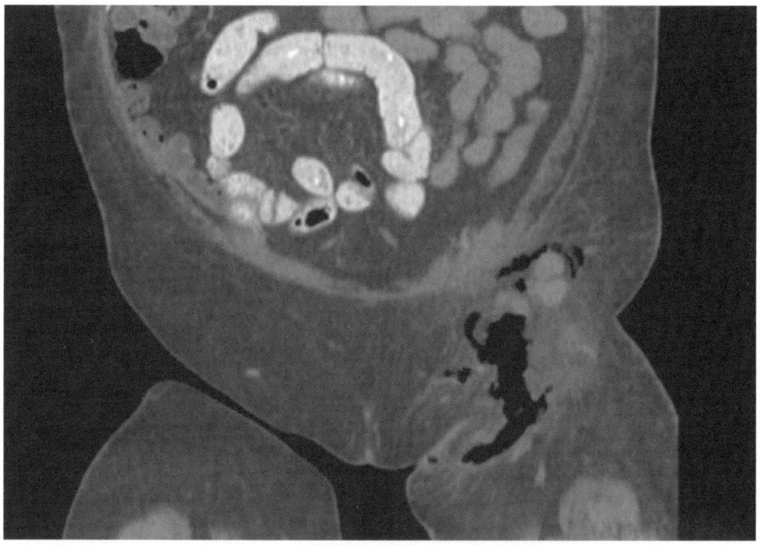

A. 观察　　B. 利尿治疗

C. 细针抽吸　　D. 手术清创

15 患者男，19 岁，患有 Von Hippel - Lindau 综合征，伴双侧阴囊肿块。哪种阴囊肿瘤与该病有关?

A. 精原细胞瘤　　B. 胚胎细胞癌

C. 附睾囊腺瘤　　D. 精索性脂肪肉瘤

16 患者男，60 岁，无症状，PSA 升高(9.7ng/mL)被诊断为前列腺癌，Gleason 评分：3 + 4 = 7 分，六分仪穿刺活检 12 处，3 处阳性。该患者在影像学上发现骨转移性疾病的可能性为：

A. <1%　　B. 5%

C. 20%　　D. 50%

17 患儿男，5岁，阴囊肿大，行阴囊超声检查，左侧阴囊内可探及肠管。肠管头侧向上外侧移行，达腹壁下动脉水平，并绕经该动脉外侧进入腹腔。这最有可能代表什么类型的疝气？

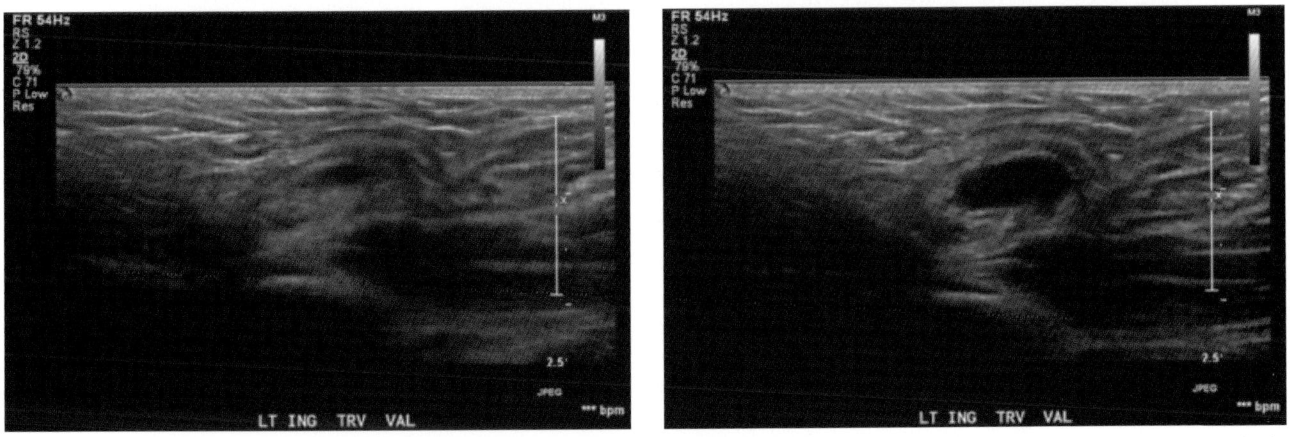

A. 腹股沟直疝　　B. 腹股沟斜疝

C. 股疝　　D. 闭孔疝

18 患者男，43岁，携带HIV病毒，阴囊和会阴有巨大的疣状生长物，冠状位增强CT图像如下所示。该患者被诊断为Buschke－Löwenstein病。这与什么病变紧密相关？

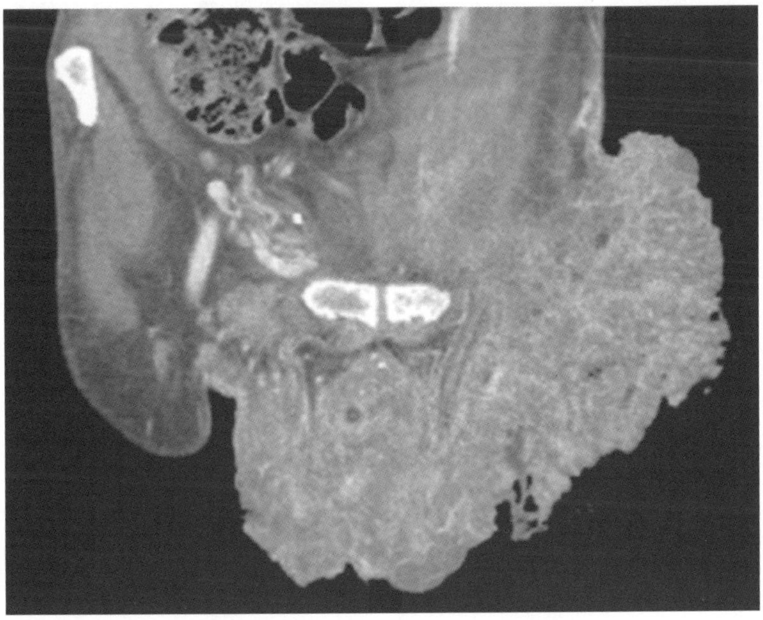

A. 腺癌　　B. 鳞状细胞癌

C. 黑素色瘤　　D. 基底细胞癌

19 患者男，55岁，PSA升高（8.9ng/mL），前列腺活检阴性，现行前列腺MR检查。在前部移行区发现结节，ADC值为700 $\times 10^{-6}mm^2/s$。ADC图代表什么？

A. 最高采集b值，信号强度（SI）的倒置逐像素映射图。

B. 最低采集b值，SI的倒置逐像素映射图。

C. 不同采集b值，SI斜率的逐像素映射图。

D. 不同采集b值，SI的自然对数ln（SI）斜率的逐像素映射图。

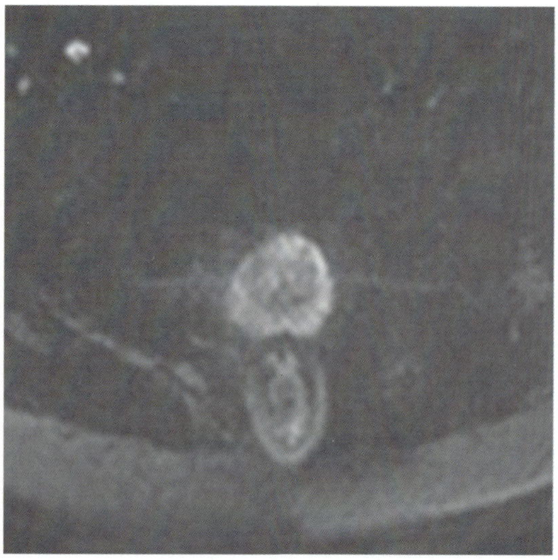

DWI（b =800s/mm^2）

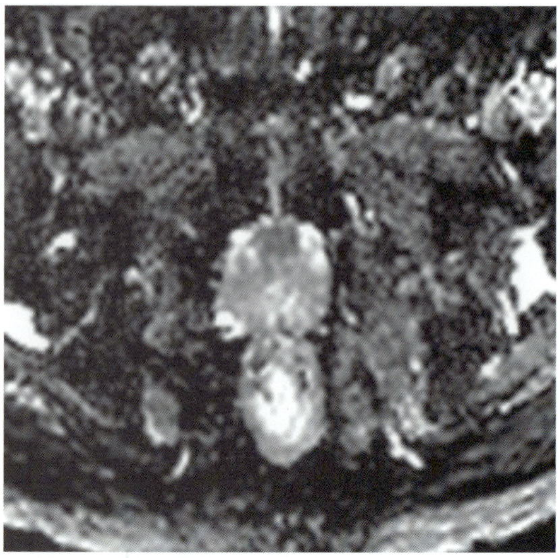

ADC 图

20 患者男，19 岁，骑跨伤后出现阴囊肿胀，行多普勒超声检查。下一步最佳措施是：

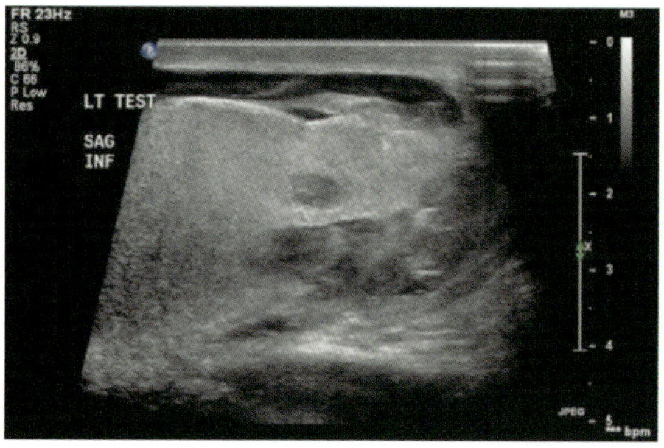

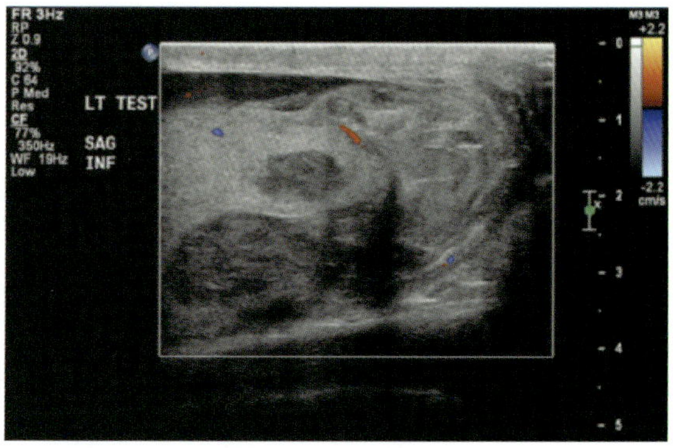

A. 影像随访

B. 静脉注射抗生素

C. 经皮活检

D. 手术处理

21 患者男，75 岁，可触及前列腺结节，行 TRUS 引导下前列腺穿刺活检，右侧前列腺内多灶性前列腺癌，Gleason 评分：4 +5 =9 分。行多参数前列腺 MR 检查，在右前移行区可见较大肿块。以下哪项是包膜外侵犯的公认特征？

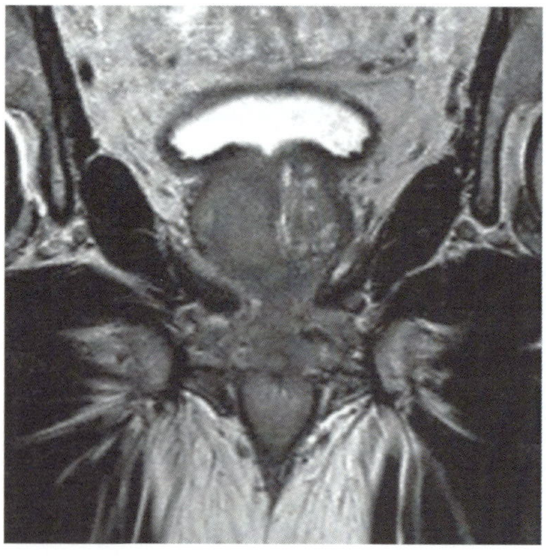

冠状位二维 FSE T2W 序列图像

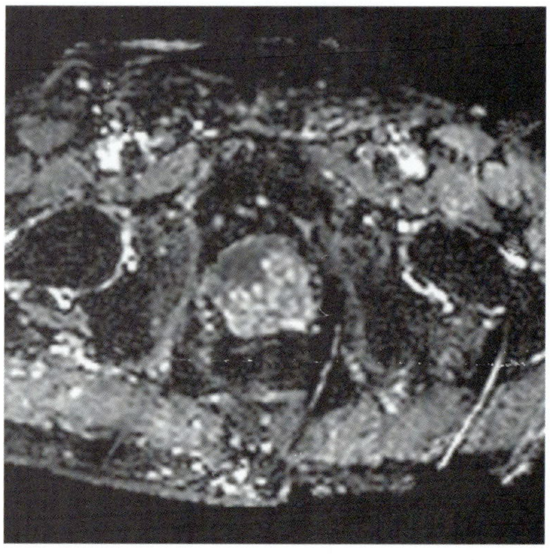

轴位 ADC 图

A. 局灶性包膜隆起　　B. ADC $<800\ \times10^{-6}\mathrm{mm}^2/\mathrm{s}$

C. ≥5mm 的包膜接触面　　D. T2 低信号膜消失

22 MR 波谱成像作为改善前列腺癌检测的方法已经被研究。前列腺癌的特征性波谱模式是:

A. 枸橼酸盐:胆碱比值升高　　B. 枸橼酸盐:肌酸比值升高

C. 胆碱:枸橼酸盐比值升高　　D. 肌酸:枸橼酸盐比值升高

23 患者男,33 岁,因阴茎异常勃起,行阴茎多普勒成像。以下哪项正确描述了彩色和能量多普勒成像的流量检测特性?

A. 能量多普勒成像是速度依赖性的,彩色多普勒成像不是。

B. 能量多普勒成像对慢速血流的敏感性低于彩色多普勒成像。

C. 能量多普勒成像与血流方向无关,彩色多普勒成像与之有关。

D. 能量多普勒成像比彩色多普勒成像更容易受混叠影响。

24 患者男,60 岁,PSA 升高(7.1ng/mL),行经直肠超声引导下的前列腺穿刺活检。4 天后,出现阴囊疼痛和肿胀。行多普勒超声检查。下一步最佳措施是:

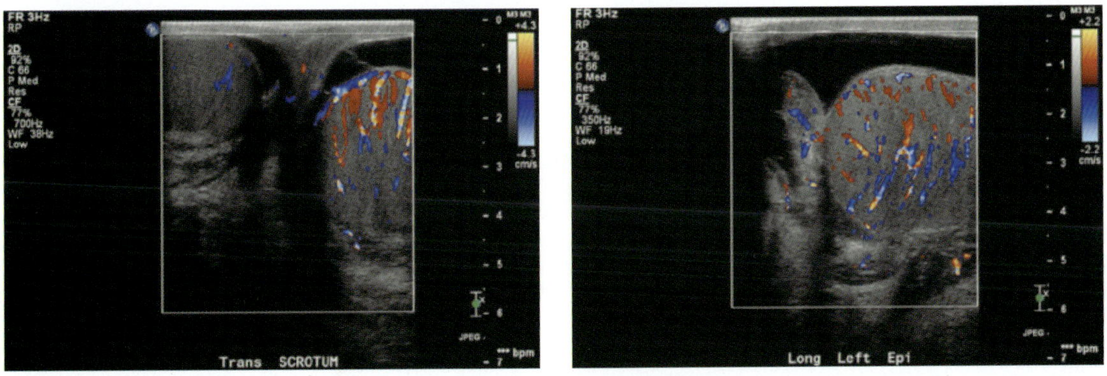

A. 观察　　B. 抗生素治疗

C. 外科扭转矫正　　D. 前列腺切除术

25 患者男,50 岁,T3aNxMx 期前列腺癌,Gleason 评分:4+4=8 分,行^{111}In-卡罗单抗喷地肽(ProstaScint)扫描。对该影像学表现最恰当的解释是:

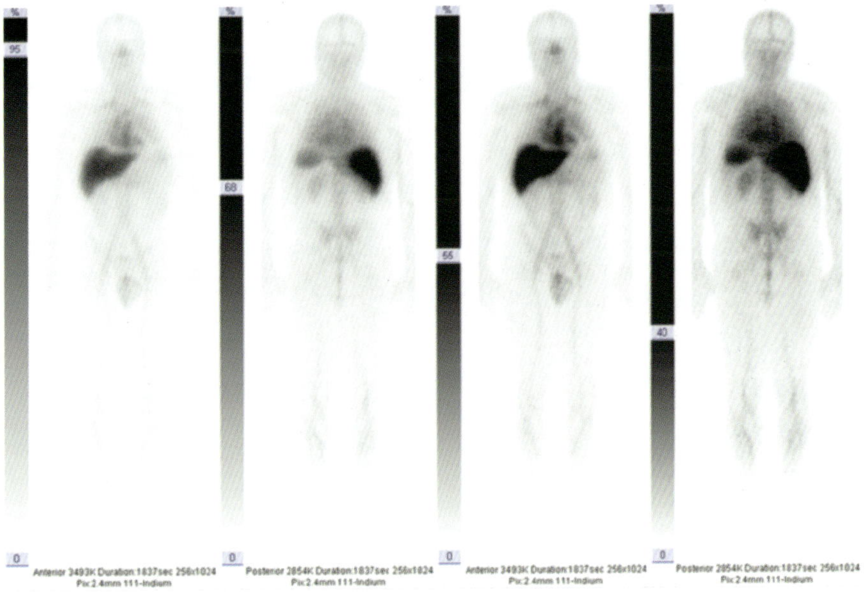

A. 正常表现　　B. 肝转移性疾病

C. 骨转移性疾病　　D. 肺转移性疾病

26 患者男，16 岁，因腹股沟疼痛行阴囊超声检查。两侧睾丸均可见多个肿块。该影像学表现与以下哪种疾病有关？

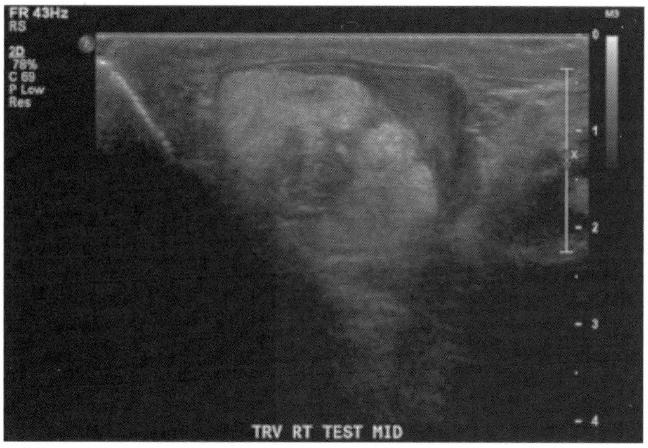

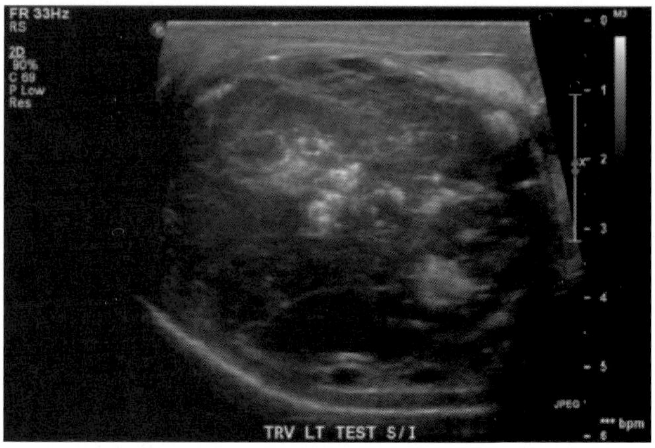

A. 多发性内分泌肿瘤Ⅱ型　　B. 先天性肾上腺增生症

C. von Hippel－Lindau 综合征　　D. 常染色体显性多囊肾病

27 患者男，20 岁，疑似腹股沟疝且无相关病史，行阴囊超声检查。对于该影像学表现，最佳的处理措施是：

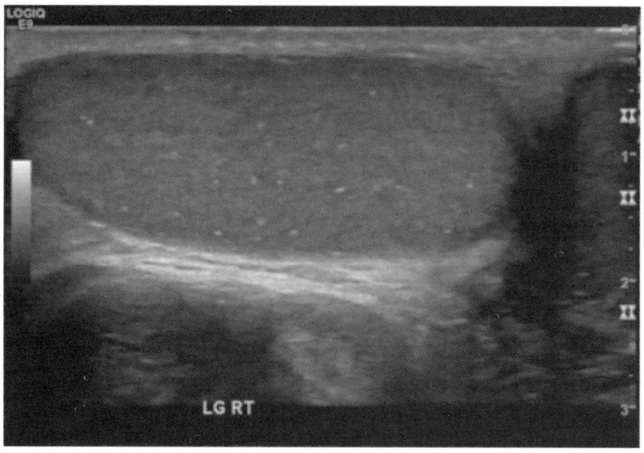

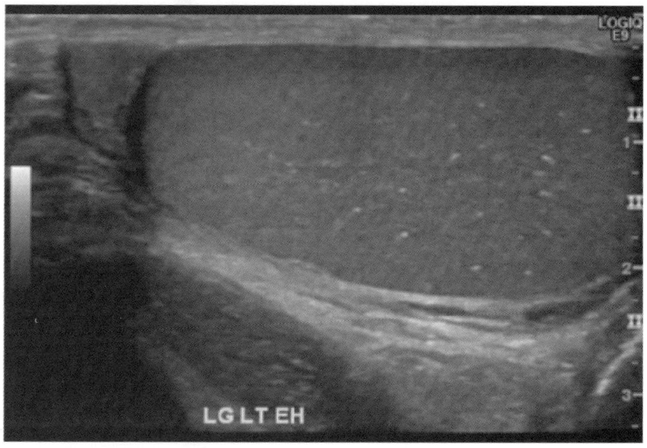

A. 忽略（良性病变偶然发现）　　B. 定期阴囊自我检查

C. 每 6 个月超声随访　　D. 预防性双侧睾丸切除术

28 患者男，60 岁，T2bN0Mx 期前列腺癌，Gleason 评分：3＋4＝7 分，行前列腺切除术。2 年后，PSA（1.2ng/mL）可测及。行动态对比增强 GRE T1W 序列成像（左侧）并生成减影图像（右侧）。下一步最佳措施是：

A. 观察并监测 PSA　　B. 连续观察前列腺 MRI

C. 抗生素治疗和引流管放置　　D. 挽救性放射治疗

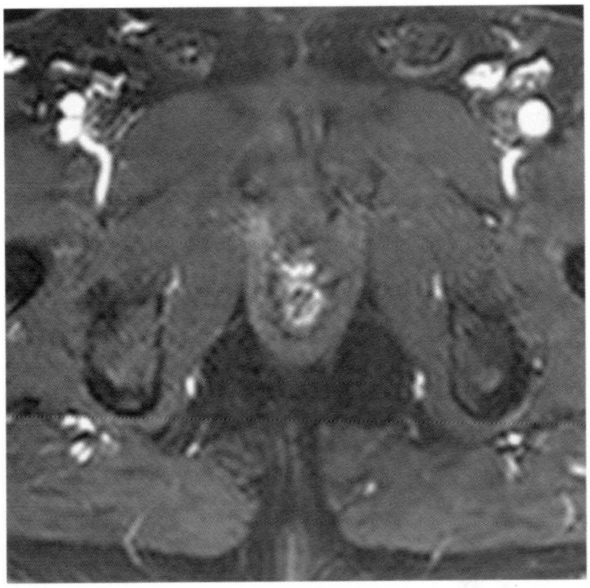

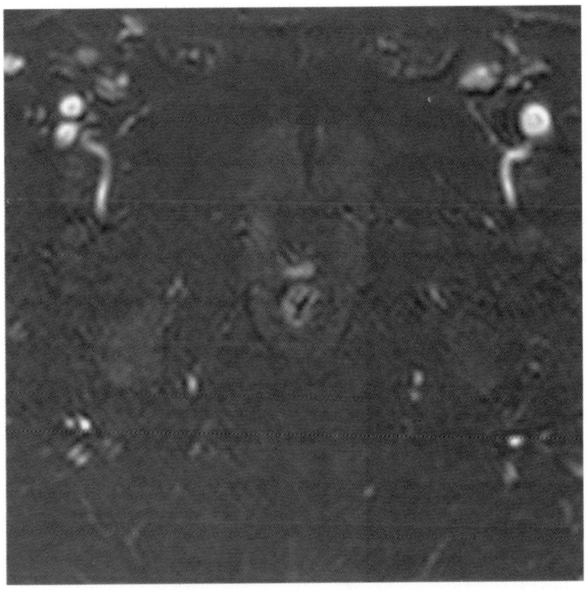

29 患者男，69 岁，PSA 升高（18.4ng/mL），先前前列腺活检阴性，现行前列腺 MR 检查，行扩散加权成像（DWI）。以下哪项表现与前列腺癌 Gleason 评分较高相关?

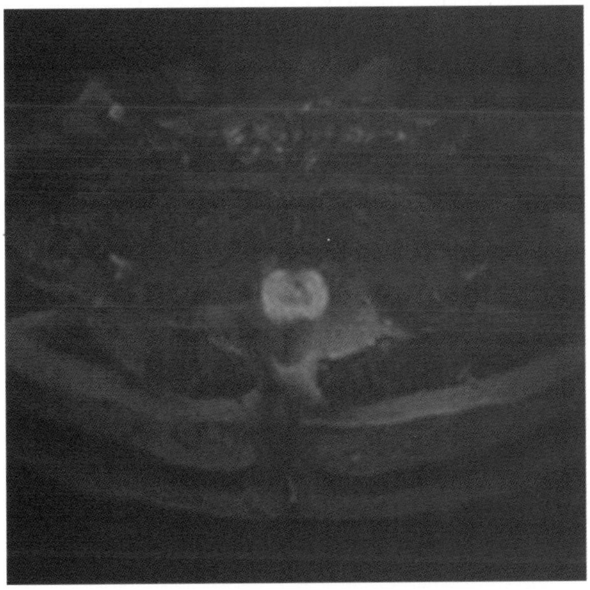

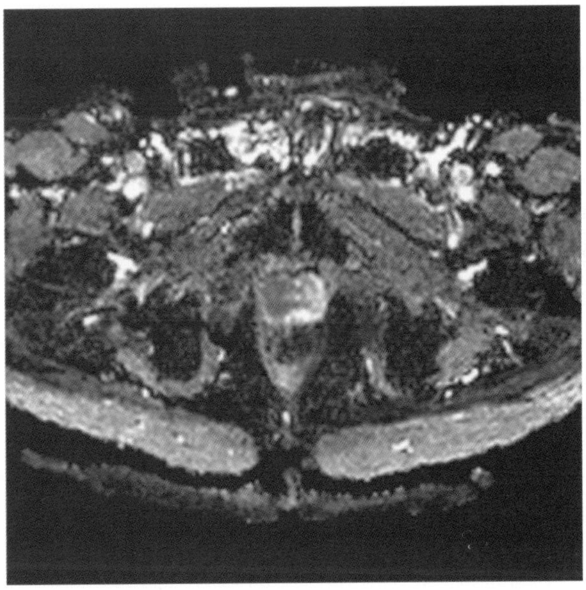

A. b = 800s/mm^2，示踪扩散图像信号强度 > 800mm^2/s

B. b = 800s/mm^2，示踪扩散图像信号强度 < 800mm^2/s

C. ADC 图上的信号强度 > 850 $\times 10^{-6}$$mm^2$/s

D. ADC 图上的信号强度 < 850 $\times 10^{-6}$$mm^2$/s

30 患者男，55 岁，因右下腹痛行腹部和盆腔 CT 检查。在阴茎内发现斑块样钙化点。发生钙化的最可能是：

A. 海绵体动脉

B. 海绵体静脉

C. 白膜

D. 鞘膜

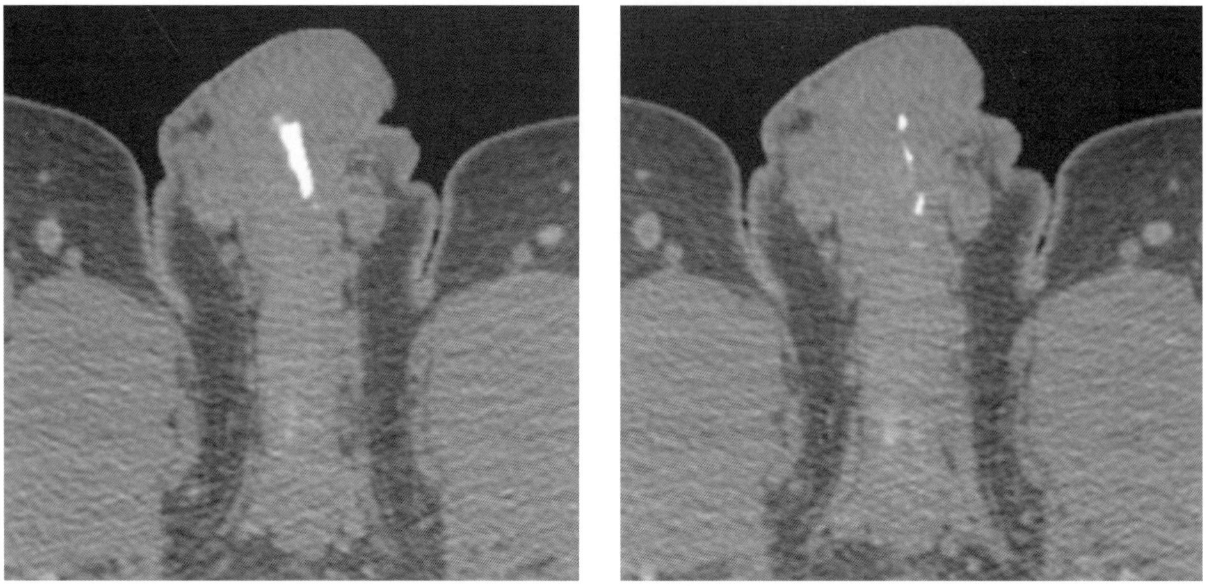

答案与解析

1　**答案 C**。按照 AJCC 2010 年 TNM 分类系统,精囊侵犯意味着 T3b 期疾病。以下为前列腺癌 T 分期。其中,放射科医生最重要的是要记住 T2 期与 T3 期。

T 分期	描述
T0	无前列腺癌证据
局限于前列腺的不可触及、不可见的肿瘤	
T1a	在≤5% 的切除组织中偶然发现肿瘤(例如,TURP)
T1b	在 >5% 的切除组织中偶然发现肿瘤(例如,TURP)
T1c	细针穿刺活检发现的肿瘤(例如,PSA 引起的活检)
局限于前列腺的可触及或可见的肿瘤	
T2a	侵犯单侧(累及一叶),≤50% 叶体积
T2b	侵犯单侧(累及一叶),>50% 叶体积
T2c	侵犯双侧(累及双侧叶)
肿瘤侵犯到前列腺外	
T3a	包膜外浸润
T3b	侵犯精囊
T3c	侵犯精囊以外的相邻结构(例如,膀胱)

参考文献:Prostate. In: Edge SB, Byrd DR, Compton CC, et al. (eds). *AJCC cancer staging manual*, 7th ed. New York, NY: Springer, 2010: 457 - 468.

2　**答案 C**。据报道,经直肠灰阶超声探测有临床意义的前列腺癌的敏感性约为 50%,但这可能高估了。灰阶超声不是检测原发性前列腺癌的可靠方法,主要用于指导 TRUS 引导下的活检。TRUS 引导的活检通常是非靶向、随机的(即六分仪活检)。随机 TRUS 引导下的活检组织取样通常采用模板方法获得 12 个或更多的活检标本,并有意识地对外周带进行过采样。腺体前部和移行区常常少采样或根本不采样。

参考文献:Carter HB, Hamper UM, Sheth S, et al. Evaluation of transrectal ultrasound in the early detection of prostate cancer. *J Urol* 1989;142:1008 - 1010.

Terris MK, Freiha FS, McNeal JE, et al. Efficacy of transrectal ultrasound for identification of clinically undetected prostate cancer. *J Urol* 1991;146:78 - 83.

3　**答案 A**。与低频换能器相比,高频换能器具有较弱的穿透性和较高的空间分辨率。这就是浅表结构(例如,睾丸、甲状腺)优先使用高频换能器成像的原因。这也是某些适当时机下,腔内探头优于经皮探头(例如,经阴道超声优于经腹部超声)的原因。通常,与凸阵换能器相比,线阵换能器是较高频率的换能器。可以通过图像的外形来判断使用了哪种探头:线阵换能器图像的表浅边缘平坦,凸阵换能器则弯曲。如下图所示,左图为用高频线阵换能器获得的图像,显示了附睾头囊肿;右图为低频凸阵换能器获得的图像,显示了正常胆囊。请注意传感器形状与图像形状之间的关系。线阵换能器的深度为4.5cm,频率为14MHz;凸阵换能器的深度为15cm,频率为4MHz。

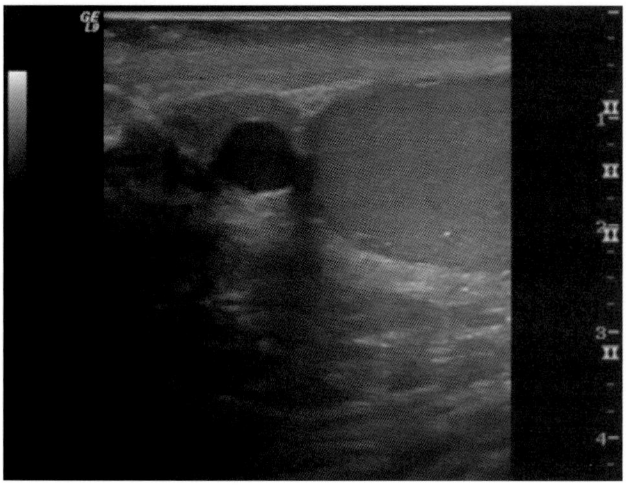

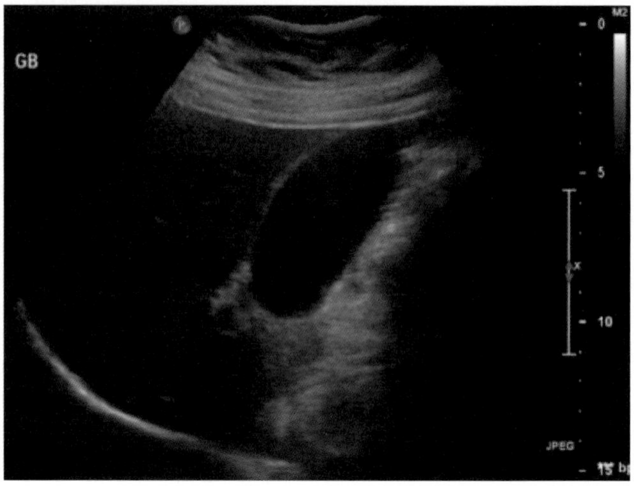

线阵换能器(14MHz)　　　　凸阵换能器(4MHz)

参考文献:Rumack CM, Wilson SR, Charboneau JW, et al. *Diagnostic ultrasound*, 2-volume set, 4th ed. Philadelphia: Mosby, 2011.

4 **答案 B**。精索蔓状静脉丛内扩张的静脉管径≥3mm,对诊断精索静脉曲张的特异性达90%以上。相关表现包括纠集、杂乱的静脉网和 Valsalva 试验时静脉扩张。

手术切除精索静脉曲张(曲张精索静脉切除术)是治疗男性不育症的治疗方法,技术成功率高。许多接受这种手术的患者,精子密度和精子质量都得到了提高。然而,只有少数人(约2.5%)能够在没有外加生殖辅助技术的情况下成功妊娠。

参考文献:Chiou RK, Anderson JC, Wobig RK, et al. Color Doppler ultrasound criteria to diagnose varicoceles: correlation of a new scoring system with physical examination. *Urology* 1997;50:953-956.

Lee R, Li PS, Goldstein M, et al. A decision analysis of treatments for nonobstructive azoospermia associated with varicocele. *Fertil Steril* 2009;92:188-196.

Masson P, Branningan RE. The varicocele. *Urol Clin North Am* 2014;41:129-144.

Petros JA, Andriole GL, Middleton WD, et al. Correlation of testicular color Doppler ultrasonography, physical examination and venography in the detection of left varicoceles in men with infertility. *J Urol* 1991;145:785-788.

5 **答案 D**。强双极梯度应用于平面回波成像和相位对比,以区别静止和运动的自旋。当双极梯度被连续激活时,会引起运动中自旋的相移,因为运动的自旋受到两个同等梯度脉冲的影响是不同的。当第二个梯度脉冲激活时,运动的自旋将会移向不同的位置,因此第一个梯度脉冲所积累的相位不会被第二个梯度脉冲所抵消。

这种相移与自旋运动的速度有关,可用于确定运动结构的速度(例如,狭窄瓣膜的血流速度)。静止的自旋(静止组织中进动的质子)将会受到两种梯度相同的影响而抵消,导致零相移,因为静止自旋没有在两次梯度激活之间移动。

参考文献:Lee VS. *Cardiovascular MR imaging: physical principles to practical protocols*, 1st ed. Philadelphia, PA: Lippincott Williams & Wilkins, 2005.

McRobbie DW, Moore EA, Graves MJ, et al. *MRI: from picture to proton*, 2nd ed. New York: Cambridge University Press, 2007.

6　**答案 D**。DWI 是最常见的用单次激发获取的平面回波成像(EPI)(多次激励的 EPI 是可能的,但技术上受限)。EPI 是一种非常快速的成像方式,可以在 < 100ms 内获取图像。它用于 DWI、灌注成像和功能性磁共振成像[例如,血氧水平依赖(BOLD)成像]。该技术速度太快,患者运动影响基本上被消除了。速度对于 DWI 很重要,因为 DWI 试图测量亚体素的布朗运动,患者任何运动都可以破坏这个序列。EPI 的一个缺点是其特别容易受到磁化率伪影的影响。

参考文献:McRobbie DW, Moore EA, Graves MJ, et al. *MRI: from picture to proton*, 2nd ed. New York: Cambridge University Press, 2007.

Poustchi-Amin M, Mirowitz SA, Brown JJ, et al. Principles and applications of echo-planar imaging: a review for the general radiologist. *Radiographics* 2001;21:767 – 779.

7　**答案 A**。该图像显示了睾丸网的囊性扩张,这是一个并无临床意义的良性发现。可被偶然发现,也可见于输精管切除术后。将该表现与睾丸内肿瘤区分开来很重要。与睾丸内肿瘤不同,囊性扩张的睾丸网内没有实性成分。囊性扩张的睾丸网的特征是相邻小的充满液体的囊和管(1 ~ 3mm)沿着睾丸纵隔分布或取代睾丸纵隔,在彩色多普勒上无血流信号。如果多普勒血流存在于缺少实性组织的无回声囊内,很可能为睾丸内精索静脉曲张(非常罕见)。

参考文献:Dogra VS, Gottlieb RH, Rubens DJ, et al. Benign intratesticular cystic lesions: US features. *Radiographics* 2001;21:S273 – S281.

Older RA, Watson LR. Tubular ectasia of the rete testis: a benign condition with a sonographic appearance that may be misinterpreted as malignant. *J Urol* 1994;152:477 – 478.

8　**答案 B**。图像显示右侧睾丸内无血流,符合睾丸扭转的表现。睾丸扭转常与先天性 Bell-Clapper 畸形有关。在该畸形中,鞘膜(覆盖在睾丸周围的浆膜,位于白膜外)沿后壁延伸过高并附着于精索上而不是睾丸上。正常情况下,鞘膜下部止于睾丸将其固定并防止其扭转。发生 Bell-Clapper 畸形时,鞘膜没有附着于睾丸,而是在更高的位置,并允许睾丸在这个空间自由扭转。

睾丸微石症(答案 A)与睾丸恶性肿瘤有关;淋病奈瑟菌感染与睾丸附睾炎有关(答案 C);人类免疫缺陷病毒感染(答案 D)与睾丸淋巴瘤和机会性感染有关。

参考文献:Aso C, Enriquez G, Fite M, et al. Gray-scale and color Doppler sonography of scrotal disorders in children: an update. *Radiographics* 2005;25:1197 – 1214.

Avery LL, Scheinfeld MH. Imaging of penile and scrotal emergencies. *Radiographics* 2013;33:721 – 740.

9　**答案 A**。这些图像显示了右侧睾丸内实性肿块,符合恶性肿瘤表现。因此,隐睾症(答案 A)是一个很强的危险因素。尽管睾丸固定术不能消除这种风险,但早期行睾丸固定术是为了预防其他并发症(生育能力低下)并可监测。无并发症的未降睾丸通常不会被切除,因为尽管风险增加,但绝大多数隐睾患者不会继续发展为睾丸癌。

输精管切除术(答案 B)和淋病奈瑟球菌感染(答案 C)与睾丸恶性肿瘤没有很大的相关性。淋病奈瑟球菌与感染性睾丸炎有关,但图像显示的是睾丸内的实性肿块,而不是发炎的睾丸(注意,左上角正常软组织的"爪征"以及没有血管增多)。虽然肾不发育(答案 D,以及其他泌尿系畸形)与各种先天性生殖器疾病有关,但其对睾丸癌的发展没有直接作用。

参考文献：Albers P，Albrecht W，Algaba F，et al. EAU guidelines on testicular cancer：2011 update. *Eur Urol* 2011；60：304 – 319.

Hutson JM，Clarke MC. Current management of the undescended testicle. *Semin Pediatr Surg* 2007；16：64 – 70.

10 **答案 D。**预测阴囊内肿块是否恶性的最重要因素是肿块是否位于睾丸内。肿块位于睾丸内很可能是恶性肿瘤，而位于睾丸外则不太可能是恶性肿瘤。当然，这两个规律都有例外（例如，良性“洋葱皮样”睾丸表皮样囊肿、恶性腹股沟脂肪肉瘤），但这种规律足以指导治疗。阴囊内实性肿块的钙化（答案 A）、血管化程度（答案 B）以及回声强度（答案 C）都没有多大帮助。

参考文献：Aso C，Enriquez G，Fite M，et al. Gray-scale and color Doppler sonography of scrotal disorders in children：an update. *Radiographics* 2005；25：1197 – 1214.

Beccia DJ，Krane RJ，Olsson CA. Clinical management of non-testicular intrascrotal tumors. *J Urol* 1976；116：476 – 479.

Woodward PJ，Schwab CM，Sesterhann IA. Extratesticular scrotal masses：radiologic-pathologic correlation. *Radiographics* 2003；23：215 – 240.

11 **答案 D。**骨扫描图像显示弥漫性骨吸收而肾摄取缺乏或轻微摄取（即所谓的“超级显像”），符合弥漫性转移瘤。“超级显像”可由多种病理状态引起，包括弥漫性硬化性转移性疾病，代谢紊乱（例如，甲状旁腺功能亢进症）和骨髓增殖性疾病。它是由于高代谢骨组织过度摄取放射性示踪剂，从泌尿系统排泄却很少。下面是同一患者同一天的 CT 图像，表现为广泛性硬化性骨质病变，符合转移瘤。尽管甲状旁腺功能亢进症（答案 C）也能产生超级显像，但对多灶性高级别前列腺癌患者而言不是最可能的诊断。正常表现（答案 A）或退行性改变（答案 B），在泌尿系统内会有更多的摄取。

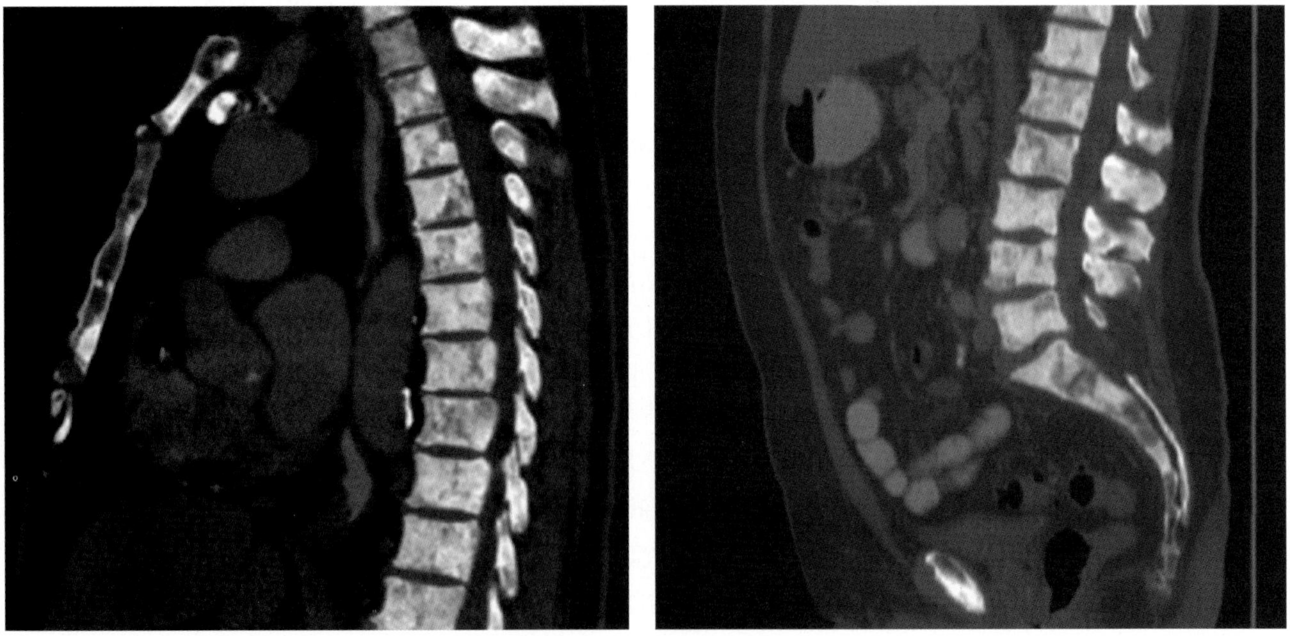

参考文献：Buckley O，O'Keeffe S，Geoghegan T，et al. ^{99m}Tc bone scintigraphy superscans：a review. *Nucl Med Commun* 2007；28：521 – 527.

Constable AR，Cranage RW. Recognition of the superscan in prostatic bone scintigraphy. *Br J Radiol* 1981；54：122 – 125.

12 **答案 A**。图像显示右侧附睾头内的混杂囊状结构，其内包含小回声灶，内无多普勒血流信号。这可能是一种良性的精液囊肿，含有失活的精子。也可以是无回声的，类似附睾头囊肿(附睾囊肿不包含精子)，但两者临床处理相似，因此，不需要将两者区分开来。

腺瘤样瘤(答案 B)是很常见的，通常是睾丸外良性肿块。腺瘤样瘤和精索静脉曲张(答案 C)在彩色多普勒成像中常可探及血流。精原细胞瘤(答案 D)是睾丸内肿块，而不是睾丸外肿块。

参考文献:Erikci V, Hosgor M, Aksoy N, et al. Management of epididymal cysts in childhood. *J Pediatr Surg* 2013;48:2153 – 2156.

Sista AK, Filly RA. Color Doppler sonography in evaluation of spermatoceles: the "falling snow" sign. *J Ultrasound Med* 2008;27:141 – 143.

Woodward PJ, Schwab CM, Sesterhann IA. Extratesticular scrotal masses: radiologic-pathologic correlation. *Radiographics* 2003;23:215 – 240.

13 **答案 C**。性腺淋巴管与性腺静脉相伴。右侧性腺静脉在低于右肾静脉水平流入下腔静脉(即下腔静脉旁)，而左侧性腺静脉流入左肾静脉(即主动脉旁)。这些汇入区很重要，因为睾丸癌的淋巴结播散与许多其他盆腔恶性肿瘤不同。睾丸癌通常不会转移到盆腔淋巴结(答案 A 和答案 B)。偶然发现一侧或两侧性腺静脉汇入点旁的淋巴结肿大，应立即行阴囊超声检查，以确定淋巴结肿大是否继发于睾丸恶性肿瘤。

参考文献:Albers P, Albrecht W, Algaba F, et al. EAU guidelines on testicular cancer: 2011 update. *Eur Urol* 2011;60:304 – 319.

Dunnick NR, Sandler CM, Newhouse JH. *Textbook of uroradiology*, 5th ed. Philadelphia, PA: Lippincott Williams & Wilkins, 2012.

14 **答案 D**。腹股沟和会阴软组织内的气体在蜂窝织炎的形成过程中，提示福尼尔坏疽，这是一种外科急症。这种快速渐进的坏死性感染，如不积极治疗，会导致严重的致残或死亡(答案 A, B, C 不正确)。它通常与免疫缺陷状态有关(如糖尿病)。

CT 是检测软组织气体最敏感的方式。气体在超声上常可产生所谓的"混浊声影"。盆腔软组织气体的鉴别诊断包括：阴囊福尼尔坏疽、肠外瘘、窦道、脓肿、近期手术或经皮操作，以及来自气胸或纵隔气肿的皮下气肿。

参考文献:Eke N. Fournier's gangrene: a review of 1726 cases. *Br J Surg* 2000;87:718 – 728.

Levenson RB, Singh AK, Novelline RA. Fournier gangrene: role of imaging. *Radiographics* 2008;28:519 – 528.

15 **答案 C**。Von Hippel-Lindau 综合征与附睾囊腺瘤、中枢神经系统和视网膜血管网状细胞瘤、胰腺神经内分泌肿瘤、胰腺囊肿、肾细胞癌和嗜铬细胞瘤有关。

参考文献:Choyke PL, Glenn GM, Walther MM, et al. von Hippel-Lindau disease: genetic, clinical, and imaging features. *Radiology* 1995;194:629 – 642.

16 **答案 A**。当前列腺癌患者的 PSA < 10ng/mL 时，发生骨转移性疾病的可能性 < 1%。该信息可用于处理在无症状的前列腺癌患者中发现的偶发孤立性小硬化骨质病变，是前列腺癌分期指南的基础。前列腺癌患者转移性疾病筛查的适应证包括：骨痛、T3/T4 期疾病、Gleason 评分≥8 分、高容量 Gleason 评分 7 分和(或)PSA≥20ng/mL。

参考文献:Huncharek M, Muscat J. Serum prostate-specific antigen as a predictor of radiographic staging studies in newly diagnosed prostate cancer. *Cancer Invest* 1995;13:31 – 35.

Oesterling JE, Martin SK, Bergstralh EJ, et al. The use of prostate-specific antigen in staging patients with newly diagnosed prostate cancer. *JAMA* 1993;269:57 – 60.

17 **答案 B**。腹股沟斜疝从腹壁下血管外侧的腹股沟深环进入腹股沟管,向内向下进入阴囊(答案 B)。腹股沟直疝(答案 A)在腹壁下血管的内侧向前凸起。股疝(答案 C)向下外侧走行并进入股管,并经常压迫同侧股静脉。闭孔疝(答案 D)经闭孔内肌上方进入闭孔。下面是这些疝的例子。除了闭孔疝是横断面外,其他都是冠状面。

注意,腹壁下血管的位置与腹股沟直疝和腹股沟斜疝有关。腹股沟直疝在腹壁下血管内侧,而腹股沟斜疝在外侧。

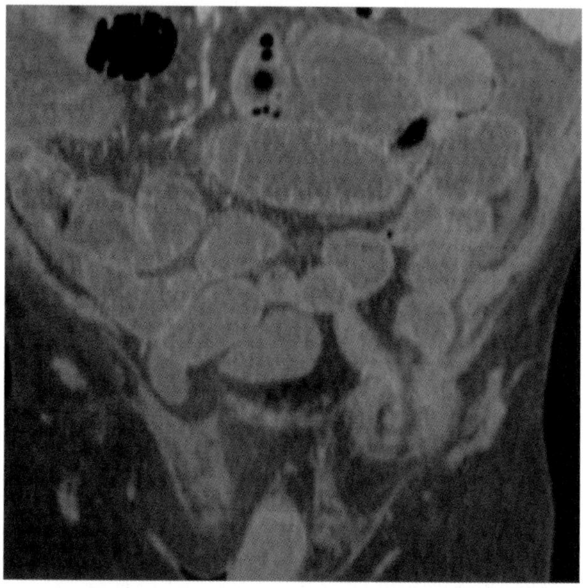
腹股沟斜疝(左侧斜疝、右侧直疝,疝内容物均为肠道)

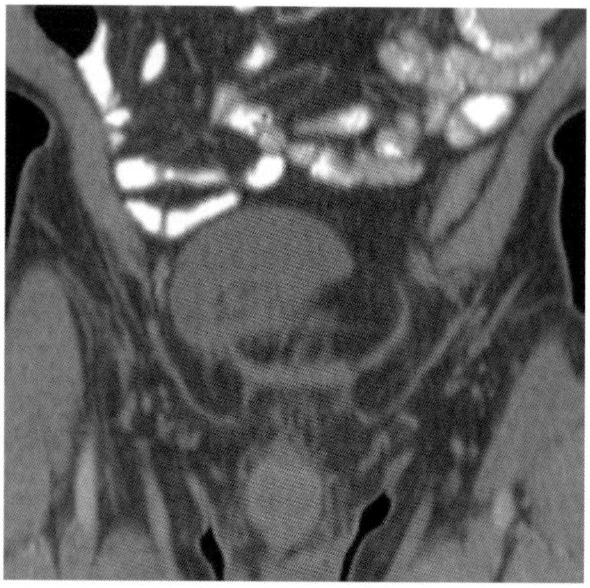
腹股沟直疝(双侧直疝,右侧疝内容物为膀胱)

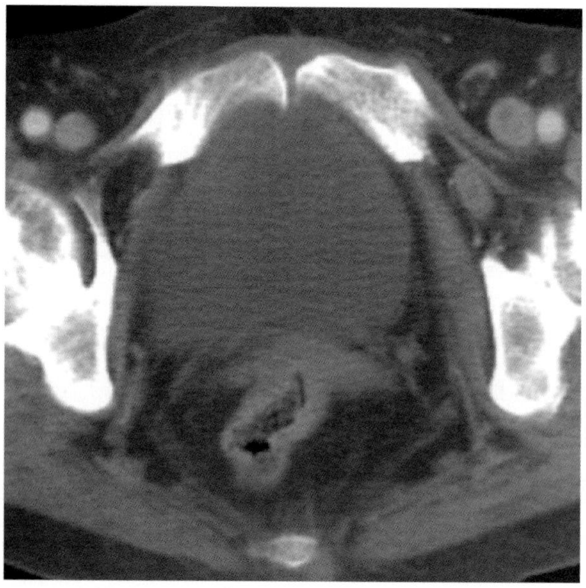
左侧闭孔疝,疝内容物为萎陷的小肠

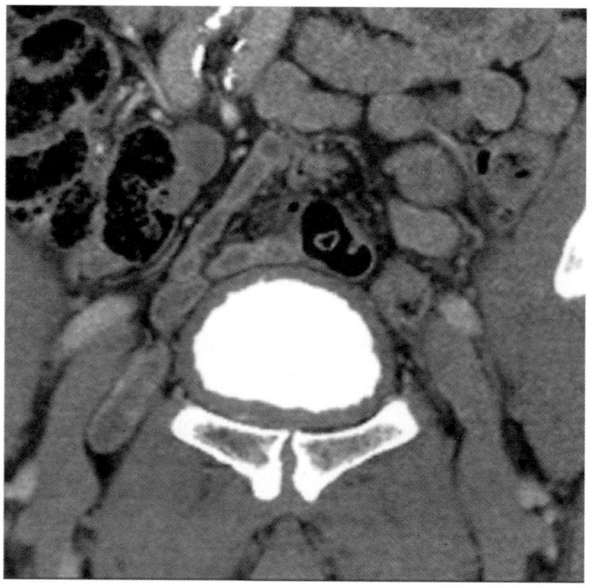
右侧股疝,疝内容物为小肠

参考文献: Aguirre DA, Santosa AC, Casola G, et al. Abdominal wall hernias: imaging features, complications, and diagnostic pitfalls at multi-detector row CT. *Radiographics* 2005;25:1501 – 1520.

Burkhardt JH, Arshanskiy Y, Munson JL, et al. Diagnosis of inguinal region hernias with axial CT: the lateral crescent sign and other key findings. *Radiographics* 2011;31:E1 – E12.

18 **答案 B。** Buschke – Löwenstein 病的特征是继发于人乳头瘤病毒(HPV)的大量湿疣,通常是 HPV 6。它具有局部侵袭性并与鳞状细胞癌密切相关。发现肿大或坏死的淋巴结是疾病具有侵袭性的线索。人体免疫缺陷病毒(HIV)患者发生侵袭性疾病的风险较高。

参考文献: Boshart M, zur Hausen H. Human papillomaviruses in Buschke Löwenstein tumors: physical state of the DNA and identification of a tandem duplication in the noncoding region of a human papillomavirus 6 subtype. *J Virol* 1986;58:963 – 966.

Chu QD, Vezeridis MP, Libbey NP, et al. Giant condyloma acuminatum (Buschke Löwenstein tumor) of the anorectal and perianal regions. Analysis of 42 cases. *Dis Colon Rectum* 1994;37:950 – 957.

19 **答案 D。** ADC 图是在不同 b 值的示踪扩散加权图像上测得的信号强度的自然对数[(ln SI)]图的斜率逐个像素图。计算 ADC 的公式是:

$$S = S_0 \times e^{-b \times ADC}$$

其中,S 是给定 b 值(b)时的信号强度,S_0 是 b = 0s/mm^2 时的信号强度。

因此,ADC 是各种 b 值下信号强度自然对数的曲线图的斜率。

参考文献: Kim CK, Park BK, Kim B. Diffusion-weighted MRI at 3 T for the evaluation of prostate cancer. *AJR Am J Roentgenol* 2010;194:1461 – 1469.

Schaefer PW, Grant PE, Gonzalez RG. Diffusion-weighted MR imaging of the brain. *Radiology* 2000;217:331 – 345.

20 **答案 D。** 图像显示左侧睾丸下缘的白膜破裂出血,睾丸内容物疝入阴囊,符合睾丸破裂的表现。下一步最佳措施是手术抢救器官。手术治疗延迟会导致睾丸功能丧失,这可能对性能力、体形和激素水平产生影响。及时的诊断和修复可获得极好的挽救率(>80%)。超声对睾丸破裂的诊断具有很高的价值(敏感性和特异性 >90%)。关键的影像学表现是睾丸周围正常界限的消失,提示白膜破裂。

参考文献: Buckley JC, McAninch JW. Diagnosis and management of testicular ruptures. *Urol Clin North Am* 2006;33:111 – 116.

Buckley JC, McAninch JW. Use of ultrasonography for the diagnosis of testicular injuries in blunt scrotal trauma. *J Urol* 2006;175:175 – 178.

21 **答案 A。** 包膜外侵犯的特征性表现包括:局灶性包膜凸起(答案 A)、直肠前列腺角的消失、软组织病变侵入神经血管束以及可测量的前列腺外延伸。低 ADC 值(答案 B)与高 Gleason 评分有中等相关性,高 Gleason 评分的肿瘤更有可能向包膜外侵犯,但单独的低 ADC 值对包膜外侵犯并没有特异性。较宽的包膜接触(答案 C)和包膜模糊(答案 D)有提示作用,但并非包膜外侵犯的特异性表现。

参考文献: Barentsz JO, Richenberg J, Clements R, et al. ESUR prostate MR guidelines 2012. *Eur Radiol* 2012;22:746 – 757.

Bloch BN, Genega EM, Costa DN, et al. Prediction of prostate cancer extension with high spatial resolution dynamic contrast-enhanced 3-T MRI. *Eur Radiol* 2012;22:2201 – 2210.

22 **答案 C。** 胆碱:枸橼酸盐比值升高(答案 C)和胆碱 + 肌酸:枸橼酸盐比值升高是前列腺癌的波谱指标。胆碱是细胞增殖的标志,因其被用于合成细胞壁。枸橼酸盐是正常前列腺组织和良性前列腺增生的标志。肌酸的波峰通常与胆碱不可分离,所以它们经常被加在一起(胆碱+肌酸:枸橼酸盐比值)。枸橼酸盐:胆碱比值升高(答案A)和枸橼酸盐:肌酸比值(答案B)升高是良性波谱表现。肌酸:枸橼酸盐比值升高(答案D)没有特别的意义。

与单独的解剖图像相比,虽然MR波谱学已被证明能改善前列腺癌的检出率。但在美国,常避免使用MR波谱成像,而是用DWI和动态对比增强MRI(DCE-MRI)。这是因为MR波谱成像需要较长时间、要求很高,而且容易出现伪影。而且,解剖成像、DWI和DCE-MRI综合以后,MR波谱成像能提供的附加信息较少。

参考文献: Barentsz JO, Richenberg J, Clements R, et al. ESUR prostate MR guidelines 2012. *Eur Radiol* 2012;22:746-757.

Leake JL, Hardman R, Ojili V, et al. Prostate MRI: access to and current practice of prostate MRI in the United States. *J Am Coll Radiol* 2014;11:156-160.

Murphy G, Haider M, Ghai S, et al. The expanding role of MRI in prostate cancer. *AJR Am J Roentgenol* 2013;201:1229-1238.

Verma S, Rajesh A, Futterer JJ, et al. Prostate MRI and 3D MR spectroscopy: how we do it. *AJR Am J Roentgenol* 2010;194:1414-1426.

23 **答案C**。能量多普勒成像与血流方向无关,而彩色多普勒成像与血流方向有关(答案C)。与彩色多普勒成像相比,能量多普勒成像对缓慢血流更敏感,与彩色多普勒成像不同,其不受混叠的影响(因为与彩色多普勒成像不同,能量多普勒成像只表达大小,而没有方向)。能量多普勒成像与回声的幅度有关(其与流动粒子的数量成正比),而彩色多普勒成像与回声的频率有关(其包含多普勒频移的信息,因此包含血流的方向)。

当脉冲重复频率太低而不能准确测量正在采样的速度,导致测量速度低估时,会发生彩色多普勒成像混叠。通过增加脉冲重复频率可以减少彩色多普勒成像混叠。根据Nyquist定理,可精确采样的最大频率等于采样频率的1/2(N_f = 0.5×采样频率)。在这种情况下,采样频率是脉冲重复频率,奈奎斯特频率(N_f)是可以精确测量的最大血流速度。为什么不总是最大化脉冲重复频率?有两个原因:①低脉冲重复频率对慢速血流(如静脉血液)更敏感;②脉冲重复频率受到被测物体深度的限制(需要较长的时间来接收来自更深层结构的回声,因此,可能难以提高采样率)。

能量多普勒成像可用于鉴别缓慢血流和无血流,也可用于检测小血管的血流。慢速血流在彩色和能量多普勒成像中均类似血栓,但这种情况更可能发生在彩色多普勒成像中。

因为能量多普勒信号的强度与样本中运动粒子的数量有关,样本中的非运动结构(如相邻软组织)会降低信号的有效强度。

参考文献: McDicken WN, Anderson T. The difference between colour Doppler velocity imaging and power Doppler imaging. *Eur J Echocardiogr* 2002;3:240-244.

Rumack CM, Wilson SR, Charboneau JW, et al. *Diagnostic ultrasound*, 2-volume set, 4th ed. Philadelphia: Mosby, 2011.

24 **答案B**。急性睾丸附睾炎的特征是多普勒超声表现为睾丸和同侧附睾的增大以及富血供。最好用抗生素进行治疗(答案 B)。常见原因包括性传播感染(如淋病奈瑟菌、沙眼衣原体)和大肠杆菌感染。它是 TRUS 引导下前列腺活检的已知并发症。有时,睾丸血管丰富可在扭转复位后短时间内出现,但不常见。可以使用灰阶图像来确保血管丰富不是由睾丸实性肿块引起的。

参考文献:Aso C, Enriquez G, Fite M, et al. Gray-scale and color Doppler sonography of scrotal disorders in children: an update. *Radiographics* 2005;25:1197 - 1214.

Avery LL, Scheinfeld MH. Imaging of penile and scrotal emergencies. *Radiographics* 2013; 33: 721 - 740.

25 **答案 A**。这些图像显示了 ^{111}In - 卡罗单抗喷地肽[ProstaScint,鼠(小鼠)单克隆抗体]的生理性摄取,其可以包括肝、脾、骨髓和血池。它被排入肠道和尿路。已经研究了 ^{111}In - 卡罗单抗喷地肽作为 CT 和骨扫描的辅助手段来检测转移性前列腺癌,但其使用有限,因为阳性预测值和特异性均不够令人满意。在美国,这不是常规分期的手段,但有时可用于解决专科治疗中心遇到的问题。

参考文献:Mettler FA, Guiberteau MJ. *Essentials of nuclear medicine imaging*, 6th ed. Philadelphia: Saunders, 2012.

Schuster DM, Savir-Baruch B, Nieh PT, et al. Detection of recurrent prostate carcinoma with anti-1-amino-3-^{18}F-fluorocyclobutane-1-carboxylic acid PET/CT and ^{111}In-capromab pendetide SPECT/CT. *Radiology* 2011;259:852 - 861.

26 **答案 B**。先天性肾上腺增生症可导致腹膜后和睾丸内生长的肾上腺残余瘤。睾丸肾上腺残余瘤可有不同的表现,但常表现为低回声和偏心性。了解先天性肾上腺增生症与肾上腺残余肿瘤之间的关系很重要,因为肾上腺残余肿瘤是良性的,而其他大多数睾丸肿块是恶性的。双侧睾丸肿块的主要鉴别诊断包括淋巴瘤、转移性疾病、双侧生殖细胞肿瘤、肉芽肿性感染和肾上腺残余瘤。

多发性内分泌肿瘤Ⅱ型(答案 A)分为两种亚型:(Ⅱa)甲状腺髓样癌、嗜铬细胞瘤和甲状旁腺腺瘤;(Ⅱb)甲状腺髓样癌、嗜铬细胞瘤、黏膜神经瘤和其他表现。

Von Hippel - Lindau 综合征(答案 C)与附睾囊腺瘤、中枢神经系统和视网膜血管网状细胞瘤、胰腺神经内分泌肿瘤、胰腺囊肿、肾细胞癌和嗜铬细胞瘤有关。

常染色体显性多囊肾病(答案 D)与双侧肾囊肿、肾脏肿大、肝囊肿、颅内动脉瘤、高血压和尿路感染有关。

参考文献:Choyke PL, Glenn GM, Walther MM, et al. von Hippel-Lindau disease: genetic, clinical, and imaging features. *Radiology* 1995;194:629 - 642.

Dogra V, Nathan J, Bhatt S. Sonographic appearance of testicular adrenal rest tissue in congenital adrenal hyperplasia. *JUM* 2004;979 - 981.

Rozenfeld MN, Ansari SA, Shaibani A, et al. Should patients with autosomal dominant polycystic kidney disease be screened for cerebral aneurysms? *AJNR Am J Neuroradiol* 2014;35(1):3 - 9.

Scarsbrook AF, Thakker RV, Wass JA, et al. Multiple endocrine neoplasia: spectrum of radiologic appearances and discussion of a multitechnique imaging approach. *Radiographics* 2006;26:433 - 451.

27 **答案 B**。睾丸微石症与成人和儿童的睾丸癌有关。因此,目前的指南主张在无症状的睾丸微石症患者中进行常规睾丸自我检查。系列影像随访(答案 C)的成本 - 效果分析已受到质疑,并不被普遍推荐。并没有推荐预防性睾丸切除术(答案 D),因为大多数睾丸微石症患者不会发展为睾丸恶性肿瘤。虽然睾丸微石症在大多数患者中是良性和偶然发现的,但这并不能被忽略(答案 A)。

参考文献: Albers P, Albrecht W, Algaba F, et al. EAU guidelines on testicular cancer: 2011 update. *Eur Urol* 2011;60:304 – 319.

Cooper ML, Kaefer M, Fan R, et al. Testicular microlithiasis in children and associated testicular cancer. *Radiology* 2014;270:857 – 863.

DeCastro BJ, Peterson AC, Costabile RA. A 5-year follow-up study of asymptomatic men with testicular microlithiasis. *J Urol* 2008;179:1420 – 1423.

28 **答案 D**。图像显示在尿道吻合口附近的直肠前有一个小的实性增强结节。根治性前列腺癌切除术后新检测到 PSA 的患者,尿道吻合口附近的实性增强结节很可能代表前列腺癌的复发。下一步最佳措施是挽救性放射治疗(答案 D)。在根治性前列腺切除术后,PSA 水平被认为是检测不到的;如果 PSA 水平在随访期间检测到或正在上升,说明前列腺癌复发。影像学常用于区分局部复发(如本例中)与转移性疾病。如果出现局部复发,则进行挽救性局部治疗。如果没有局部复发,则采用全身治疗。

参考文献: Ray GR, Bagshaw MA, Freiha F. External beam radiation salvage for residual or recurrent local tumor following radical prostatectomy. *J Urol* 1984;132:926 – 930.

Trock BJ, Han M, Freedland SJ, et al. Prostate cancer-specific survival following salvage radiotherapy vs observation in men with biochemical recurrence after radical prostatectomy. *JAMA* 2008; 299: 2760 – 2769.

29 **答案 D**。Gleason 评分与 ADC 值呈明显的中度负相关;换句话说,低 ADC 与更高的 Gleason 评分有关。这种关系在外周带癌中最显著。

虽然任何给定的 ADC 值都有重叠,但是 ADC 值 $< 850 \times 10^{-6} mm^2/s$ 已被证明是 Gleason 总评分≥7 分的前列腺癌的可靠提示因素。ADC 值在 $850 \times 10^{-6} mm^2/s$ 与 $1150 \times 10^{-6} mm^2/s$ 之间,良恶性不确定。而 ADC 值 $> 1150 \times 10^{-6} mm^2/s$,要么是良性的,要么提示 Gleason 评分较低。

尽管 ADC 值已经被证明是相当可重复的,任何 MRI 的定量测量(如 ADC 值,DCE – MRI)都可能随 MR 系统、供应商和医疗机构的不同而发生变化。ADC 重复性的变异系数(等于标准差除以平均值)为 15% ~20% 。

参考文献: Braithwaite AC, Dale BM, Boll DT, et al. Short- and midterm reproducibility of apparent diffusion coefficient measurements at 3.0-T diffusion-weighted imaging of the abdomen. *Radiology* 2009;250: 459 – 465.

Donati OF, Mazaheri Y, Afaq A, et al. Prostate cancer aggressiveness: assessment with whole-lesion histogram analysis of the apparent diffusion coefficient. *Radiology* 2014;271(1):143 – 152.

Jung SI, Donati OF, Vargas HA, et al. Transition zone prostate cancer: incremental value of diffusion-weighted endorectal MR imaging in tumor detection and assessment of aggressiveness. *Radiology* 2013;269: 493 – 503.

Somford DM, Hambrock T, Hulsbergen-van de Kaa CA, et al. Initial experience with identifying high-grade prostate cancer using diffusion-weighted MR imaging (DWI) in patients with a Gleason score ≤ 3 + 3 = 6 upon schematic TRUS-guided biopsy: a radical prostatectomy correlated series. *Invest Radiol* 2012;47:153 – 158.

30 **答案 C**。发生在 Peyronie 病中的钙化斑块沿着白膜发展。其与阴茎疼痛和阴茎畸形相关,并且难以治疗。在影像上,将这些钙化斑块与引起阴茎钙化的其他原因(下面讨论的,例如尿道结石)区分开来是重要的。与所选取的定义有关,该病发病率为 1% ~ 20% 。这种疾病被认为是由阴茎的微创伤所致,如发生于性交过程中的微创伤。治疗很困难,往往不成功。

阴茎钙化的其他原因包括:由微血管病变(例如,糖尿病和钙过敏症)导致的背侧阴茎动脉的钙化、与迁移性尿路结石有关的尿道钙化、与系统性硬化症有关的软组织钙化(例如,CREST 综合征)、与既往损伤相关的营养不良性钙化。

参考文献:Jalkut M, Gonzalez-Cadavid N, Rajfer J. Peyronie's disease: a review. *Rev Urol* 2003;5:142 - 148.

Kuehhas FE, Weibl P, Georgi T, et al. Peyronie's disease: nonsurgical therapy options. *Rev Urol* 2011;13:139 - 146.

(杨丙奎　虞晓菁　梁嘉豪　译　林敏　张联合　校)

第 7 章　女性生殖系统 I（子宫和宫颈）

问题

1 患者女，70 岁，绝经后阴道流血，未行组织活检。该患者的最佳影像学检查是：

A. 子宫输卵管造影　　B. 经阴道超声

C. CT　　D. MRI

E. FDG PET

2 患者女，30 岁，经量增多，行盆腔 MRI 检查。该患者最可能的诊断是：

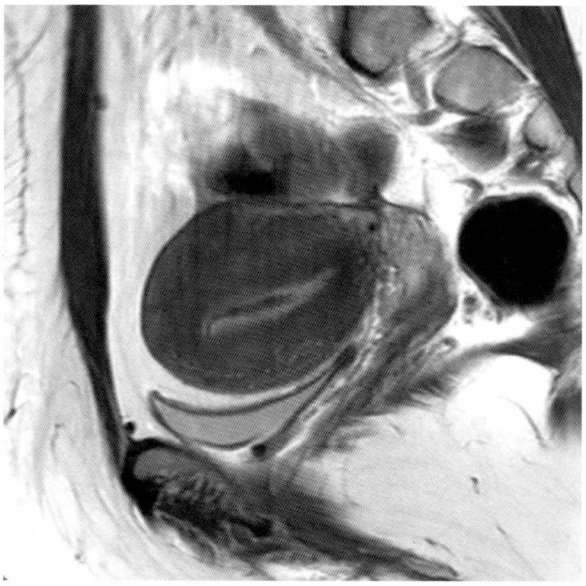

A. 正常　　B. 平滑肌瘤

C. 子宫腺肌病　　D. 子宫内膜癌

E. 剖宫产瘢痕

3 患者女，57 岁，绝经后阴道流血，行经阴道超声检查。子宫内膜的厚度应如何测量？

A. A 线 + B 线　　B. A 线 + B 线 + C 线

C. A 线 + B 线 - C 线　　D. A 线

E. B 线　　F. C 线

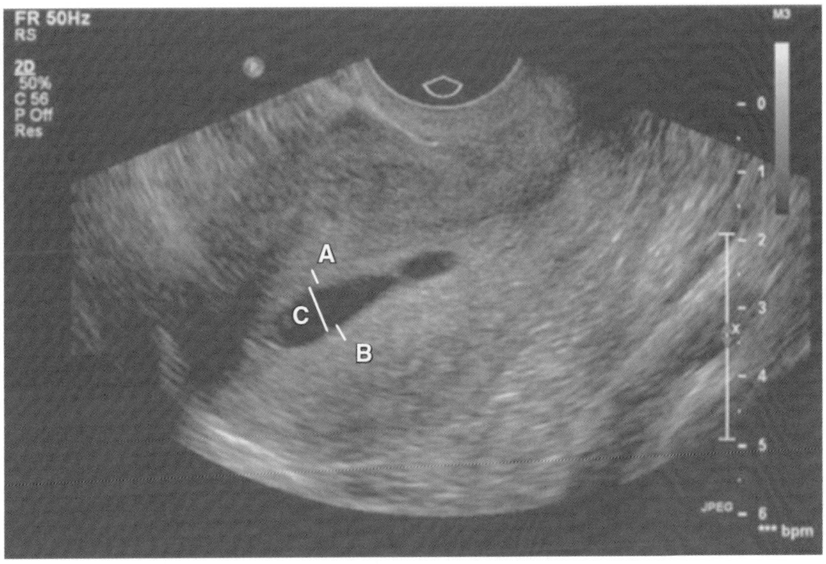

4 患者女，70 岁，绝经后阴道流血，行经阴道超声检查。子宫内膜厚度达多少提示需行子宫内膜活检？

A. ≥3mm　　B. ≥4mm

C. ≥5mm　　D. ≥6mm

5 患者女，22 岁，盆腔疼痛，血清 HCG 值 1200mIU/mL，行经阴道超声检查，提示卵巢正常，未发现附件区肿块。应如何出具这份影像报告？

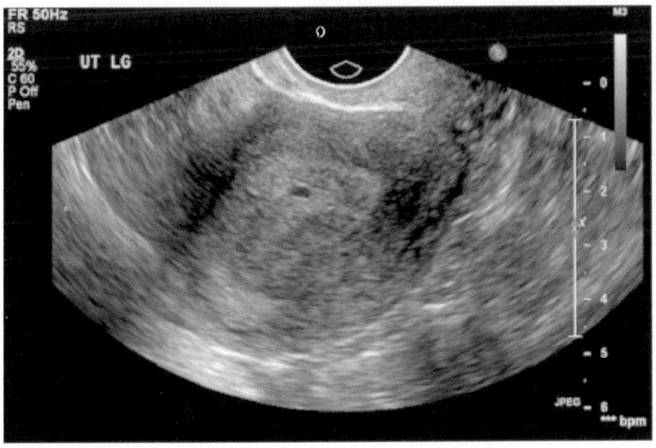

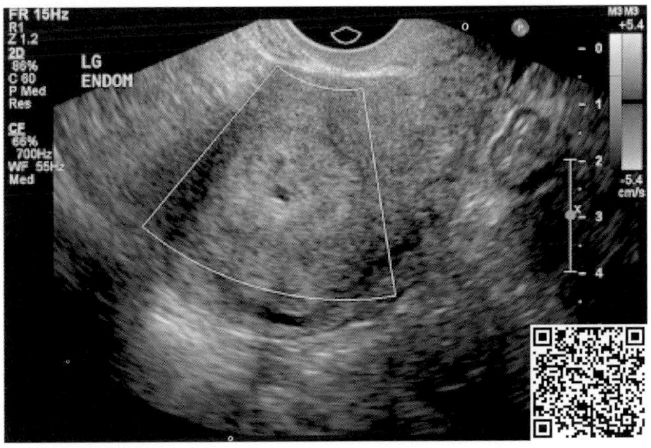

A. 符合宫内妊娠，无须随诊。　　B. 符合假性孕囊影，考虑异位妊娠。

C. 宫内妊娠可能，建议随访复查确诊。　　D. 假性孕囊影可能，有异位妊娠可能，建议住院。

6 患者女，28 岁，原发性不孕，行子宫输卵管造影检查。下面哪项措施可以降低患者接受的辐射剂量？

A. 将脉冲从 5 次/秒降至 3 次/秒　　B. 给操作者穿上铅衣

C. 将影像增强器远离患者　　D. 打开准直器

7 患者女，56 岁，盆腔疼痛，行盆腔检查，组织活检提示宫颈癌。MRI 检查提示该病变处于宫颈癌几期？

A. 低于ⅡB 期　　B. ⅡB 期或以上

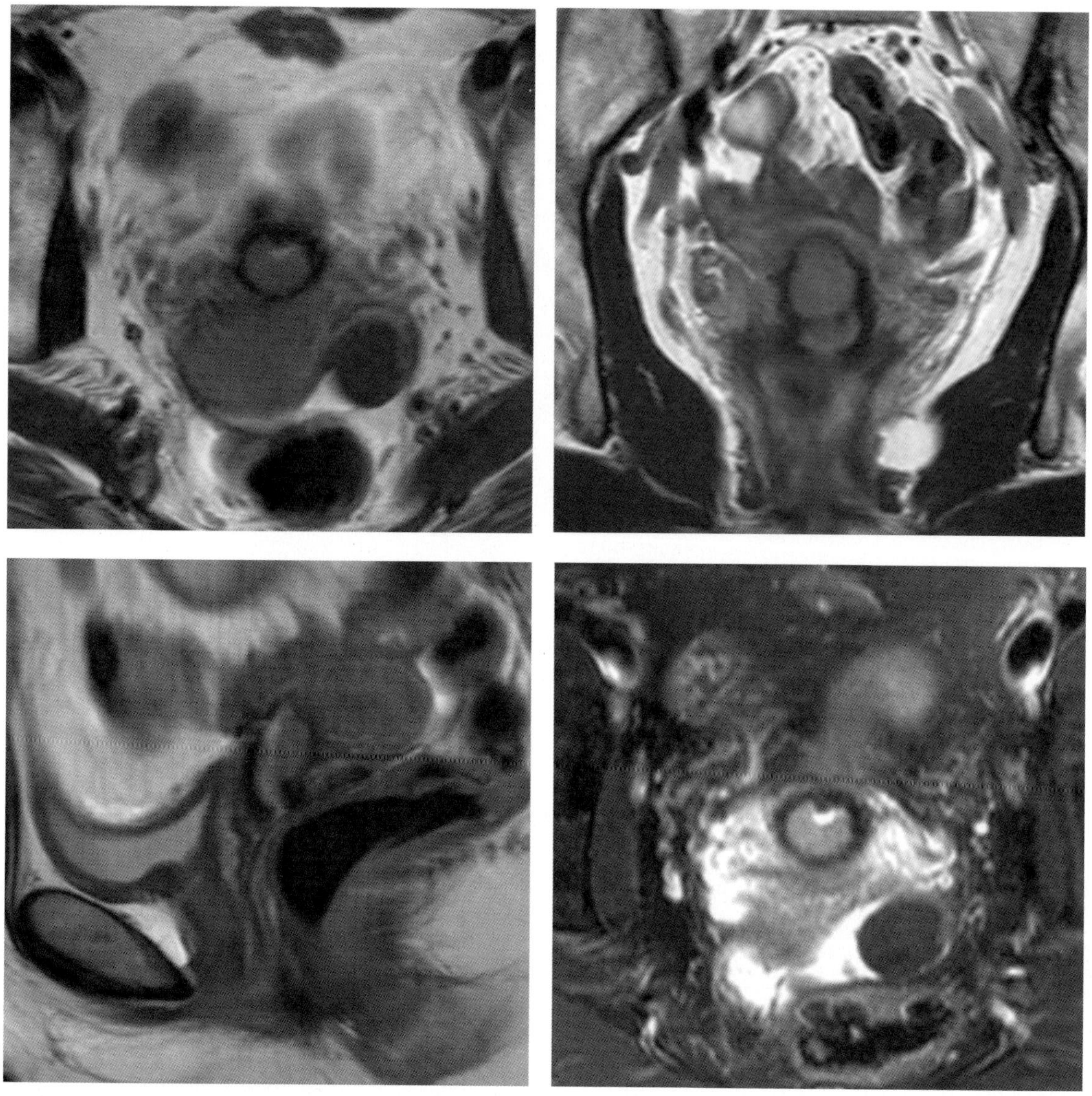

8 患者女，30 岁，经量增多，行盆腔 MRI 检查。子宫结合带厚度达多少时对于子宫腺肌病的诊断具有高度的特异性？

A. >4mm　　B. >8mm

C. >12mm　　D. >16mm

9 患者女，56 岁，绝经后阴道流血，行经阴道超声检查。此附件区肿块最可能的诊断是：

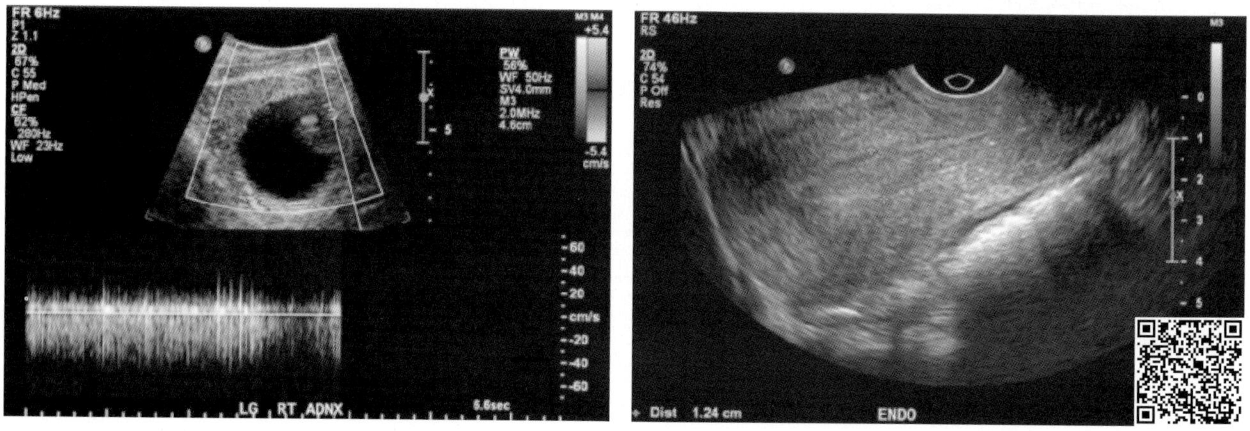

A. 囊腺癌　　B. 颗粒细胞瘤

C. 子宫内膜异位囊肿　　D. 未成熟畸胎瘤

10 患者女，25 岁，进行盆腔 MRI 检查以评估子宫腺肌病。子宫结合带厚度应如何测量?

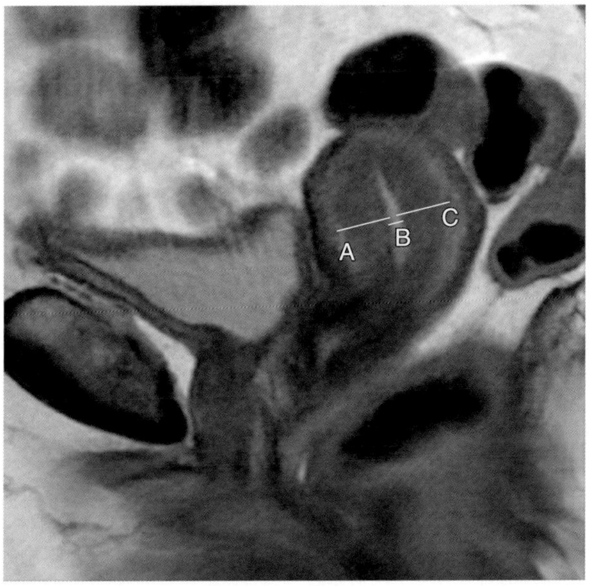

A. A 线 + B 线　　B. A 线 + B 线 + C 线

C. A 线 + C 线 − B 线　　D. A 线或 C 线

11 患者女，60 岁，宫颈癌，行盆腔 MRI 检查。根据 FIGO 分期系统，该患者处于哪期?

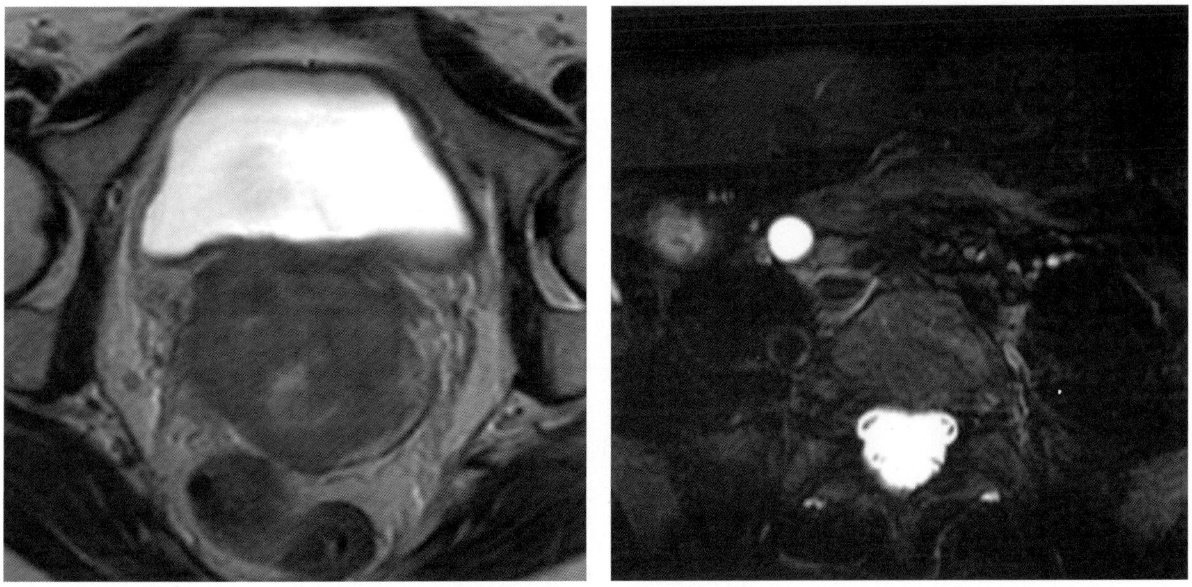

A. ⅡA 期　　B. ⅡB 期

C. ⅢA 期　　D. ⅢB 期

12 盆腔 MRI 检查进行宫颈癌分期的基础是进行宫颈短轴面的薄层 T2W 非脂肪抑制成像。这个序列通常通过多平面 FSE 技术实现。下列哪项改动将会增加这个序列的扫描时间?

A. 缩短回波链的长度　　B. 延长回波时间

C. 减少重复时间　　D. 增加频率编码矩阵

13 患者女，22 岁，阴道流血，尿妊娠试验阳性。盆腔超声检查显示孕囊影，孕囊内含有卵黄囊及胎芽，未测及胎心活动。根据 2012 年美国超声放射医师学会指南，顶臀长度为多少时仍未测及胎心活动则考虑为妊娠丢失？

A. ≥3mm　　B. ≥5mm
C. ≥7mm　　D. ≥9mm

14 患者女，32 岁，子宫多发肌瘤，会诊考虑行子宫动脉栓塞术。术前 MRI 检查发现两侧均有起自主动脉的粗大螺旋形子宫动脉。根据这一表现，下一步的最佳选择是：

A. 子宫动脉栓塞是禁忌　　B. 进行单侧子宫动脉栓塞
C. 进行双侧子宫动脉栓塞　　D. 进行双侧子宫动脉和卵巢动脉栓塞

15 患者女，25 岁，原发性不孕，进行盆腔 MRI 检查评估是否存在先天畸形。下列图像提示：

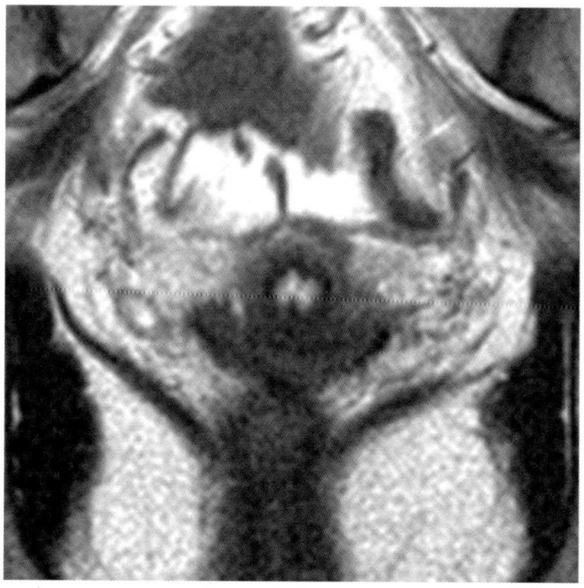

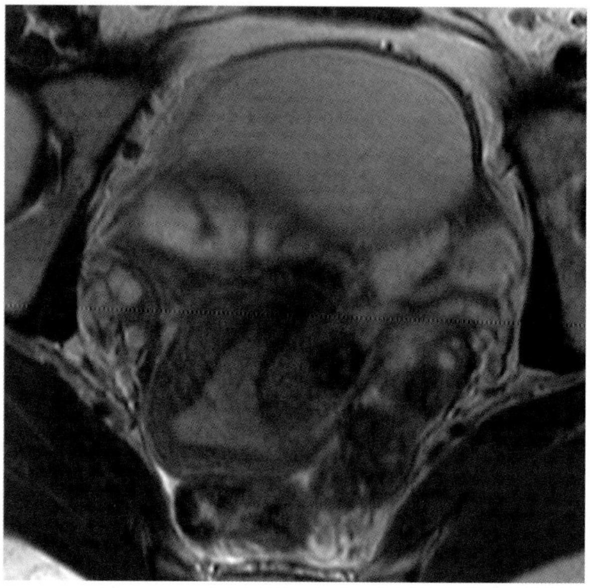

A. 正常　　B. 双子宫
C. 双角子宫　　D. 纵隔子宫

16 患者女，55 岁，绝经后阴道流血，诊断为子宫内膜癌。盆腔 MRI 检查提示病变侵犯子宫肌层深度 >50%，未见明显宫颈、阴道、淋巴结受累及转移征象。根据 FIGO 分期系统，该患者的临床分期为几期？

A. Ⅰ A 期　　B. Ⅰ B 期
C. Ⅱ 期　　D. ⅢA 期

17 下列哪个疾病与“T 形子宫”具有经典的相关性？

A. 弥漫性子宫腺肌病　　B. 接触胎儿致畸物
C. 多发子宫肌瘤　　D. 子宫内膜癌
E. 盆腔炎性病变

18 患者女，44 岁，盆腔疼痛，盆腔 MRI 检查发现巨大肿块，最可能的诊断是：

A. 子宫肌瘤　　B. 皮样囊肿
C. 子宫内膜癌　　D. 子宫肉瘤

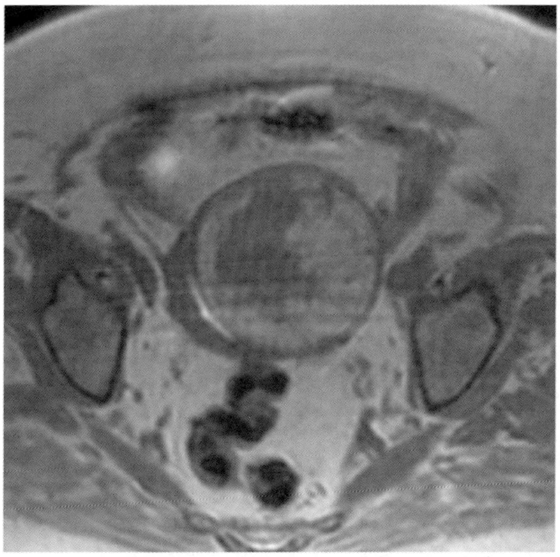

轴位 T1W GRE 序列图像

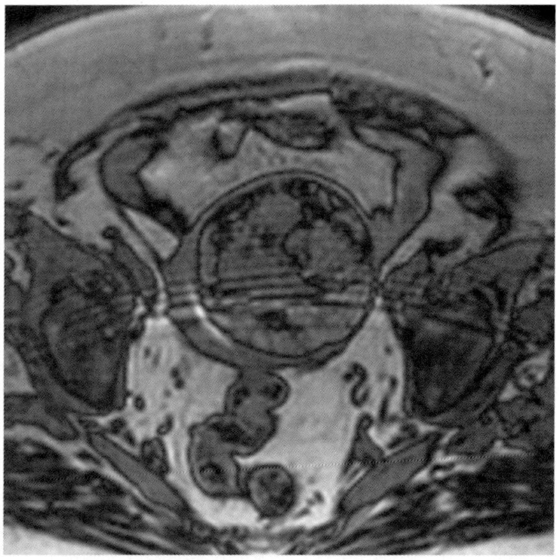

轴位 T1W GRE 序列图像

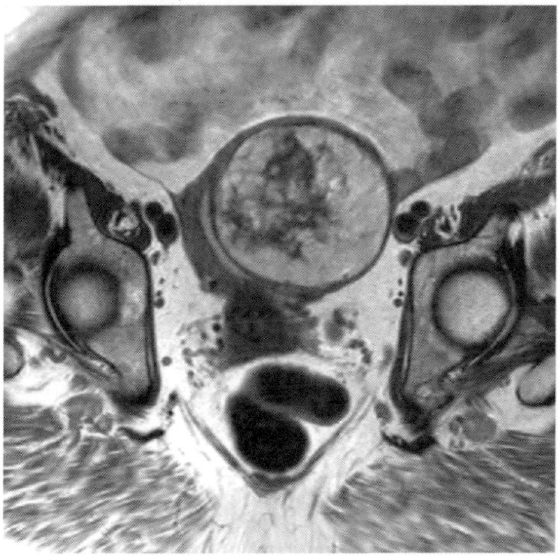

轴位 T2W FSE 序列图像

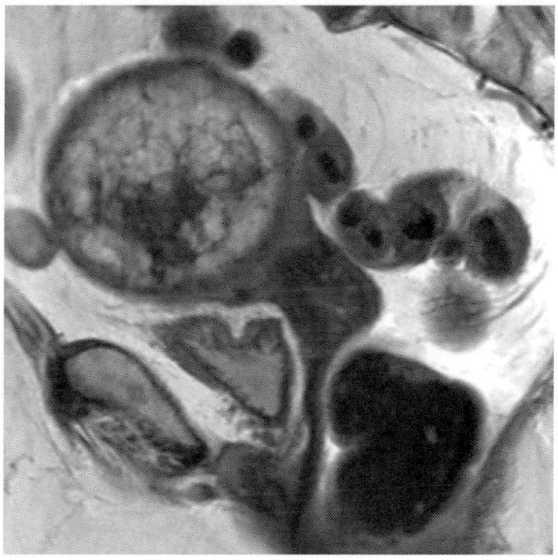

轴位 T2W FSE 序列图像

19　患者女，30 岁，G0P0，阴道出血，血清 hCG：200 000mIU/mL，行经阴道超声检查，最可能的诊断是：

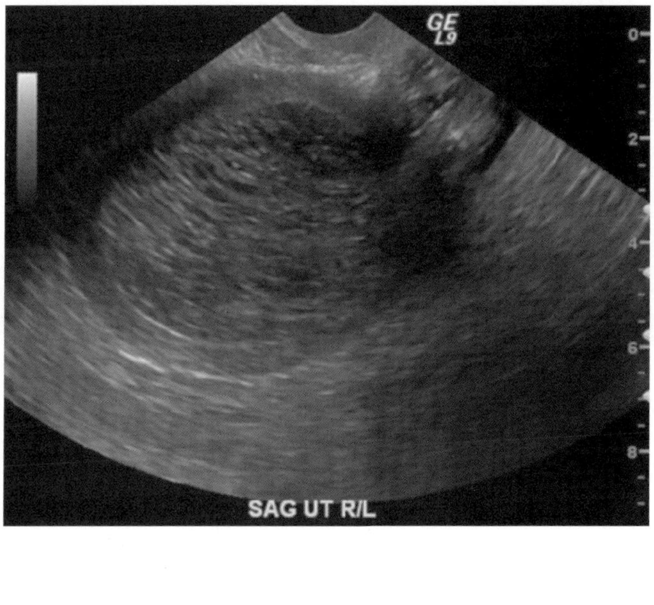

A. 妊娠物残留　　B. 妊娠滋养细胞疾病

C. 弥漫性子宫腺肌病　　D. 宫腔内巨大血凝块

20 患者女，64 岁，子宫内膜癌，进行盆腔 MRI 检查进行疾病分期。下列哪个序列是测量肌层侵犯深度的最佳序列？

A. 增强 3D 脂肪抑制 GRE T1W 序列　　B. 平扫 3D 脂肪抑制 GRE T1W 序列

C. 2D 非脂肪抑制 FSE T2W 序列　　D. 2D 脂肪抑制 FSE T2W 序列

21 患者女，30 岁，盆腔膨隆，行盆腔超声检查。下列影像显示的子宫肌瘤属于哪个类型？

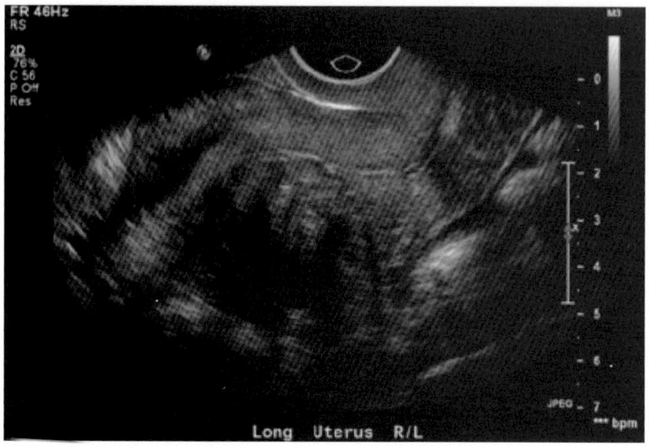

A. 宫腔内　　B. 肌壁间

C. 带蒂状　　D. 黏膜下

E. 浆膜下

22 患者女，30 岁，经量增多，经阴道超声检查提示纳氏囊肿。产生囊肿深部的高回声表现受到下列哪项因素影响？

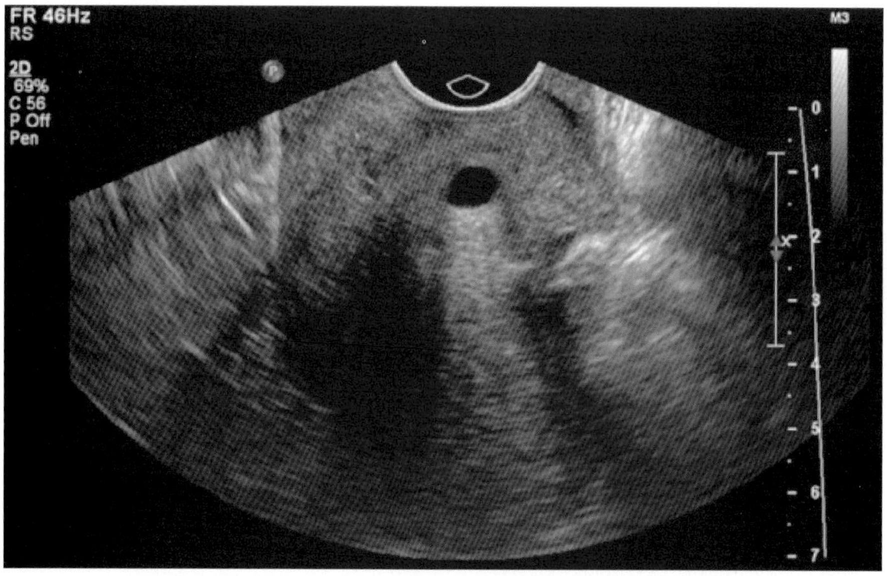

A. 衰减校正伪影　　B. 折射伪影

C. 混响伪影　　D. 旁瓣伪影

23 患者女，24 岁，G4P3，继发性不孕。根据下图子宫底部内膜表现，最可能的诊断是：

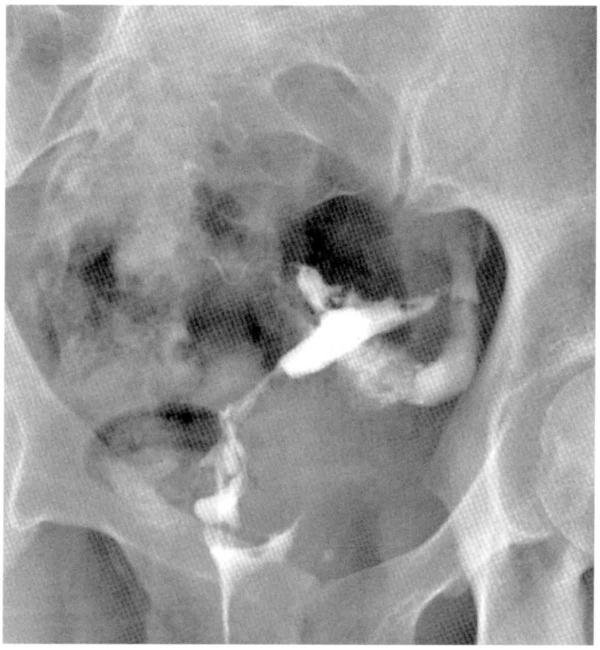

A. 子宫内膜癌　　B. 宫腔粘连

C. 胎儿己烯雌酚中毒　　D. 子宫平滑肌瘤

24 患者女，32岁，继发性不孕，行子宫输卵管造影检查。下图的诊断是：

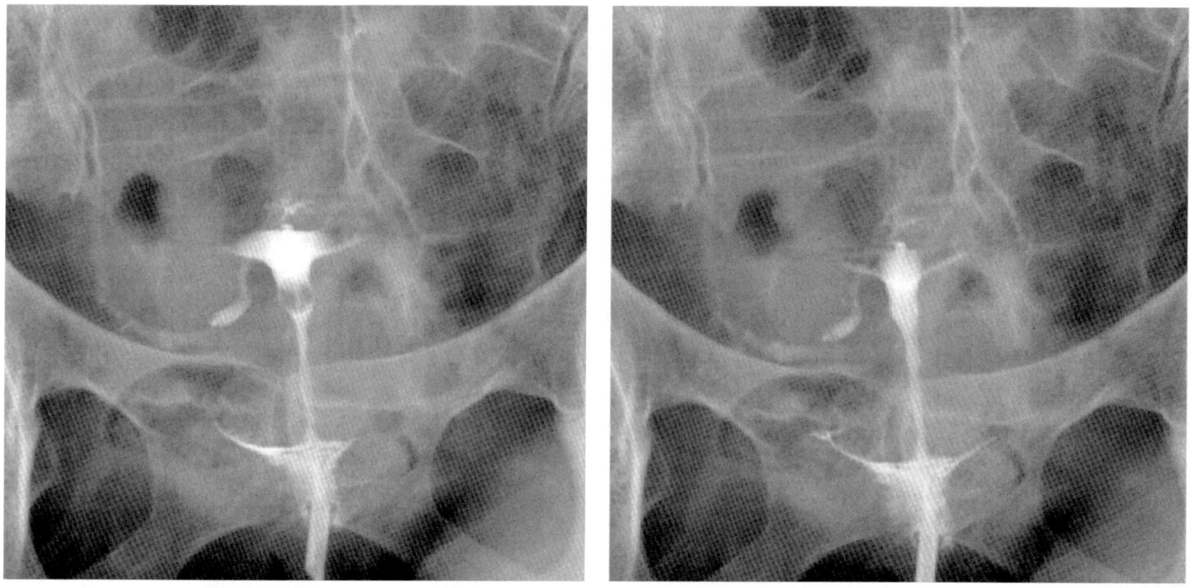

A. 两侧输卵管不通　　B. 单侧输卵管通畅

C. 双侧输卵管通畅

25 患者女，19岁，盆腔疼痛，行盆腔MRI检查，显示单角子宫，一侧宫角未充分发育。对于未充分发育的宫角应如何处理？

A. 手术切除　　B. 宫腔镜再通术

C. 口服避孕药　　D. 子宫内膜去除术

答案与解析

1 **答案 B**。绝经后阴道流血的女性,应根据以下标准进行子宫内膜活检或经阴道超声检查以判断是否存在恶性病变:

- 如已进行子宫内膜活检和组织学诊断,则无须再行经阴道超声检查;
- 如已行经阴道超声检查,子宫内膜厚度≥5mm,则需进一步行子宫内膜活检;
- 如已行经阴道超声检查,子宫内膜厚度 <5mm,则无须进一步行子宫内膜活检。

绝经后阴道流血,子宫内膜厚度≤4mm 对于子宫内膜癌的阴性预测值 >99%。因此,经阴道超声检查可作为绝经后阴道流血患者是否需要行子宫内膜组织活检的分选工具。

参考文献:Karlsson B, Granberg S, Wikland M, et al. Transvaginal ultrasound of the endometrium in women with postmenopausal bleeding—a Nordic multicenter study. *Am J Obstet Gynecol* 1995;172:1488 – 1494.

The American Congress of Obstetricians and Gynecologists. The role of transvaginal ultrasonography in the evaluation of postmenopausal bleeding. *The American Congress of Obstetricians and Gynecologists (ACOG) Committee Opinion* 440. 2009 and 2013.

2 **答案 C**。图像显示子宫结合带弥漫性增厚,与子宫腺肌病相符。结合带厚度 >12mm 可确诊为子宫腺肌病;9 ~ 12mm 为可疑;≤8mm 为正常。正确诊断子宫腺肌病非常重要,因为与子宫肌瘤相比,子宫腺肌病对于经导管栓塞治疗的抵抗性更高,两者的手术方法也不同,同时弥漫性子宫腺肌病在影像上可能会被误诊为恶性病变。

子宫肌瘤(答案 B)与子宫腺肌病的影像表现有部分重叠,但是肌瘤通常边界更为清晰,边缘更光滑。子宫腺肌病通常表现为弥漫性生长,偶尔也会表现为局限性生长的腺肌瘤。本病例图像显示子宫内膜正常,因此不考虑子宫内膜癌(答案 D)。剖宫产瘢痕(答案 E)常位于子宫前壁下段,由于子宫肌层纤维的缺失,表现为相对菲薄的异常低信号影。

参考文献:Popovic M, Puchner S, Berzaczy D, et al. Uterine artery embolization for the treatment of adenomyosis: a review. *J Vasc Interv Radiol* 2011;22:901 – 909.

Shwayder J, Sakhel K. Imaging for uterine myomas and adenomyosis. *J Minim Invasive Gynecol* 2013;21(3):362 – 376.

Stamatopoulos CP, Mikos T, Grimbizis GF, et al. Value of magnetic resonance imaging in diagnosis of adenomyosis and myomas of the uterus. *J Minim Invasive Gynecol* 2012;19:620 – 626.

3 **答案 A**。子宫内膜厚度应在经阴道超声检查子宫长轴面测量。测量子宫内膜前后厚度的最大径,包括子宫内膜的前层和后层,并需减去子宫内膜腔积液的厚度。错误的测量方法将导致高估或低估真实的子宫内膜厚度,从而导致不恰当的治疗。

参考文献:Davidson KG, Dubinsky TJ. Ultrasonographic evaluation of the endometrium in postmenopausal vaginal bleeding. *Radiol Clin North Am* 2003;41:769 – 780.

The American Congress of Obstetricians and Gynecologists. The role of transvaginal ultrasonography in the evaluation of postmenopausal bleeding. *The American Congress of Obstetricians and Gynecologists (ACOG) Committee Opinion* 440. 2009 and 2013.

4 **答案 C**。绝经后阴道流血的女性,子宫内膜厚度≥5mm 时,提示需进一步行子宫内膜活检。子宫内膜厚度≤4mm 对于子宫内膜癌的阴性预测值>99%,因此,这个阈值可以用来筛选出这部分进行子宫内膜活检无意义的患者。

对于无症状的绝经后女性,目前并未建立需要进行子宫内膜活检的子宫内膜厚度阈值。因为无症状女性(即无绝经后阴道流血)发生子宫内膜癌的概率极低。因此,任何子宫内膜厚度的阳性预测值都非常低[在一项对1750名无症状女性的研究中,子宫内膜厚度>6mm 的预测值为2.4%(Fleischer,2001)]。

参考文献:Fleischer AC, Wheeler JE, Lindsay I, et al. An assessment of the value of ultrasonographic screening for endometrial disease in postmenopausal women without symptoms. *Am J Obstet Gynecol* 2001;184:70-75.

Karlsson B, Granberg S, Wikland M, et al. Transvaginal ultrasound of the endometrium in women with postmenopausal bleeding—a Nordic multicenter study. *Am J Obstet Gynecol* 1995;172:1488-1494.

The American Congress of Obstetricians and Gynecologists. The role of transvaginal ultrasonography in the evaluation of postmenopausal bleeding. *The American Congress of Obstetricians and Gynecologists (ACOG) Committee Opinion* 440. 2009 and 2013.

5 **答案 C**。图像显示宫腔内少量非特异性液性回声影,无宫内早孕的特异性征象。尤其是并未发现卵黄囊和胎芽。因此,鉴别诊断应包括:

(1)正常的宫内早孕(最常见);

(2)异常宫内妊娠;

(3)假性孕囊或异位妊娠的蜕膜囊肿(少见)。

对于妊娠试验阳性的患者,发现宫腔内较小的液性回声影时,未成熟妊娠囊相较于异位妊娠囊肿的诊断可能性更大,因为异位妊娠较为少见。然而,如无宫内早孕的特异性征象,应建议随访复查以确认妊娠囊的活性并排除异位妊娠的可能。如存在宫内妊娠的特异性征象(例如,卵黄囊和胎芽),则异位妊娠几乎可以排除,除了异位双胎妊娠(即同时存在宫内妊娠和异位妊娠)。异位双胎妊娠在一般人群中的发病率非常低(约为1:30 000),但在接受过生育治疗的患者中发病率相对较高。

参考文献:Doubilet PM, Benson CB. First, do no harm…to early pregnancies. *JUM* 2010;29:685-689.

Doubilet PM, Benson CB, Bourne T, et al. Diagnostic criteria for nonviable pregnancy early in the first trimester. *N Engl J Med* 2013;369:1443-1451.

Levine D. Ectopic pregnancy. *Radiology* 2007;245:385-397.

6 **答案 A**。减少每秒的辐射脉冲数量可以降低患者和操作人员的辐射剂量。给操作人员穿上铅衣(答案 B)可以非常有效地降低操作人员的辐射剂量,但对于降低患者的辐射剂量没有任何帮助。将影像增强器远离患者(答案 C)和打开准直器(答案 D)都将增加患者和操作人员的辐射剂量。因为,将影像增强器远离患者时,自动亮度控制(ABC)系统将检测出影像亮度减低,从而增加辐射输出以维持相同水平的影像亮度。使用准直器可以阻挡影像边缘区域 X 线从而减少辐射曝光。因此,打开准直器将减少这部分 X 线阻挡,增加辐射曝光。

参考文献:Geise RA. The AAPM/RSNA physics tutorial for residents. Fluoroscopy: recording of fluoroscopic images and automatic exposure control. *Radiographics* 2001;21:227-236.

Mahesh M. The AAPM/RSNA physics tutorial for residents. Fluoroscopy: patient radiation exposure issues. *Radiographics* 2001;21:1033 - 1045.

Wang J, Blackburn FJ. The AAPM/RSNA physics tutorial for residents. X-ray image intensifiers for fluoroscopy. *Radiographics* 2000;20:1471 - 1477.

7 **答案 A**。并无病变超过宫颈基质侵犯宫旁组织的征象。注意,在短轴面 T2W 图像上,肿块边缘有完整的低信号环。宫颈后方的软组织结构是小部分后位子宫。

MRI 发现宫旁组织浸润(即侵犯宫颈侧方组织)对临床非常重要,因为这决定了是否能进行手术治疗。宫颈癌国际妇产科联盟(FIGO)分期将宫颈癌侵犯宫旁组织列为ⅡB期。以下患者通常采用放化疗(而不是手术):侵袭性较强(FIGO 分期ⅡB 期或更高)和(或)肿块较大(直径 >4cm)。因此,MRI 上的关键征象就是判断是否存在宫旁浸润,并精确测量病变的大小。

宫颈癌 FIGO 分期的精简版如下表。影像科医师需要掌握的关键点是将ⅡB 期及以上的患者与ⅡA 期及以下的患者区分开,并精确测量病变的大小。

FIGO 分期	具体描述
Ⅰ	病变局限于宫颈。根据病变是否肉眼可见、病变大小(>4cm 或≤4cm),以及间质浸润的深度进一步分期
ⅡA	病变超过宫颈,侵犯阴道上 2/3。可根据病变的大小(>4cm 或≤4cm)进一步分期
ⅡB	宫旁浸润
ⅢA	侵犯阴道下 1/3
ⅢB	侵犯骨盆壁和(或)引起肾盂积水
ⅣA	侵犯除输尿管或阴道外的邻近器官
ⅣB	远处转移

参考文献:Cervix uteri. In: Edge SB, Byrd DR, Compton CC, et al. *AJCC cancer staging manual*, 7th ed. New York, NY: Springer, 2010:395 - 402.

Sala E, Wakely S, Senior E, et al. MRI of malignant neoplasms of the uterine corpus and cervix. *AJR Am J Roentgenol* 2007;188:1577 - 1587.

8 **答案 C**。应用最广泛的诊断子宫腺肌病的非侵入性诊断标准是子宫结合带厚度 > 12mm。报道显示其特异性 >95%,敏感性为 60% ~65%。结合带厚度为 9 ~12mm 时,为可疑子宫腺肌病;结合带厚度≤8mm 时,为正常。约 20% 的患者无法在 MRI 图像上测量结合带厚度,因此,这个标准并不适用于所有患者。

除了子宫结合带厚度测量这一征象外,诊断子宫腺肌病的其他征象有:①局部的腺肌瘤(是与子宫肌瘤相似的 T2W 低信号肿块,但病灶的周围没有增多的血管,同时病灶内含有小囊;肌瘤和腺肌瘤的影像表现有部分重叠);②亚厘米级大小的黏膜下微小囊肿(异位子宫内膜囊肿)嵌入子宫结合带或外肌层。

参考文献:Hauth EA, Jaeger JH, Libera H, et al. MR imaging of the uterus and cervix in healthy women: determination of normal values. *Eur Radiol* 2007;17:734 - 742.

Novellas S, Chassang M, Delotte J, et al. MRI characteristics of the uterine junctional zone: from normal to the diagnosis of adenomyosis. *AJR Am J Roentgenol* 2011;196:1206 - 1213.

Reinhold C, Tafazoli F, Mehio A, et al. Uterine adenomyosis: endovaginal US and MR imaging features with histopathologic correlation. *Radiographics* 1999;19:S147 - S160.

9 **答案 B**。左侧图像显示一附件区复杂肿块,肿块内含有富血供壁结节,右侧标记"Endo"的图像显示子宫内膜异常增厚。绝经后女性,表现为卵巢复杂肿块并伴有子宫内膜增厚,常提示为卵巢颗粒细胞瘤。颗粒细胞瘤是一种卵巢性索间质肿瘤,能够特征性分泌性激素,例如,雌激素。因此,卵巢颗粒细胞瘤通常伴有子宫内膜增生(约 2/3 患者)。并且,不受抑制的雌激素的分泌也可能导致子宫内膜癌。颗粒细胞瘤通常为手术治疗。大多数患者可早期发现,并未伴有子宫内膜癌,因此,预后通常较好。

参考文献:Colombo N, Parma G, Zanagnolo V, et al. Management of ovarian stromal cell tumors. *J Clin Oncol* 2007;25:2944 – 2951.

Schumer ST, Cannistra SA. Granulosa cell tumor of the ovary. *J Clin Oncol* 2003;21:1180 – 1189.

10 **答案 D**。与子宫内膜厚度测量方法不同,结合带厚度测量仅包括子宫单侧的厚度(即并不将前、后壁的厚度相加)。子宫结合带的测量需在子宫长轴的正中矢状面测量,并沿着前壁和后壁多部位测量。子宫腺肌病既可表现为局限性,也可为弥漫性,因此,可发生于任何部位。正中矢状面图像结合带厚度 >12mm,诊断特异性 >95%;9 ~ 12mm 为可疑;≤8mm 为正常。

参考文献:Hauth EA, Jaeger JH, Libera H, et al. MR imaging of the uterus and cervix in healthy women: determination of normal values. *Eur Radiol* 2007;17:734 – 742.

Novellas S, Chassang M, Delotte J, et al. MRI characteristics of the uterine junctional zone: from normal to the diagnosis of adenomyosis. *AJR Am J Roentgenol* 2011;196:1206 – 1213.

Reinhold C, Tafazoli F, Mehio A, et al. Uterine adenomyosis: endovaginal US and MR imaging features with histopathologic correlation. *Radiographics* 1999;19:S147 – S160.

11 **答案 D**。图像显示巨大宫颈癌引起右侧输尿管梗阻,从而导致肾盂积水。应注意轴位 T2W 压脂图像上扩张的输尿管。这个表现符合 FIGO 分期ⅢB 期。这个病例,肿瘤非常巨大,无法识别出正常的宫颈组织。ⅢB 期的治疗方法为放化疗结合。因为输尿管末端邻近宫颈侧方的宫旁组织,因此,肾积水是晚期浸润性宫颈癌的典型并发症。

参考文献:Cervix uteri. In: Edge SB, Byrd DR, Compton CC, et al. *AJCC cancer staging manual*, 7th ed. New York, NY: Springer, 2010:395 – 402.

Sala E, Wakely S, Senior E, et al. MRI of malignant neoplasms of the uterine corpus and cervix. *AJR Am J Roentgenol* 2007;188:1577 – 1587.

12 **答案 A**。减少回波链长度将增加多层面 FSE 序列的图像采集时间。2D FSE 序列的图像采集时间可以通过以下关系式进行估算,这个关系式也可用于预测参数修改对于序列时长的影响:

扫描时间与($TR \times N_p \times NSA$)/ETL 成正比

其中,TR 为重复时间,N_p 为相位编码步数,NSA 为信号平均次数,ETL 为回波链长度。与传统自旋回波序列成像相比,FSE 序列成像的主要优势就是 ETL,其显著缩短了图像采集时间。传统 2D 自旋回波序列的计算公式仅缺少了 ETL 因子,其他均相同。

如果使用 3D 序列替代 2D 序列,那么需在分子中乘以一个变量:Z 轴方向的相位编码步数。

改变回波时间(TE,答案 B)和(或)更改频率编码矩阵(Nf,答案 D)对图像采集时间均无显著影响。减少重复时间(TR,答案 C)将减少采集时间,而不是增加。

参考文献：Mamourian AC. *Practical MR physics*, 1st ed. New York: Oxford University Press, 2010.

McRobbie DW, Moore EA, Graves MJ, et al. *MRI: from picture to proton*, 2nd ed. New York: Cambridge University Press, 2007.

13 **答案 C**。顶臀长度(CRL)≥7mm 未见胎心搏动则可诊断为妊娠丢失。早期妊娠失败的诊断指南于 2012—2013 年进行了修改。以下为当前妊娠失败的诊断标准：

1. 顶臀长度≥7mm，无胎心搏动；
2. 孕囊平均直径≥25mm，无胎芽；
3. 检查出无卵黄囊的孕囊，≥2 周，仍不见有胎心搏动的胎芽；
4. 检查出有卵黄囊的孕囊，≥11 天，仍不见有胎心搏动的胎芽。

旧版的指南使用 5mm CRL 的阈值来检测胎心活动，但这是基于小系列有较大的置信区间。新的指南使用≥7mm 是为了确保这个阈值对于胎儿死亡的诊断有 100% 的特异性和 100% 的阳性预测值。

参考文献：American Institute of Ultrasound in Medicine. AIUM practice guideline for the performance of obstetric ultrasound examinations. 2013. http://www.aium.org/resources/guidelines/obstetric.pdf

Doubilet PM, Benson CB, Bourne T, et al. Diagnostic criteria for nonviable pregnancy early in the first trimester. *N Engl J Med* 2013;369:1443 - 1451.

14 **答案 D**。较大的子宫肌瘤可能通过增粗、螺旋形的卵巢(即性腺)动脉获得侧支供血。如果发现有这一血供，而手术仅栓塞了子宫动脉，并未栓塞卵巢动脉，则治疗的失败率较高。

扩张的卵巢动脉可以通过冠状面图像上螺旋形表现而被识别。双侧的卵巢动脉通常起自肾动脉水平以下的腹主动脉。有时，也可起自肾动脉。

子宫内吻合(右侧的子宫动脉供应左侧子宫，反之亦然)排除了单侧子宫动脉栓塞作为治疗肌瘤的有效方法(答案 B)。一般来说，无论是否存在子宫 - 卵巢吻合，均要求行双侧子宫动脉栓塞。

参考文献：Kim HS, Paxton BE, Lee JM. Long-term efficacy and safety of uterine artery embolization in young patients with and without uteroovarian anastomoses. *J Vasc Interv Radiol* 2008;19:195 - 200.

Kirby JM, Burrows D, Haider E, et al. Utility of MRI before and after uterine fibroid embolization: why to do it and what to look for. *Cardiovasc Intervent Radiol* 2011;34:705 - 716.

Pelage JP, Walker WJ, Le Dref O, et al. Ovarian artery: angiographic appearance, embolization and relevance to uterine fibroid embolization. *Cardiovasc Intervent Radiol* 2003;26:227 - 233.

15 **答案 A**。宫颈层面的图像显示了正常的宫颈管内皱襞。宫颈管内皱襞会被误诊为纤维分隔，认识到它们是正常的结构非常重要。正常的宫颈内皱襞和先天性分隔的鉴别点为是否连接至宫底。分隔通常从宫底向下延伸。如果分隔只见于宫颈，那么更可能是正常的皱襞而非分隔。

双子宫(答案 B)是由于副中肾管融合异常而形成两个独立的宫角和宫颈。这两个宫角和宫颈是完全分离的。双子宫通常不需要特殊治疗。

双角子宫(答案 C)是由于副中肾管融合异常而形成两个独立的宫角和两个宫颈内管。与双子宫不同的是，双角子宫的两个宫颈内管周围包绕的宫颈组织是融合的。双角子宫通常也不需要特殊治疗。

纵隔子宫(答案 D)是先天性吸收异常导致子宫内膜分隔，有时宫颈管也会被分隔为两个腔。这主要由于出生前宫内纤维隔吸收不完全而产生。子宫分隔可以是部分或完全,可由肌肉和(或)纤维组织构成。患者如患有不孕症,需行宫腔镜手术切除治疗。

参考文献:Dykes TM, Siegel C, Dodson W. Imaging of congenital uterine anomalies: review and self-assessment module. *AJR Am J Roentgenol* 2007;189:S1 - S10.

El Jack AK, Siegelman ES. "Pseudoseptum" of the uterine cervix on MRI. *J Magn Reson Imaging* 2007;26:963 - 965.

Mueller GC, Hussain HK, Smith YR, et al. Müllerian duct anomalies: comparison of MRI diagnosis and clinical diagnosis. *AJR Am J Roentgenol* 2007;189:1294 - 1302.

Troiano RN, McCarthy SM. Müllerian duct anomalies: imaging and clinical issues. *Radiology* 2004;233:19 - 34.

16 **答案 B**。子宫内膜癌侵犯子宫肌层深度 >50% ,FIGO 分期为ⅠB 期。因为大部分子宫内膜癌患者(约 80%)的临床分期为Ⅰ期(ⅠA 或ⅠB),MRI 的主要作用是判断子宫肌层的浸润深度,区分ⅠA 期(肌层浸润深度 <50%)与ⅠB 期(肌层浸润深度 >50%)。这个非常重要,因为ⅠA 期的患者相对于ⅠB 期不易发生淋巴结转移。如果患者处于ⅠA期,瘤体较小(<2 ~3cm),肿瘤级别低,则无须进行常规的淋巴结清扫。而ⅠB 期的患者则需常规进行淋巴结清扫。

下表为子宫内膜癌 FIGO 分期的精简版。放射科医师需要掌握的关键点是鉴别ⅠA 期与ⅠB 期。

FIGO **分期**	**具体描述**
ⅠA	肌层浸润深度 <50%
ⅠB	肌层浸润深度 >50%
Ⅱ	侵犯宫颈基质
ⅢA	侵犯浆膜、输卵管或卵巢
ⅢB	侵犯阴道或宫旁组织
ⅢC	淋巴结转移(盆腔或主动脉旁)
Ⅳ	侵犯直肠,膀胱,远处转移

参考文献:American Joint Committee on Cancer. Uterine cancer. In: *AJCC cancer staging manual*, 7th ed. New York, NY: Springer, 2010:403 - 409.

Frei KA, Kinkel K, Bonel HM, et al. Prediction of deep myometrial invasion in patients with endometrial cancer: clinical utility of contrast-enhanced MR imaging—a meta-analysis and Bayesian analysis. *Radiology* 2000;216:444 - 449.

Sala E, Wakely S, Senior E, et al. MRI of malignant neoplasms of the uterine corpus and cervix. *AJR Am J Roentgenol* 2007;188:1577 - 1587.

Vargas R, Rauh-Hain JA, Clemmer J, et al. Tumor size, depth of invasion, and histologic grade as prognostic factors of lymph node involvement in endometrial cancer: a SEER analysis. *Gynecol Oncol* 2014;133(2):216 - 220.

17 **答案 B**。己烯雌酚(DES)是一种胎儿致畸物,在 20 世纪中期用于预防妊娠相关的副作用。妊娠期女性使用 DES 可以导致多种胎儿畸形。其中,T 形子宫最为常见,子宫纵向收缩,宫腔发育不良,宫腔壁形态不规则。输卵管积水也很常见。其他一些相关疾病有异位妊娠、自然流产、阴道透明细胞腺癌和宫颈透明细胞腺癌。DES 在多年前已停止使用,因此,使用该药物的这类患者量减少。

参考文献:Kaufman RH, Adam E, Binder GL, et al. Upper genital tract changes and pregnancy outcome in offspring exposed in utero to diethylstilbestrol. *Am J Obstet Gynecol* 1980;137:299 - 308.

Rennell CL. T-shaped uterus in diethylstilbestrol (DES) exposure. *AJR Am J Roentgenol* 1979;132:979 - 980.

van Gills AP, Tham RT, Falke TH, et al. Abnormalities of the uterus and cervix after diethylstilbestrol exposure: correlation of findings on MR and hysterosalpingography. *AJR Am J Roentgenol* 1989;153:1235 - 1238.

18 **答案 A**。图像显示一子宫来源的含有脂肪组织的巨大肿块,宫腔被撑大,符合子宫脂肪平滑肌瘤(即含脂肪子宫肌瘤)。注意,在 GRE T1W 序列反相位上的印度墨水伪影,提示存在肉眼可见的脂肪组织。肌瘤内可有不同程度的坏死、强化、血管生成、脂肪、脂质、黏液样组织和出血(即红色样变)等,因此,表现多样。一般来说,无论影像学表现如何,子宫肌层内的规则肿块,子宫肌瘤的可能性高于其他任何实性肿瘤。

皮样囊肿(答案 B)也可以含有脂肪,但本病例肿块起自子宫而非卵巢。子宫内膜癌(答案 C)和子宫肉瘤(答案 D)通常不含脂肪。子宫内膜癌(答案 C)起自子宫内膜,可能会浸润肌层,但子宫内膜癌很少表现为子宫肌层内的圆形肿块。

参考文献:Murase E, Siegelman ES, Outwater EK, et al. Uterine leiomyomas: histopathologic features, MR imaging findings, differential diagnosis, and treatment. *Radiographics* 1999;19:1179 - 1197.

Ueda H, Togashi K, Konishi I, et al. Unusual appearances of uterine leiomyomas: MR imaging findings and their histopathologic backgrounds. *Radiographics* 1999;19:S131 - S145.

19 **答案 B**。图像显示子宫中央巨大肿块并伴有多发小囊腔,同时血清 hCG 水平升高,符合妊娠滋养细胞疾病(如葡萄胎)。妊娠滋养细胞疾病是由于滋养细胞异常导致的恶性可能的并发症。其包括葡萄胎(部分或完全)、侵袭性葡萄胎(局部侵袭性葡萄胎很少发生转移)和绒毛膜癌[恶性程度高、可血行转移(如肺和脑)]。妊娠滋养细胞疾病主要发生于妊娠或近期妊娠患者,通常通过影像学检测或血清 hCG 水平异常升高而发现。治疗为手术切除,可以结合或不结合全身化疗。

妊娠物残留(答案 A)在形态学上可与妊娠滋养细胞疾病表现相似,鉴别主要通过 hCG 水平。该病例中,患者不仅存在 hCG 水平的显著升高,同时患者并无既往妊娠史(G0P0)。虽然子宫腺肌病(答案 C)可表现为肿块伴有小囊(即异位的子宫内膜腺体),但在 hCG 水平显著升高的条件下这并非是最佳答案。同样的,较大的血凝块(答案 D)也不能解释血清 hCG 水平。

参考文献:Green CL, Angtuaco TL, Shah HR, et al. Gestational trophoblastic disease: a spectrum of radiologic diagnosis. *Radiographics* 1996;16:371 - 384.

Seckl MJ, Sebire NJ, Berkowitz RS. Gestational trophoblastic disease. *Lancet* 2010;376:717 - 729.

Wagner BJ, Woodward PJ, Dickey GE. From the archives of the AFIP: gestational trophoblastic disease: radiologic-pathologic correlation. *Radiographics* 1996;16:131 - 148.

20 **答案 A**。测量子宫肌层浸润深度的理想序列是动态增强 3D GRE T1W 压脂序列。这个序列的诊断效能高于 FSE T2W 成像。增强早期(≤1min)图像有利于观察早期子宫肌层浸润,平衡期(2 ~ 3min)有利于观察子宫肌层深部浸润,延迟期(4 ~ 5min)有利于观察宫颈基质浸润。3D 图像是非常重要的,因为子宫肌层深部的浸润需要多平面观察。2D 序列较难进行不同方向的重建(由于体素各向异性和阶梯状图像伪影)。

虽然 2D FSE T2W(答案 C 和 D)是子宫内膜癌分期方案中的常规序列,但其对于肌层浸润深度诊断的准确率低于动态增强成像。扫描时,应去除脂肪抑制,从而提高对于原发肿瘤与周围脂肪组织关系的观察。

参考文献:Frei KA, Kinkel K, Bonel HM, et al. Prediction of deep myometrial invasion in patients with endometrial cancer: clinical utility of contrast-enhanced MR imaging—a metaanalysis and Bayesian analysis. *Radiology* 2000;216:444 -449.

Sala E, Wakely S, Senior E, et al. MRI of malignant neoplasms of the uterine corpus and cervix. *AJR Am J Roentgenol* 2007;188:1577 -1587.

21 **答案 D**。图像显示宫底后壁一巨大不均匀信号子宫肌瘤,对于子宫内膜产生较大范围的占位效应,符合黏膜下肌瘤的诊断。黏膜下肌瘤可引起子宫流血和不孕。手术切除或栓塞治疗能够减少出血,提高生育率。

子宫平滑肌瘤有 7 大类,详见下表。

肌瘤类型	表现
宫腔内	位于宫腔内,通过蒂与子宫肌层相连
黏膜下	位于子宫肌层内,紧贴子宫内膜下
肌壁间	位于子宫肌层内
浆膜下	位于子宫肌层内,紧贴浆膜下
带蒂状	位于子宫外,通过蒂与子宫肌层相连
宫颈	位于宫颈
阔韧带	与子宫分离,位于附件

所有类型的子宫肌瘤都不是子宫动脉栓塞治疗的绝对禁忌证,但有 2 个注意事项:对腔内型子宫肌瘤栓塞时可以导致肌瘤娩出;对带蒂状子宫肌瘤进行栓塞可以导致肌瘤从子宫上脱落。

参考文献:Bulman BA, Ascher SM, Spies JB. Current concepts in uterine fibroid embolization. *Radiographics* 2012;32:1735 -1750.

Parker WH. Etiology, symptomatology, and diagnosis of uterine myomas. *Fertil Steril* 2007;87:725 -736.

22 **答案 A**。后方回声增强(即透射传输增加)主要由两方面引起:超声波穿过囊肿时,回声衰减较少;衰减校正伪影。

超声仪器有几个假设:①声速是恒定的;②传感器到目标物的真实距离仅与回声到达的时间相关;③超声束的传播路径总是直线;④每个接收的回声仅遇到了一个反射物;⑤相同深度的组织有着相同的衰减度。这些假设可以导致图像伪影。

为了弥补上述最后一项,超声仪器使用了"时间增益补偿"来增加更深部组织的回声(即花费更多时间返回探测器的回声)的增益。如果不这么做,从体表到深部组织会发生逐步的信号丢失。对于每个深度的增益是一致的,相同深度的每个体素受到的影响相同。因此,当超声束穿过那些回声衰减很小程度的结构(例如囊肿)时,这个部位的回声衰减明显低于邻近组织。当时间增益补偿应用于囊肿深部的组织时,紧邻囊肿深部的组织较相同深度的其他组织亮,从而导致体素亮度增高和高回声伪影。

参考文献: Feldman MK, Katyal S, Blackwood MS. US artifacts. *Radiographics* 2009;29:1179 - 1189.

Pozniak MA, Zagzebski JA, Scanlan KA. Spectral and color Doppler artifacts. *Radiographics* 1992;12:35 - 44.

23 **答案 B**。图像显示宫底部一不规则充盈缺损影伴双侧输卵管梗阻和静脉反流。不规则充盈缺损和相关的输卵管梗阻提示瘢痕组织形成。子宫内膜瘢痕通常继发于既往妊娠或手术操作(例如,扩张和刮宫),可引起不孕、流产、月经失调和盆腔疼痛。当发生弥漫性瘢痕形成时,可导致整个宫腔闭塞(子宫粘连综合征)。

子宫内膜癌(答案 A)并不好发于这个年龄段的患者,好发年龄为 50 ~ 60 岁,子宫输卵管造影时可表现为宫腔内的充盈缺损影。胎儿己烯雌酚中毒(DES)(答案 C)几乎不发生于该年龄患者,DES 在这例 24 岁患者被孕育之前已终止使用。影像表现不符合子宫肌瘤(答案 D),肌瘤使宫腔扩张,为边缘光滑的圆形充盈缺损影。

参考文献: Ahmadi F, Siahbazi S, Akhbari F, et al. Hysterosalpingography finding in intrauterine adhesion (Asherman's syndrome): a pictorial essay. *Int J Fertil Steril* 2013;7:155 - 160.

Simpson WL, Beitia LG, Mester J. Hysterosalpingography: a reemerging study. *Radiographics* 2006;26:419 - 431.

Steinkeler JA, Woodfield CA, Lazarus E, et al. Female infertility: a systematic approach to radiologic imaging and diagnosis. *Radiographics* 2009;29:1353 - 1370.

24 **答案 A**。图像显示输卵管未显影,宫腔置管失误导致的宫底部内膜腔变形,对比剂渗入宫底肌层小血管,右侧盆腔静脉显影,符合静脉对比剂反流。注意,右附件区管状对比剂充盈影是由于宫底部对比剂反流,并非发出输卵管的宫角。图像底部新月形对比剂影位于阴道内,而非腹膜腔。

盆腔静脉和(或)淋巴管对比剂反流可以是由于宫腔内压力增高(即 HSG 高压注射)或宫腔置管失误穿刺入子宫肌层(本病例)。对比剂反流除了可能被误认为输卵管通畅外,本身并无临床意义。无须辅助抗生素预防治疗。在极少数的情况下,反流的对比剂可以引起过敏样反应。

参考文献: Bateman BG, Nunley WC, Kitchin JD. Intravasation during hysterosalpingography using oil-base contrast media. *Fertil Steril* 1980;34:439 - 443.

Simpson WL, Beitia LG, Mester J. Hysterosalpingography: a reemerging study. *Radiographics* 2006;26:419 - 431.

25 **答案 A**。单角子宫的残角通常会手术切除,因其常会引起周期性盆腔疼痛、子宫内膜异位症、异位妊娠和妊娠子宫破裂。残角通常含有子宫内膜组织的功能,但并不与主宫腔相连。当发生残角妊娠时,可导致子宫破裂。因此,当诊断为单角子宫时,仔细寻找残角是非常重要的。对于无法妊娠并无特殊症状的患者,残角可以保留。盆腔 MRI 检查是观察残角和判断中肾管异常的最佳无创检查方法。

参考文献: Brucker SY, Rall K, Campo R, et al. Treatment of congenital malformations. *Semin Reprod Med* 2011;29:101 - 112.

Jayasinghe Y, Rane A, Stalewski H, et al. The presentation and early diagnosis of the rudimentary horn. *Obstet Gynecol* 2005;105:1456 - 1467.

Khati NJ, Frazier AA, Brindle KA. The unicornuate uterus and its variants: clinical presentation, imaging findings, and associated complications. *J Ultrasound Med* 2012;31:319-331.

26 **答案C**。不幸的是,并无真实可靠的影像学方法可以鉴别少见的平滑肌肉瘤和常见的平滑肌瘤(即子宫肌瘤)。因此,通常是诊断为子宫肌瘤,术后回顾性诊断为平滑肌肉瘤。有一些特征认为对于肉瘤的诊断有提示作用,包括:体积较大、生长迅速、出血、坏死、形态不规则、强化不均匀、T2W图像呈高信号。然而,以上所有征象均可见于良性子宫肌瘤中,子宫肌瘤远比肉瘤常见。因此,这些特征的阳性预测值非常低。许多子宫肉瘤术前误诊为肌瘤,手术切除后通过病理才得到诊断。近来,DWI被用于提高鉴别诊断,但是,目前这个方法并未得到验证。由于子宫肌瘤较肉瘤更常见,同时任何的影像学鉴别特点的阳性预测值都非常低,因此,穿刺活检(答案D)并不能用于最终诊断(并不能确定哪些肿块能够从活检中受益)。

参考文献:Parker WH, Fu YS, Berek JS. Uterine sarcoma in patients operated on for presumed leiomyoma and rapidly growing leiomyoma. *Obstet Gynecol* 1994;84:414-418.

Thomassin-Naggara I, Dechoux S, Bonneau C, et al. How to differentiate benign from malignant myometrial tumours using MR imaging. *Eur Radiol* 2013;23:2306-2314.

27 **答案A**。虽然他莫昔芬的使用与子宫内膜增生有关,但是对于使用他莫昔芬治疗后出现临床症状的绝经后女性,需要进行子宫内膜活检的阈值标准并未降低。因此,对于使用他莫昔芬治疗的绝经后阴道流血患者,进行子宫内膜活检的内膜厚度阈值与一般的患者相同:≥5mm。

参考文献:Bezircioglu I, Baloglu A, Tarhan MO, et al. Evaluation of endometrium by transvaginal ultrasonography and Doppler in tamoxifen-treated women with breast cancer. *Eur J Gynaecol Oncol* 2012;33:295-299.

The American Congress of Obstetricians and Gynecologists. The role of transvaginal ultrasonography in the evaluation of postmenopausal bleeding. *The American Congress of Obstetricians and Gynecologists (ACOG) Committee Opinion* 440. 2009 and 2013.

28 **答案C**。图像显示宫腔发育不良并偏向左侧,伴有输卵管积水。鉴别诊断包括:①伴有或不伴有残角的单角子宫;②单颈双角子宫,气囊太深,导管进入了单侧的宫角,从而只有效显示了单个宫角;③双颈双角子宫,仅有1个宫颈行插管显影;④完全型纵隔子宫,仅一侧的分隔腔行插管显影(不太可能出现香蕉状征象);⑤双子宫双宫颈,仅一侧的宫颈行插管显影。接下来最好是将导管往外撤出一段距离,确定是否有另一个相连的宫角。一旦导管撤出一段距离后,应注射额外的对比剂。如鉴别诊断仍有疑问,或显示单角子宫、无相连的残角,则建议进一步行盆腔MRI检查来评估盆腔的解剖结构。

参考文献:Behr SC, Courtier JL, Qayyum A. Imaging of Müllerian duct anomalies. *Radiographics* 2012;32:E233-E250.

Simpson WL, Beitia LG, Mester J. Hysterosalpingography: a reemerging study. *Radiographics* 2006;26:419-431.

29 **答案D**。图像显示正常的输卵管结构明显移位,符合局部占位效应。同时也存在宫腔右侧的轻微延长和凹陷。这些发现符合盆腔占位。对于年轻患者,较大的宫旁肿块最大可能是子宫肌瘤。患者进一步行盆腔MR检查(下图),证实了这一诊断。比较MR图像上子宫形状与子宫输卵管造影(HSG)上的占位效应。

HSG检查结果并非正常(答案A),因为输卵管并未在正常位置。盆腔炎性病变(答案 C)可以导致多种异常,包括输卵管积水、峡部结节性输卵管炎、盆腔包涵性囊肿和瘢痕,在这个病例中并未发现这些表现。这些图像并不符合先天性异常(答案 B)。

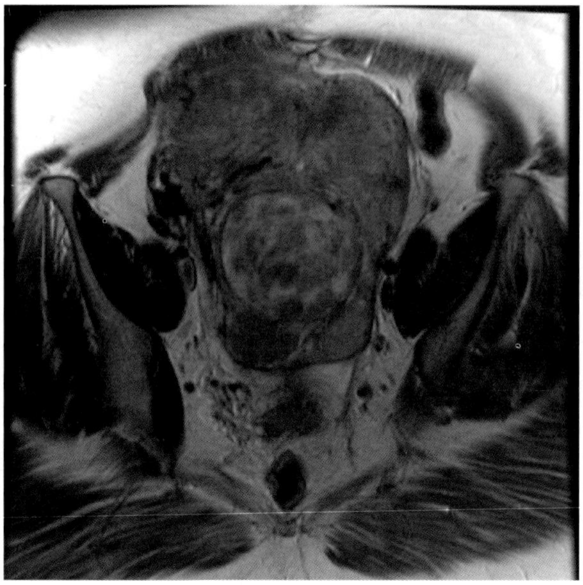

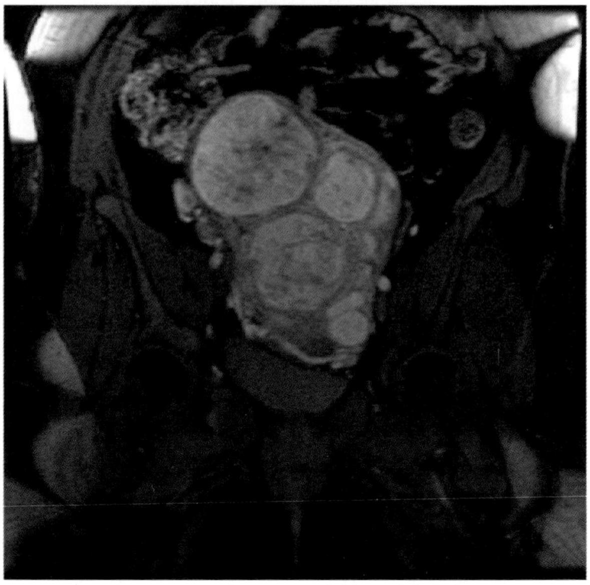

参考文献:Dunnick NR, Sandler CM, Newhouse JH. *Textbook of uroradiology*, 5th ed. Philadelphia, PA: Lippincott Williams & Wilkins, 2012.

Simpson WL, Beitia LG, Mester J. Hysterosalpingography: a reemerging study. *Radiographics* 2006;26:419 - 431.

30 **答案 E**。对比剂呈烧瓶状突出宫腔外符合子宫腺肌病诊断。子宫腺肌病的特点是子宫内膜腺体异位生长进入子宫肌层。这种情况被称为子宫内膜异位。在盆腔 MR 图像上,子宫腺肌病可以表现为局灶性或弥漫性子宫结合带增厚,伴或不伴有子宫肌层内的亚厘米的小囊肿。有时,子宫腺肌病可以表现为局部肿块,与子宫肌瘤表现相似(即子宫腺肌瘤)。

参考文献:Reinhold C, Tafazoli F, Mehio A, et al. Uterine adenomyosis: endovaginal US and MR imaging features with histopathologic correlation. *Radiographics* 1999;19:S147 - S160.

Simpson WL, Beitia LG, Mester J. Hysterosalpingography: a reemerging study. *Radiographics* 2006;26:419 - 431.

(崔璨 梁红 顾晓丽 译 徐秀芳 舒锦尔 校)

第 8 章 女性生殖器官Ⅱ(卵巢、输卵管、阴道和外阴)

问题

1 患者女，50 岁，盆腔疼痛。盆腔 MRI 检查发现左侧卵巢有 1 个直径 4.5cm 的囊肿(位于图像中心)。这个矢状面 T2W 图像的频率编码梯度是沿着哪个方向增加的?

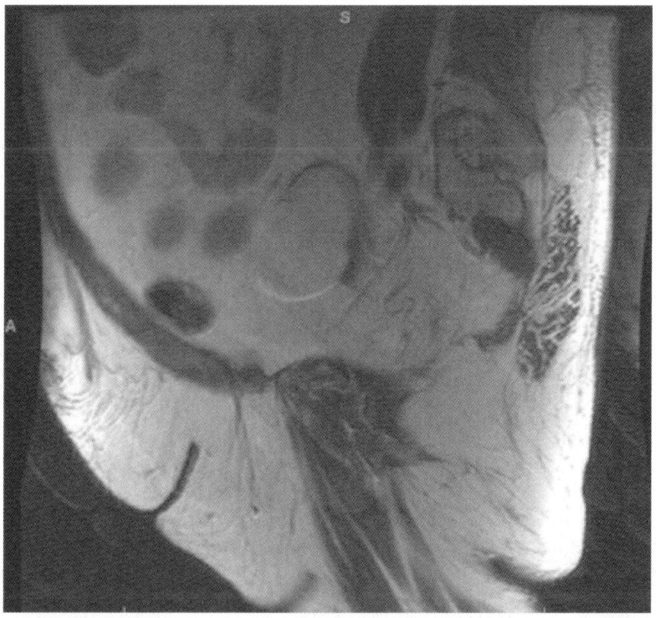

A. 从上到下　　B. 从下到上

C. 从右到左　　D. 从左到右

2 患者女，50 岁，盆腔 MRI 检查，在卵巢囊肿边缘发现存在第一类化学位移伪影。假设接收带宽 ±64kH（128kH），频率矩阵大小为 128，预期 1.5T 的像素位移的大小是:

A. 0.2 像素　　B. 0.4 像素

C. 2.0 像素　　D. 4.0 像素

3 患者女，22 岁，右下腹部疼痛，行腹部和盆腔增强 CT 扫描。CT 图像上主要异常表现的最可能原因是:

A. 感染　　B. 缺血

C. 炎症　　D. 恶性肿瘤

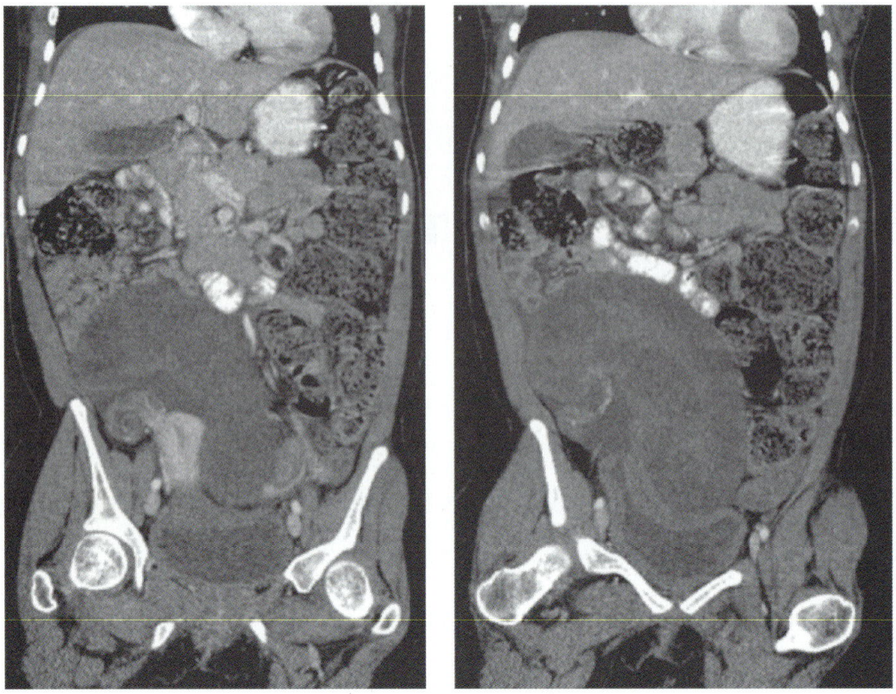

4 患者女，32 岁，G1P1，继发性不孕。关于超声在诊断多囊卵巢综合征（PCOS）中的作用，以下哪项是最佳描述？

A. 双侧多发卵巢囊肿是 PCOS 高度敏感的标志。

B. 双侧多发卵巢囊肿是 PCOS 高度特异性标志。

C. 超声仅在 PCOS 的诊断中起辅助作用。　D. 超声对 PCOS 的诊断无效。

5 为什么 STIR 从未用于 T1W 对比增强脉冲序列中的脂肪抑制？

A. 钆会易使 T1 变短，导致不可预测的组织抑制。

B. 钆会易使 T2 变短，导致不可预测的组织抑制。

C. 脂肪质子不受 180°反转脉冲的影响。　D. 脂肪质子不受 90°反转脉冲的影响。

6 患者女，38 岁，尿妊娠试验（－），反复左下腹疼痛，行盆腔彩色多普勒超声检查。左侧卵巢发现异常，直径 3.5cm。患者症状持续存在，2 个月后随访超声检查结果不变。下一步最好的方法是：

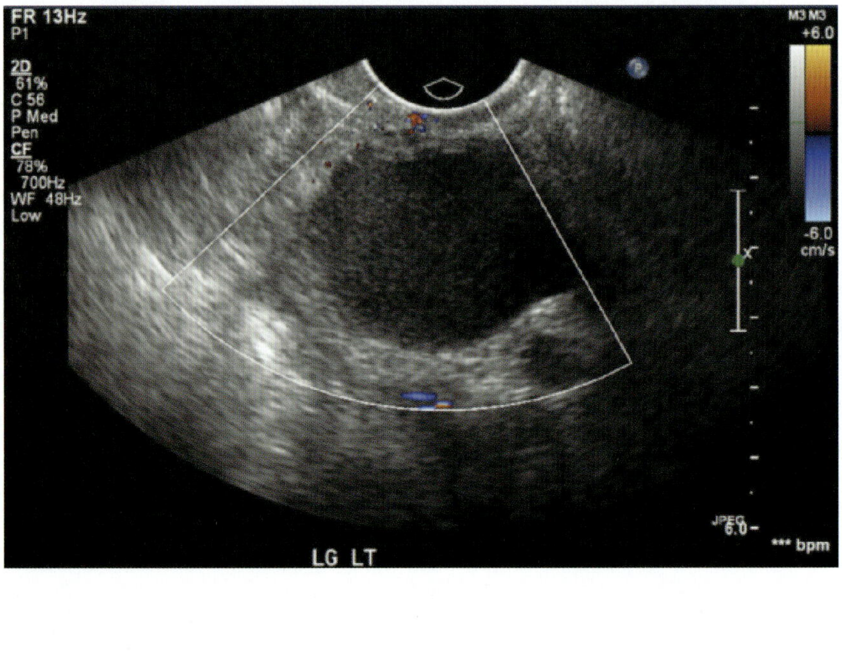

A. 进一步影像学检查：2 个月后超声随访　　B. 进一步影像学检查：现在就做增强盆腔 MRI

C. 经皮活检　　D. 妇科医生进行的囊肿切除术

E. 妇科肿瘤科医生进行的囊肿切除术

7 患者女，28 岁，发热、白细胞增多、附件疼痛，行盆腔超声检查。血清 bHCG 水平为 0mIU/mL。下一步最好的方法是：

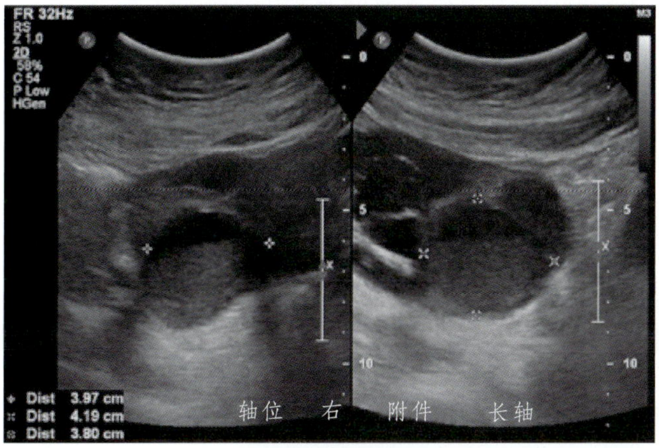

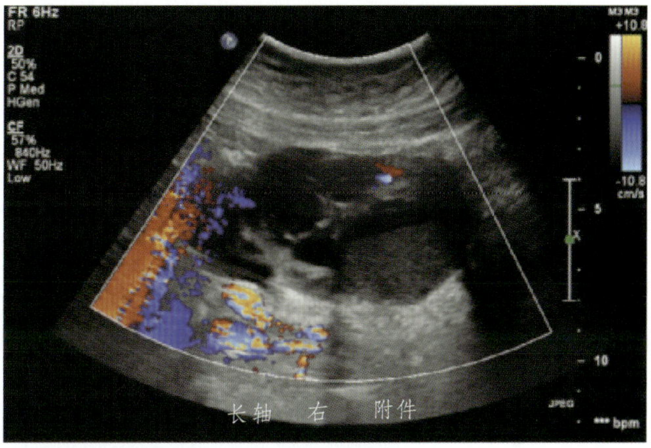

A. 忽略(良性病变)　　B. 影像随访

C. 静脉内抗生素治疗　　D. 静脉内抗生素治疗和引流

E. 手术切除

8 无症状卵巢和附件囊肿的处理部分取决于患者是在绝经前还是绝经后发现的。对于那些未接受子宫切除术的患者，绝经的定义是：

A. 50 岁后闭经 2 个周期　　B. 最后 1 个月经周期后闭经 6 个周期

C. 最后 1 个月经周期后闭经 1 年　　D. 50 岁后闭经 1 年

9 患者女，32 岁，无既往史，因月经过多行经阴道和盆腔超声检查。左侧附件发现 1 个直径 3.5cm的囊肿。患者没有盆腔疼痛。这一发现应如何在影像报告中说明？

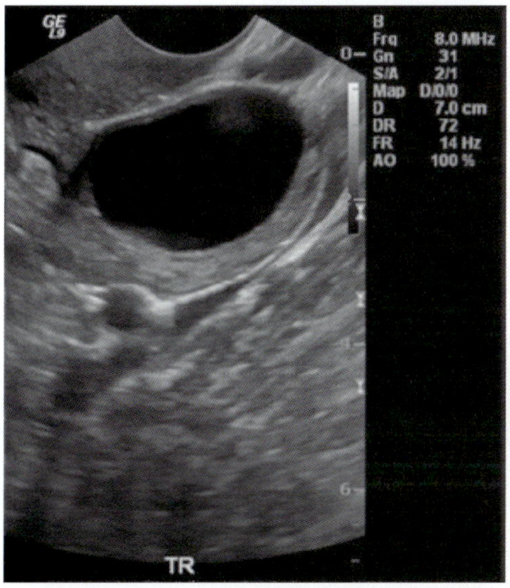

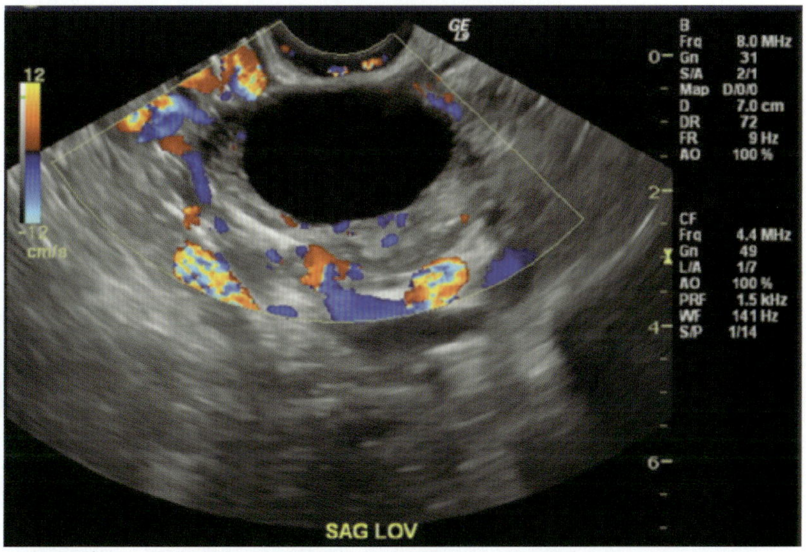

A. 不应提及这结果。　　B. 这一发现可能是良性的，不建议随访。

C. 这个发现很可能是良性的，建议随访 1 年。

D. 这个发现可能是恶性的，建议随访 1 年。

E. 这一发现可能是恶性的，建议咨询外科。

10 患者女，72 岁，无既往史，因绝经后出血行经阴道和盆腔超声检查。左侧附件发现 1 个直径 3.5cm 的单纯性囊肿。患者没有盆腔疼痛。这一发现应如何在影像报告中说明?

A. 不应提及这结果。

B. 这一发现可能是良性的，不建议随访。

C. 这个发现可能是良性的，建议随访 1 年。

D. 这个发现可能是恶性的，建议随访 1 年。

E. 这一发现可能是恶性的，建议咨询外科。

11 患者女，40 岁，行经阴道超声检查，附件区发现 1 个囊性肿块。2 个月后复检显示无明显变化。下列哪项影像学表现最能提示恶性可能?

A. 2 个 4mm 厚的分隔

B. 内部弥漫性较低的回声

C. 带有“腰征”的管状结构

D. 边缘凹陷，内无血流的实质部分

12 患者女,35 岁,下腹疼痛,行腹部和盆腔增强 CT 扫描。左侧盆腔内发现直径 6cm 的肿块。最可能的诊断是:

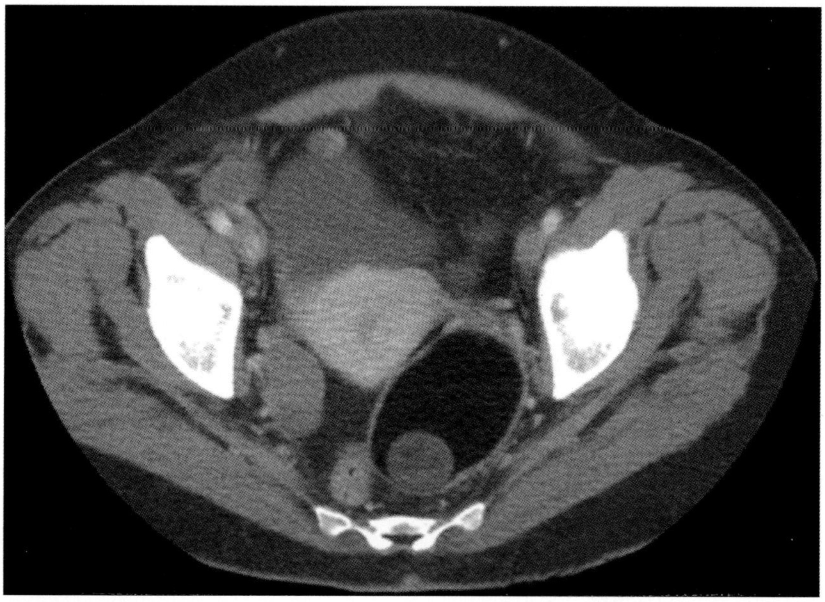

A. 成熟囊性畸胎瘤

B. 未成熟畸胎瘤

C. 脂肪肉瘤

D. 脂肪瘤

13 患者女，22 岁，盆腔炎伴腹腔积液感染，计划行经导管引流术。以下哪种途径产生并发症的风险最小，引流最可能成功?

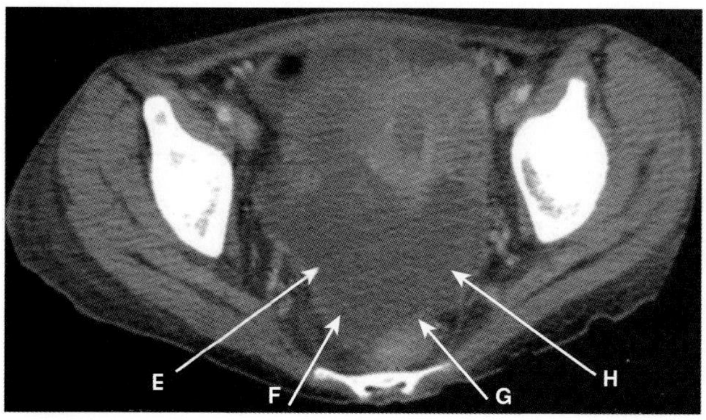

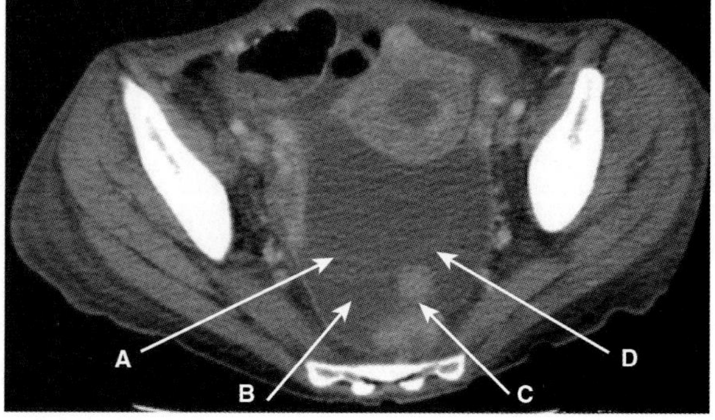

A. A　　B. B

C. C　　D. D

E. E　　F. F

G. G　　H. H

14 子宫内己烯雌酚暴露与下列哪种恶性肿瘤密切相关?

A. 子宫肉瘤　　B. 子宫内膜腺癌

C. 阴道透明细胞腺癌　　D. 卵巢癌肉瘤

15 下列哪项是输卵管感染放线菌的危险因素?

A. 无保护的性交　　B. 宫内节育器放置

C. 口服避孕药　　D. 双子宫畸形

16 患者女，32 岁，G2P2。在宫腔镜下放置双侧输卵管阻塞装置。3 个月后行子宫输卵管造影。如何解释以下影像?

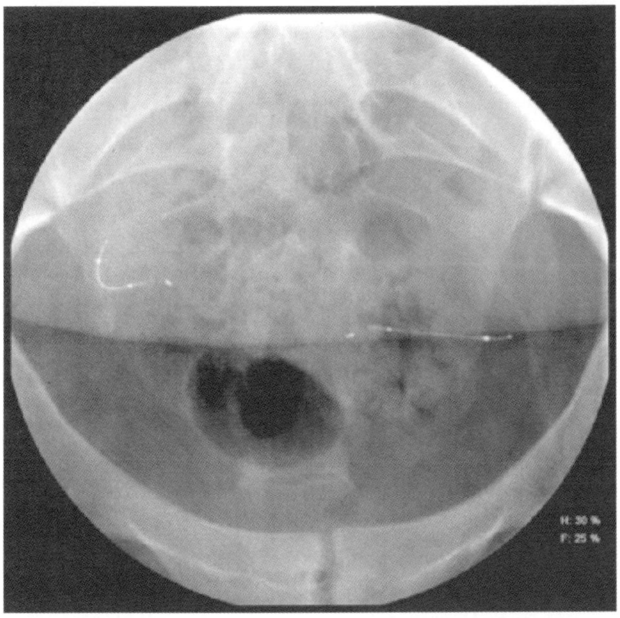

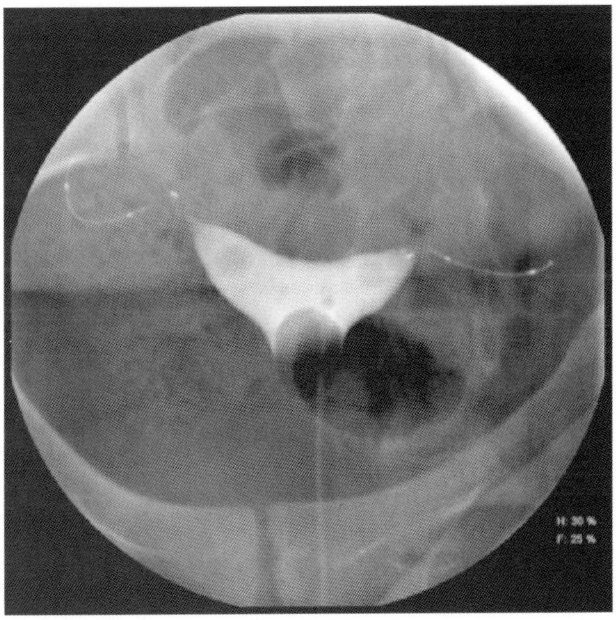

A. 正常装置位置，双侧输卵管阻塞。　　B. 正常装置位置，输卵管阻塞不充分。

C. 装置位置异常，双侧输卵管阻塞。　　D. 装置位置异常，输卵管阻塞不充分。

17 患者女，40 岁，G1P1，最近从第三世界国家移民到美国，出现尿失禁。患者无手术史或癌症史，盆腔检查也是正常的。进行膀胱造影后确诊是膀胱阴道瘘。下列哪个危险因素最能解释影像学检查结果?

A. 多株 HPV 感染　　B. 复发性华支睾吸虫感染

C. 长时间分娩造成的产科创伤　　D. 低纤维、高碳水化合物饮食

18 患者女，57 岁，阴道癌。在美国，阴道癌最常见的细胞类型和危险因素是:

A. 鳞状细胞癌；盆腔放疗史　　B. 鳞状细胞癌；HPV 感染

C. 腺癌；宫内接触己烯雌酚　　D. 腺癌；沙眼衣原体感染

19 患者女，50 岁，盆腔不适，行盆腔 MRI 检查，发现左侧卵巢肿块。其他图像(未呈现)显示双侧胸腔积液和腹水。患者的血清 CA－125 水平升高。以下图像是卵巢肿块的代表性层面。以下哪项是患者预后和预期疗程的最佳描述?

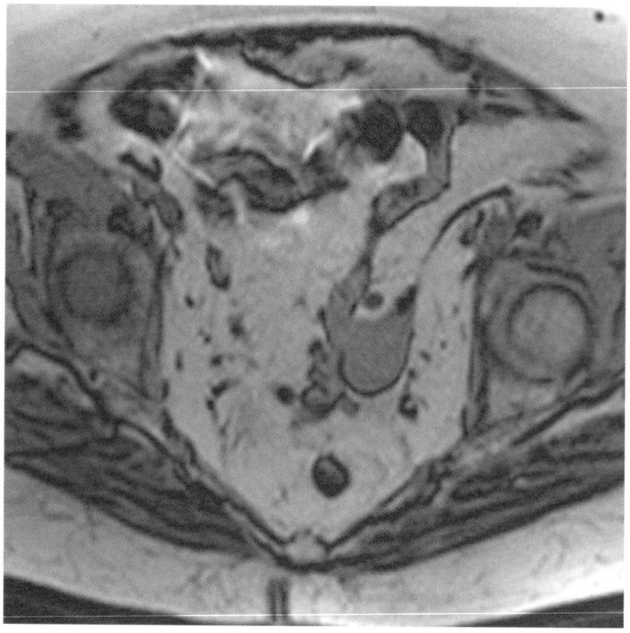

轴位 T1W GRE 脂肪饱和

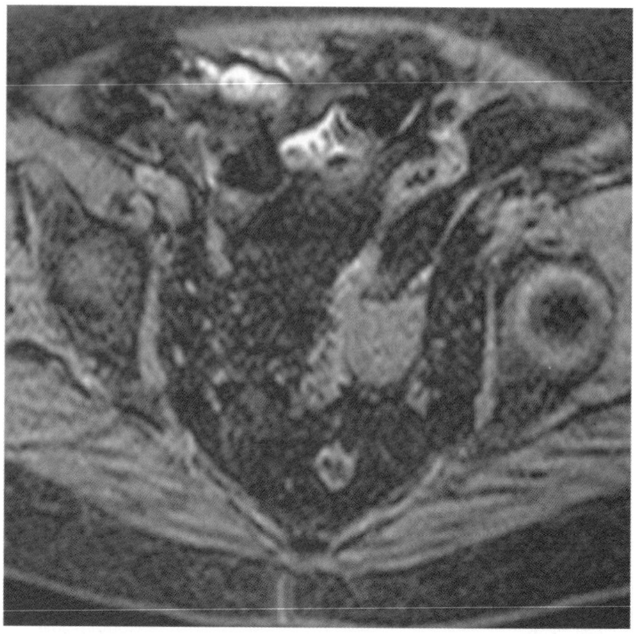

增强后轴位 T1W GRE 脂肪饱和

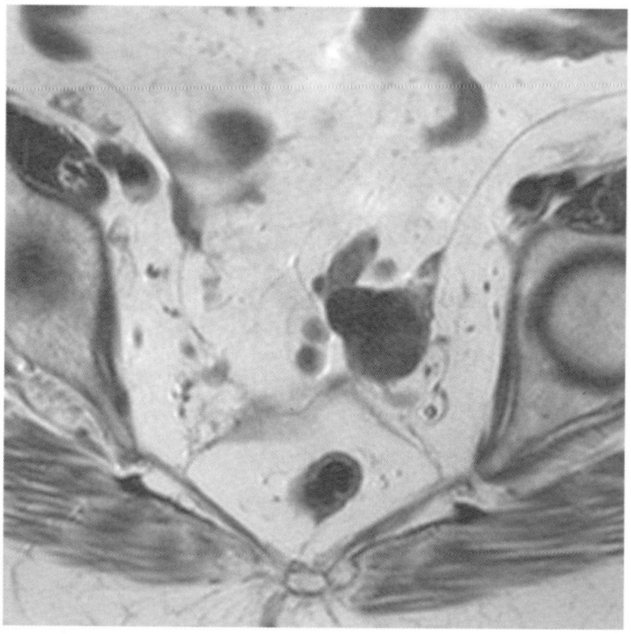

轴位 T1W GRE

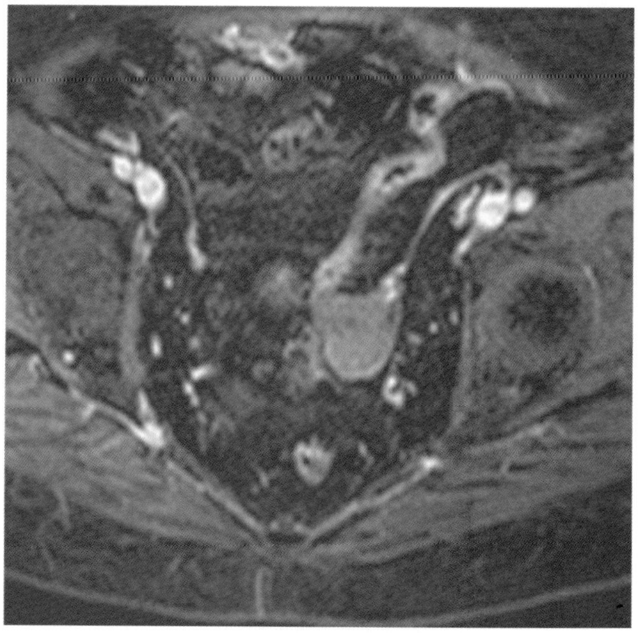

轴位 T2W FSE

A. 全身化疗后，预后佳。　　B. 同侧卵巢切除术后，预后佳。

C. 尽管进行全身化疗，但预后较差。　　D. 尽管进行同侧卵巢切除术，但预后较差。

20 患者女，55 岁，咨询血清 CA－125 和经阴道超声联合筛查卵巢癌的情况。以下哪项最能概括目前对平均风险水平卵巢癌筛查的共识？

A. CA－125 和盆腔超声检查对平均风险患者的筛查均无效。

B. CA－125 对平均风险患者的筛查有效，但盆腔超声不适用。

C. 盆腔超声对筛查平均风险患者有效，但 CA－125 不适用。

D. 只有联合使用时，CA－125 和盆腔超声对于筛查平均风险患者是有效的。

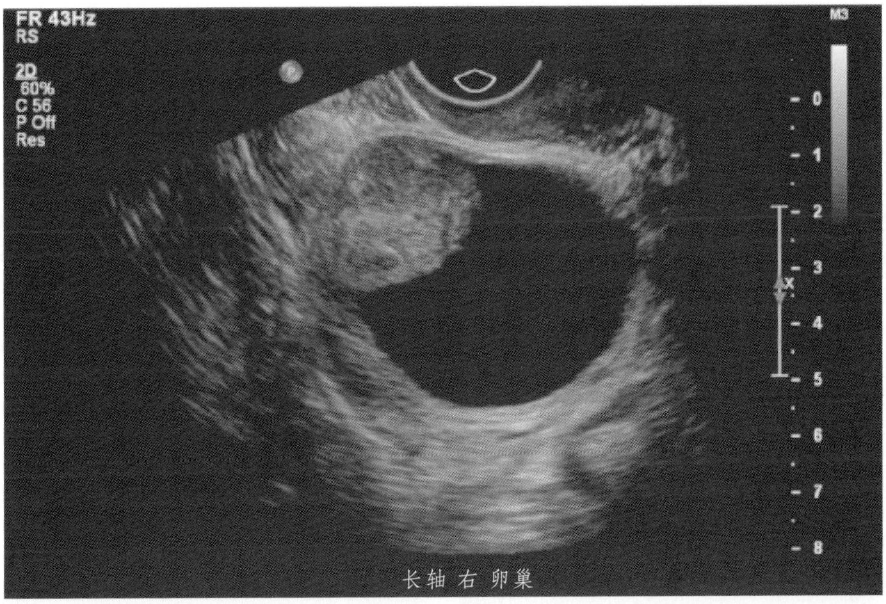

21 一位重要学术机构的资深研究人员对研究卵巢癌腹膜广泛转移的新的治疗方法很感兴趣。他计划在初次腹腔镜诊断后 1、3、6 和 12 个月，在未进行系统治疗的情况下，用 CT 测量大网膜的厚度。他计划利用这一信息作为对照来比较新药物的疗效。然而，在他的机构中，大多数患有卵巢癌的患者均接受标准的系统治疗，因此很难确定研究的对照组。下列哪种方法最合适？

A. 请妇科同事对初诊为卵巢癌的患者的全身化疗延迟至少 12 个月，然后用这个组作为对照。

B. 随机选择初诊为卵巢癌的患者，随机分为标准系统治疗组或 12 个月不治疗组，然后以“不治疗”组作为对照。

C. 对比一种 IND 和 IRB 获准的新型治疗药物与另一种 IND 和 IRB 获准的新型治疗药物治疗卵巢癌的增长率。

D. 对比卵巢癌在标准系统治疗中与 IND 和 IRB 获准的新型治疗药物治疗中的增长率。

22 患者女，24 岁，初级保健医师检查时触及 1 个卵圆形的软组织肿块，行盆腔 MRI。最有可能的诊断是：

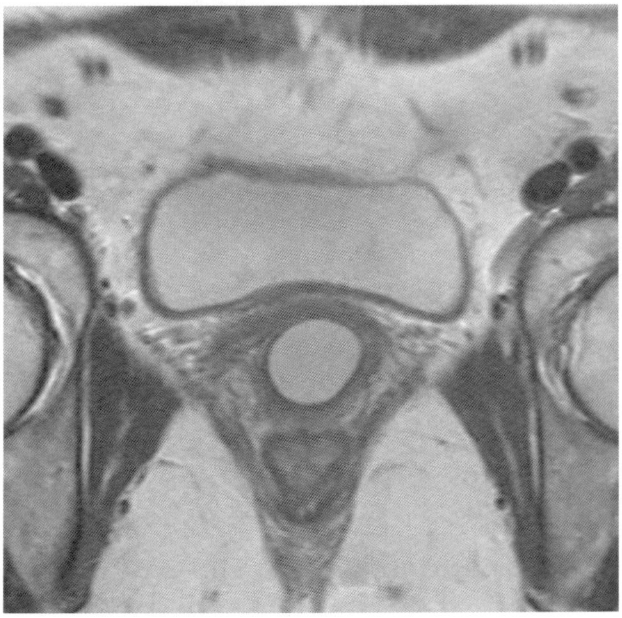
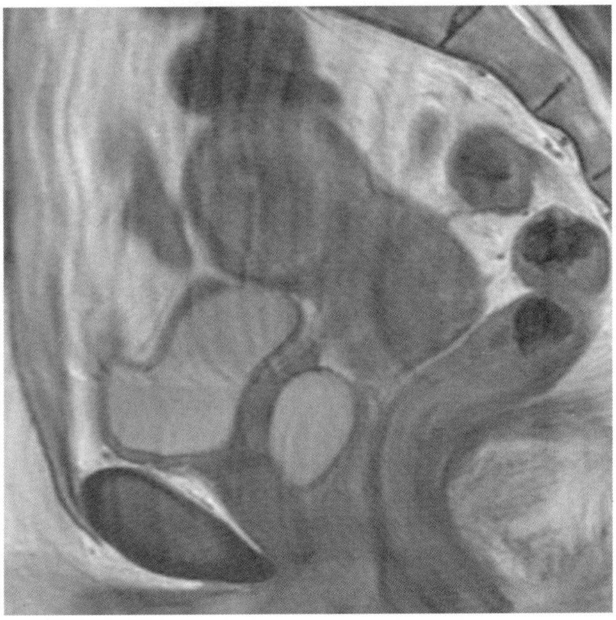

A. 前庭大腺囊肿　　　　B. Gartner 管囊肿

C. 尿道憩室　　　　D. Skene 腺囊肿

23 患者女，25 岁，右下腹疼痛，经阴道超声检查排除扭转。右侧卵巢 2cm × 3cm × 2cm，左侧卵巢 2cm × 3cm × 2cm。图像应如何解释？

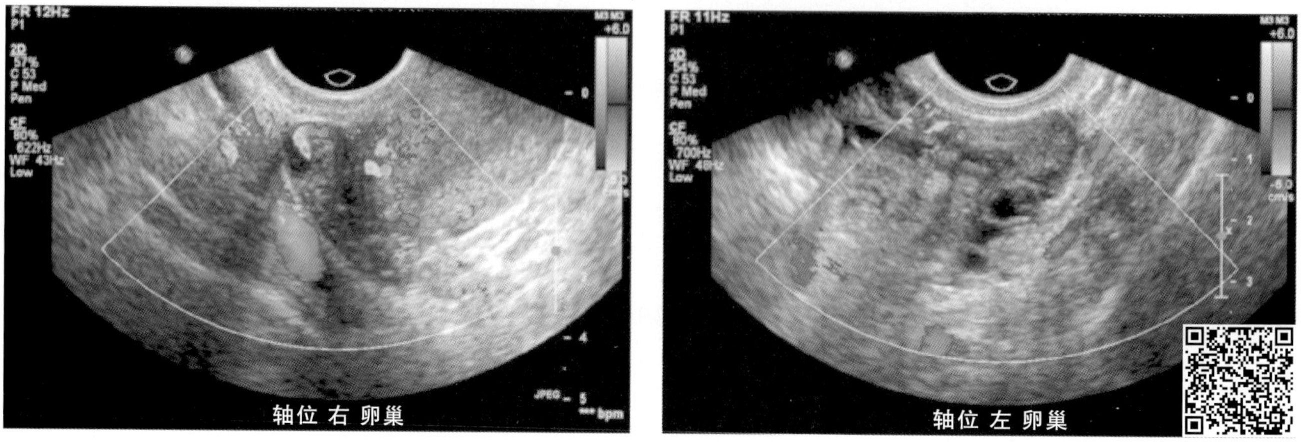

A. 正常卵巢；左侧卵巢血流明显减少可能是技术性的。

B. 左侧卵巢血流减少，卵巢扭转不明确。　　C. 左侧卵巢血流减少，符合急性卵巢扭转。

D. 左侧卵巢血流减少，符合慢性卵巢扭转。

24 患者女，22 岁，右下腹疼痛和妊娠试验阳性，经阴道超声检查。以下哪项是输卵管异位妊娠的危险因素？

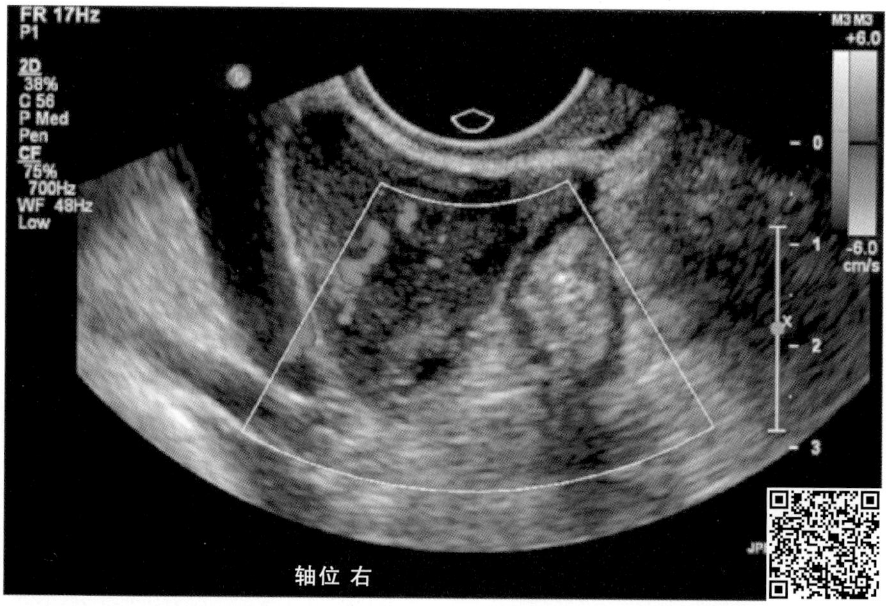

A. 人乳头瘤病毒感染　　　　B. 淋病奈瑟菌感染

C. 既往无并发症的阴道分娩史　　　　D. 既往无并发症的剖宫产史

25 一位年轻的研究人员正在设计一项临床试验，比较宫颈癌分期的两种影像学方法。在机构审查委员会提交报告之前，她必须证明她将以符合伦理的方式进行研究。将下列研究实践(字母)与《贝尔蒙特报告》中概述的适当的伦理指导原则(编号)相匹配。

A. 知情同意程序	1. 公正
B. 风险/效益评估	2. 尊重他人
C. 保护弱势群体	3. 有利

26 患者女，28 岁，低血压伴有严重的盆腔疼痛。尿 β－HCG 呈阳性，未发现正常妊娠。如果该患者有异位妊娠，最有可能的位置是：

A. 子宫　　B. 输卵管

C. 卵巢　　D. 直肠子宫凹陷

E. 子宫颈

27 患者女，24 岁，初级保健医生检查时触及 1 个卵圆形的软组织肿块，行盆腔 MRI。最有可能的诊断是：

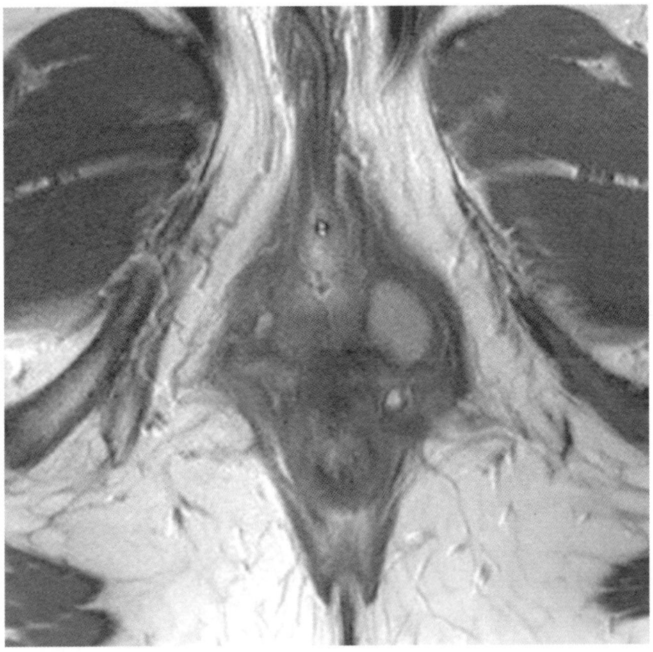

A. 前庭大腺囊肿　　B. Gartner 管囊肿

C. 尿道憩室　　D. Skene 腺囊肿

28 患者女，24 岁，原发性不孕症，行输卵管造影检查。下列哪项最能解释影像表现？

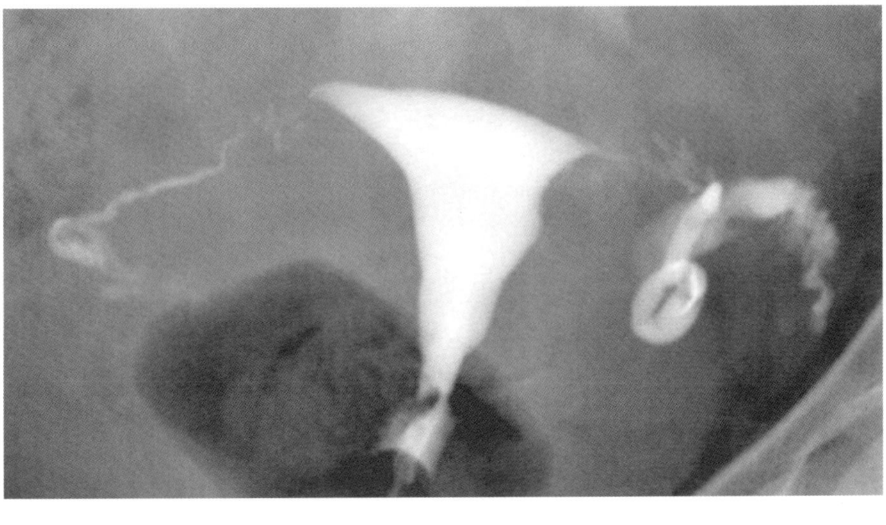

A. 结果正常　　B. 既往沙眼衣原体感染

C. 先天性中肾管异常　　D. 胎儿己烯雌酚暴露

29 患者女，40 岁，慢性盆腔疼痛，行经阴道超声检查。2 个月后复检未见明显改变。最有可能的诊断是：

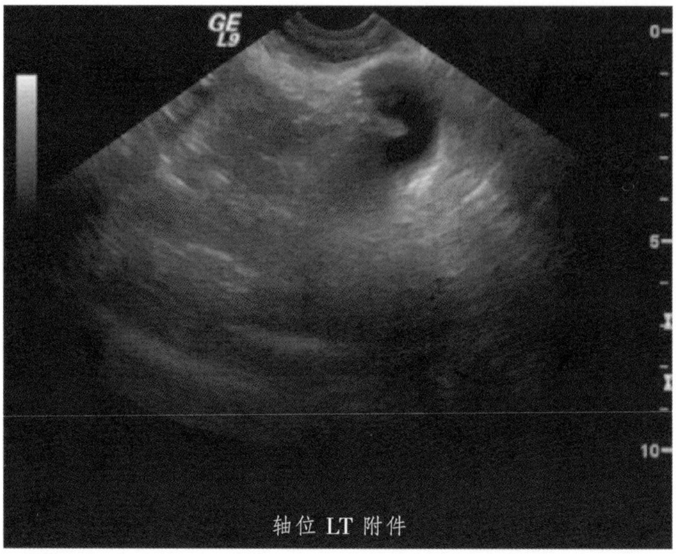

A. 卵巢浆液性囊腺瘤　　B. 卵巢黏液腺癌

C. 输卵管积水　　D. 子宫腺肌瘤

30 输卵管由 4 个主要部分构成。将输卵管的各个部分（字母）与图（编号）中所示的标签相匹配。

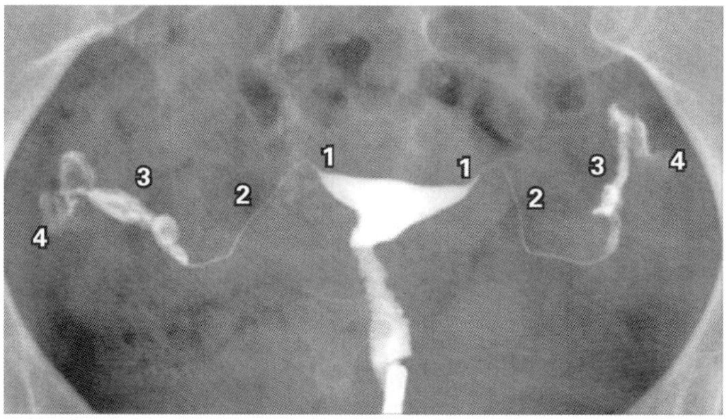

A. 壶腹部	1. 第 1 段
B. 间质部	2. 第 2 段
C. 漏斗部	3. 第 3 段
D. 峡部	4. 第 4 段

答案与解析

1　**答案 A**。图像中的频率编码梯度从上到下逐渐增大。该图像中心的囊肿显示了第一类沿上缘和下缘的化学位移伪影。相对于水,这种伪影使脂肪的空间定位发生错误。化学位移伪影只发生在频率编码轴上。因此,答案 C 和答案 D 是不正确的。脂肪像素从囊壁移开的黑线是沿着上缘,而像素从脂肪转移到囊肿的白色线是沿着下缘。这表明频率编码梯度从上到下(从黑线到白线)都在增加。下文对此做了解释。第一类化学位移伪影发生在脂肪 - 液体和脂肪 - 组织界面上。随着场强的增大和接收带宽的降低,伪影的宽度也随之增大。

沿频率编码轴的空间位置由进动频率决定。频率编码梯度分配给沿着频率编码轴的每一行质子一个独特的进动频率,以后可以用它来确定其空间位置。因为脂肪质子不像水质子那样以相同的频率进动,所以定位是错误的,脂肪质子较慢地沿着频率编码梯度向下移动(比预期更慢的进动频率)。如下图所示,想象一下,标有"水"的 x 轴体素代表图像中的囊肿,而标有"脂肪"的 x 轴体素代表图像中的相邻脂肪,y 轴是梯度频率;两种不同的频率编码梯度显示为红线和蓝线。这些线显示按不同的体素分配的频率(位置)。

下图显示,频率编码梯度的陡度反映了接收带宽的宽度。接收带宽基本上是一个给定矩阵大小的频率编码梯度编码的频率范围。因此,较高的接收带宽(例如,红线、陡峭斜率)受较小频移(例如,1.5T 处的 220Hz)的影响较小,因为该移位可能完全在单个体素内发生。在红线上选择一个点并使用 y 轴向后追踪 220Hz。请注意,这个新位置可能保持在同一个体素内。当接收带宽减小(例如,蓝线)时,移位将穿过体素,脂肪将贡献信号强度从一个体素转移到另一个体素。在蓝线上选择一个点,并使用 y 轴向后追踪 220Hz。注意,这个新的位置将在一个不同的体素内。

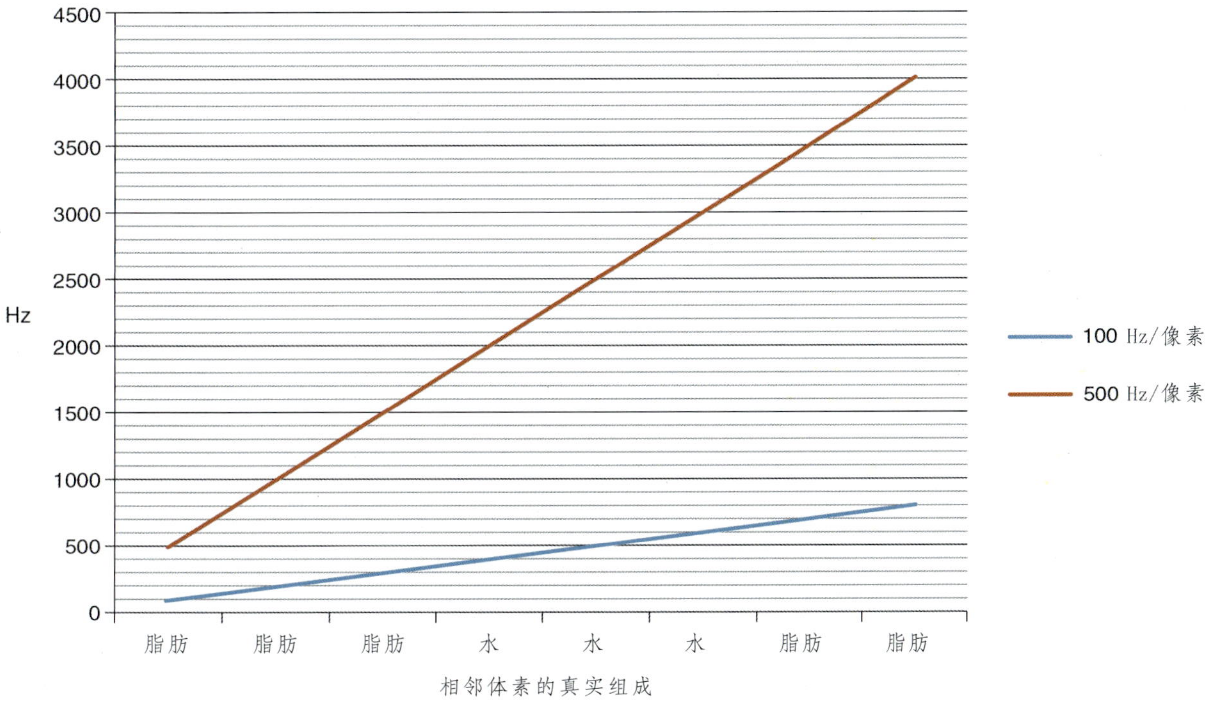

脂肪质子化学位移的方向将从高频到低频,因为脂肪质子比水质子进动要慢。因此,梯度高端的脂肪 - 水界面会经历脂肪质子向囊肿的转移(产生明亮的增加信号带),而梯度低端的脂肪 - 水界面将经历脂肪质子从囊肿转移(创建缺少信号的黑色带)。为什么不总是最大化接收带宽? 接收带宽越宽,每个像素的噪声越大。因此,高接收带宽是以降低信噪比为代价的。

参考文献:Kamel IR, Merkle EM. *Body MR Imaging at 3 Tesla*, 1st ed. New York: Cambridge University Press, 2011.

Mamourian AC. *Practical MR physics*, 1st ed. New York: Oxford University Press, 2010.

McRobbie DW, Moore EA, Graves MJ, et al. *MRI: from picture to proton*, 2nd ed. New York: Cambridge University Press, 2007.

2 **答案 A**。在相同的磁场中,脂肪质子比水质子慢 3.5ppm,这在拉莫尔频率 1.5T 时约为 220Hz,3.0T 时约为 440Hz。该信息可与接收带宽和频率矩阵大小一起计算化学位移伪影的宽度,公式如下:

化学位移(1.5T 时 220Hz 或在 3.0T 时 440Hz)/(接收带宽/频率矩阵)

因此,1.5T 时接收带宽为 128KHz(128 000Hz),频率矩阵为 128,像素位移是:220Hz/(128 000Hz/128 像素)=220Hz/(1000Hz/像素)=0.2 像素

如果使用 3.0T 系统,请注意,移动的大小将加倍:

440Hz/(128 000Hz/128 像素)=440Hz/(1000Hz/像素)=0.4 像素

如果使用较小的带宽(例如,64kHz,3.0T),则移位的大小将再次增加:

440Hz/(64 000Hz/128 像素)=440Hz/(500Hz/像素)=0.9 像素

参考文献:Kamel IR, Merkle EM. *Body MR Imaging at 3 Tesla*, 1st ed. New York: Cambridge University Press, 2011.

Mamourian AC. *Practical MR physics*, 1st ed. New York: Oxford University Press, 2010.

McRobbie DW, Moore EA, Graves MJ, et al. *MRI: from picture to proton*, 2nd ed. New York: Cambridge University Press, 2007.

3 **答案 B**。图像显示右侧附件血管旋涡征,膀胱和子宫被牵拉向右侧,右侧附件低密度大肿块,上述表现符合扭转的水肿和缺血的卵巢。诊断卵巢扭转的特异征象是扭转的血管蒂,而子宫和膀胱向同侧偏移为辅助征象。卵巢明显肿大继发于血管扭转、坏死和水肿。这个年龄段,恶性肿瘤很少见(答案 D)。当卵巢肿大时,可能不再存活,但下一步最好的处理仍是手术评估。

参考文献:Duigenan S, Oliva E, Lee SI. Ovarian torsion: diagnostic features on CT and MRI with pathologic correlation. *AJR Am J Roentgenol* 2012;198:W122 - W131.

Chang HC, Bhatt S, Dogra VS. Pearls and pitfalls in diagnosis of ovarian torsion. *Radiographics* 2008;28:1355 - 1368.

4 **答案 C**。多囊卵巢综合征(PCOS)是一种异质性疾病,其特征是雄激素过多、过少或不排卵和多囊卵巢。然而,PCOS 表现多样,难以明确诊断。患者可能只符合 3 个典型标准中的 2 个,并且任何单一标准均不足以明确诊断。因此,超声检查可以辅助诊断。许多没有 PCOS 的患者有“多囊卵巢”,许多具有 PCOS 临床表现的患者没有典型的影像学表现。

根据 ESHRE/ASRM 专家共识研讨会建立的 PCOS 超声诊断标准(代表 3 个关键标

准之一)包括 1 个或 2 个卵巢:

12 个或更多直径 2 ~ 9mm 的卵泡和(或)卵巢体积 > 10mL

卵巢体积按下式计算:长 × 宽 × 高 × 0.5。卵泡的分布、基质回声和基质体积不被认为是相关的。该定义不适用于口服避孕药的女性,因为口服避孕药可以改变卵巢的外观。

参考文献:Balen A, Michelmore K. What is polycystic ovary syndrome? Are national views important? *Hum Reprod* 2002;17:2219 – 2227.

Lujan ME, Chizen DR, Pierson RA, et al. Diagnostic criteria for polycystic ovary syndrome: pitfalls and controversies. *J Obstet Gynaecol Can* 2008;30:671 – 679.

Norman RJ, Dewailly D, Legro RS, et al. Polycystic ovary syndrome. *Lancet* 2007;370:685 – 697.

Rotterdam ESHRE/ASRM-Sponsored PCOS Consensus Workshop Group. Revised 2003 consensus on diagnostic criteria and long-term health risks related to polycystic ovary syndrome. *Fertil Steril* 2004;81:19 – 25.

5 **答案 A**。含钆对比剂主要通过间接缩短周围组织的 T1 时间来起作用。对 T1 的精确影响是不可预知的,部分基于给定体素中对比剂浓度。因此,某些组织的 T1 时间可能恰好与脂肪的 T1 时间相匹配,在 STIR 反转恢复脉冲后被抑制。

STIR 是一种反转恢复技术。层面中所有组织都在激发 RF 脉冲之前经受 180°反转恢复 RF 脉冲,180° RF 脉冲时间由脂肪的 T1 时间确定。180°反转 RF 脉冲与激励 RF 脉冲之间的时间长度被称为反转时间(TI)。

当受到 180°反转 RF 脉冲的脂肪质子的纵向弛豫恢复穿过零或"零"磁化点时,施加激发 RF 脉冲。该时间由预定的计算确定。如果脂肪的磁化强度处于零点,接受激发 RF 脉冲后不会产生任何信号。任何其他与脂肪具有相似或相同 T1 时间的组织(例如,由于含钆对比剂造成 T1 时间缩短的软组织)也将以类似的方式被抑制。

STIR 反转 RF 脉冲的主要机制是基于 T1 弛豫,而不是 T2 弛豫(答案 B)。与频率选择技术相比,STIR 的脂肪抑制更均匀,因其受磁场不均匀性影响较小(即 T1 时间是组织的固定特征,而共振频率受磁场强度影响;B0 不均匀性、变化的局部磁矩和磁化率效应引起局部磁场发生变化)。

参考文献:Delfaut EM, Beltran J, Johnson G, et al. Fat suppression in MR imaging: techniques and pitfalls. *Radiographics* 1999;19:373 – 382.

McRobbie DW, Moore EA, Graves MJ, et al. 2007. *MRI: from picture to proton*, 2nd ed. NewYork: Cambridge University Press.

6 **答案 D**。图像显示左侧卵巢囊性肿块含有许多低回声,符合子宫腺肌瘤。没有实质性结节,进一步影像检查(答案 A 和 B)对诊断几乎没有帮助,并且患者是有症状的,彻底治疗的方式是手术。在许多情况下,子宫腺肌瘤可以在不切除同侧卵巢的情况下切除。

肿块没有恶性肿瘤的特征,因此,癌症手术(答案 E)是不必要的。评估囊性卵巢肿块一般属于经皮穿刺活检(答案 C)的禁忌证,因为有穿孔和溢出的风险。

参考文献:Abbott JA, Hawe J, Clayton RD, et al. The effects and effectiveness of laparoscopic excision of endometriosis: a prospective study with 2 -5 year follow-up. *Hum Reprod* 2003;18:1922 – 1927.

Hart RJ, Hickey M, Maouris P, et al. Excisional surgery versus ablative surgery for ovarian endometriomA. *Cochrane Database Syst Rev* 2005;20:CD004992.

Seracchioli R, Mabrouk M, Frasca C, et al. Long-term cyclic and continuous oral contraceptive therapy and endometrioma recurrence: a randomized controlled trial. *Fertil Steril* 2010;93:52 - 56.

7 **答案 C**。临床病史和影像学检查结果符合盆腔炎相关的输卵管积水/积脓和较小的输卵管卵巢脓肿。下一步最好是行静脉抗生素治疗,经皮引流可能不需要。大多数直径<8cm 的较小的输卵管卵巢脓肿单用抗生素治疗即可。对于较大脓肿(直径>8cm)和那些抗生素治疗无效的脓肿,经皮引流也是安全可行的。常见的引流途径包括经阴道、经直肠、经腹壁和经臀部。

参考文献: Dewitt J, Reining A, Allsworth JE, et al. Tuboovarian abscesses: is size associated with duration of hospitalization and complications? *Obstet Gynecol Int* 2010; doi: 10.1155/2010/847041.

Goharkhay N, Verma U, Maggiorotto F. Comparison of CT- or ultrasound-guided drainage with concomitant intravenous antibiotics vs. intravenous antibiotics alone in the management of tubo-ovarian abscesses. *Ultrasound Obstet Gynecol* 2007;29:65 - 69.

Perez-Medina T, Huertas MA, Baho JM. Early ultrasound-guided transvaginal drainage of tubo-ovarian abscesses: a randomized study. *Ultrasound Obstet Gynecol* 1996;7:435 - 438.

8 **答案 C**。绝经后是一种回顾性诊断,定义为最后 1 次月经期闭经 1 年后的状态。虽然西方国家的平均绝经年龄为 51~53 岁,但其发生年龄差异很大(即 40~60 岁)。因此,对于无子宫切除术史的患者,其诊断并无年龄阈值(答案 A 和 D)。对于曾行子宫切除术但保留卵巢(排除月经状况评估)的患者,绝经期定义为 50 岁。

参考文献: Levine D, Brown DL, Andreotti RF, et al. Management of asymptomatic ovarian and other adnexal cysts imaged at US: Society of Radiologists in Ultrasound Consensus Conference Statement. *Radiology* 2010;256:943 - 954.

Soules MR, Sherman S, Parrott E, et al. Executive summary: Stages of Reproductive Aging Workshop (STRAW). *Fertil Steril* 2001;76:874 - 878.

te Velde ER, Pearson PL. The variability of female reproductive ageing. *Hum Reprod* 2002;8:141 - 154.

9 **答案 B**。根据放射协会的超声共识会议声明(2010),绝经前女性发现直径>3cm 和直径≤5cm 的无症状单纯附件囊肿时,应描述为良性可能性大,不建议随访。这种管理的合理性是这种囊肿几乎都是良性的,过度的影像随访会造成患者不必要的焦虑,临床获益很小。

下表列出了由放射协会在超声共识会议声明(2010)中建立的绝经前女性无症状囊肿治疗建议总结。

绝经前女性无症状单纯附件囊肿的处理	
直径≤3cm	此类囊肿可忽略或提及,不建议随访。
直径>3cm 且≤5cm	此类囊肿应描述为几乎肯定是良性的,不建议随访。
直径>5cm 且≤7cm	此类囊肿应描述为几乎可以肯定是良性的,建议每年超声随访。
直径>7cm	此类囊肿因太大而不能通过超声确定评估,建议行盆腔 MRI 和(或)外科会诊。

参考文献:Levine D, Brown DL, Andreotti RF, et al. Management of asymptomatic ovarian and other adnexal cysts imaged at US: Society of Radiologists in Ultrasound Consensus Conference Statement. *Radiology* 2010;256:943 - 954.

10 **答案 C**。尽管绝经后女性卵巢癌的风险高于绝经前女性,但这一人群的单纯性囊肿仍非常可能是良性的。因此,对于绝经后女性无症状的单纯性附件囊肿(直径 >1cm 且≤7cm),建议每年超声随访。

下表列出了由放射协会在超声共识会议声明(2010)中建立的绝经后女性无症状简单附件囊肿管理建议。注意绝经后女性(本题)与绝经前女性(上题)建议的差异。

绝经后女性无症状单纯附件囊肿的处理	
直径≤1cm	此类囊肿可忽略或提及,不建议随访。
直径 >1cm 且≤7cm	此类囊肿应描述为几乎可以肯定是良性的,建议每年超声随访。
直径 >7cm	此类囊肿因太大而不能通过超声确定评估,建议行盆腔 MRI 和(或)手术咨询。

参考文献:Levine D, Brown DL, Andreotti RF, et al. Management of asymptomatic ovarian and other adnexal cysts imaged at US: Society of Radiologists in Ultrasound Consensus Conference Statement. *Radiology* 2010;256:943 - 954.

11 **答案 A**。有 1 个或多个厚分隔或 1 个或多个实性强化结节的囊性附件包块,应怀疑是恶性肿瘤。无论患者年龄多大,出现上述任何一种影像学表现,均需要手术探查。根据放射协会超声共识会议声明(2010),“厚”间隔定义为宽度≥3mm 的间隔。

手术评估的临界指征包括多个薄的分隔(≤2mm)、无血流的低回声结节或绝经后女性任何表现的复杂囊肿。

弥漫性低回声(答案 B)是子宫内膜异位症的一个特征(由于不同时期的慢性内部出血所致)。管状囊状结构和“腰征”(回答 C)是输卵管积水的特征(“腰征”:输卵管皱襞上的软组织凹陷)。有凹边的实性无血管区(答案 D)是出血性囊肿的特征(凹边是由于凝块收缩引起的)。

参考文献:Brown DL, Doubilet PM, Miller FH, et al. Benign and malignant ovarian masses: selection of the most discriminating grayscale and Doppler sonographic features. *Radiology* 1998;208:103 - 110.

Levine D, Brown DL, Andreotti RF, et al. Management of asymptomatic ovarian and other adnexal cysts imaged at US: Society of Radiologists in Ultrasound Consensus Conference Statement. *Radiology* 2010;256:943 - 954.

12 **答案 A**。图像显示左侧附件有 1 个 6cm 的肿块,主要是肉眼可见的脂肪,伴有 1 个不明显的结节。最有可能的诊断是成熟的囊性畸胎瘤。卵巢成熟囊性畸胎瘤是一种良性肿块,由于卵巢扭转的风险以及较小的穿孔 (可引起肉芽肿性腹膜炎)和恶性(例如,来自鳞状上皮细胞的鳞状细胞癌;这并不是指转化为未成熟的畸胎瘤)的风险,通常会被手术切除。恶变通常见于 60 ~70 岁。

成熟的囊性畸胎瘤比未成熟的畸胎瘤更常见,两者之间有几个显著的差异(见下表)。

成熟囊性畸胎瘤	未成熟畸胎瘤
切除的卵巢肿瘤中常见	罕见的卵巢肿瘤
在所有年龄段均可见	发生在 0～20 岁
良性行为	恶性行为
较小(通常 1～10cm)	较大(通常 >15cm)
包膜完整	包膜穿孔
囊性和脂肪成分占主导地位	大的软组织肿块
出血罕见	出血常见

脂肪肉瘤(答案 C)和脂肪瘤(答案 D)不是最好的选择。肿块的前缘有爪形卵巢组织,符合卵巢起源。

参考文献:Outwater EK, Siegelman ES, Hunt JL. Ovarian teratomas: tumor types and imaging characteristics. *Radiographics* 2001;21:475 – 490.

Saba L, Guerriero S, Sulcis R, et al. Mature and immature teratomas: CT, US, and MR imaging characteristics. *Eur J Radiol* 2009;72:454 – 463.

13 **答案 F**。经臀肌的方法是进入盆腔深部结构安全有效的途径。以下是该题中箭头所示的穿刺路径的评估:

箭头	评估
A	该路径太靠外侧,穿过梨状肌,并穿过沿盆腔右侧壁的大血管。
B	该路径靠近内侧较合理,但穿过梨状肌。如果没有选项 F,这也是合理的选择。一般来说,梨状肌应避免,因为这种方法通常会刺激坐骨神经。
C	该路径靠近内侧较合理,但穿透直肠。
D	该路径是片面的,穿过梨状肌,穿过沿骨盆左侧壁的大血管。
E	该路径太靠外侧,穿过梨状肌,并穿过沿盆腔右侧壁的大血管。
F	该路径是理想的。在梨状肌内下方,最大限度地减少坐骨神经损伤或刺激的风险。不穿过任何主要血管,远离直肠。
G	该路径靠近内侧较合理,但穿透直肠。
H	该路径太靠外侧,穿过梨状肌,并穿过沿盆腔左侧壁的大血管。

一般来说,应尽量采用低于梨状肌并靠近骶骨的路径,可以最大限度地减少坐骨神经损伤/刺激。坐骨神经沿梨状肌下缘并向后外侧延伸。理想的导管放置是通过骶骨与坐骨棘之间的骶棘韧带,该韧带将导管固定在位,避免损伤附近的神经和血管。在某些情况下,必须采用经梨状肌路径,但这是不理想的。

骶棘韧带的上方是坐骨大孔。经臀肌入路通常通过坐骨大孔进入骨盆深部,可分为梨状肌下间隙和梨状肌上间隙两个部分。梨状肌下间隙内有坐骨神经(沿梨状肌表面)、臀下血管和神经、阴部内血管和神经以及一系列其他神经经过。梨状肌上间隙内有臀上血管和神经经过。

参考文献:Harisinghani MG, Gervais DA, Hahn PF, et al. CT-guided transgluteal drainage of deep pelvic abscesses: indications, technique, procedure-related complications, and clinical outcomE. *Radiographics* 2002;22:1353 – 1367.

Harisinghani MG, Gervais DA, Maher MM, et al. Transgluteal approach for percutaneous drainage of deep pelvic abscesses: 154 cases. *Radiology* 2003;228:701 - 705.

14 **答案 C**。己烯雌酚(DES)是一种合成雌激素,在 20 世纪 40 年代和 20 世纪 50 年代曾用于妊娠女性治疗妊娠相关并发症。然而,由于缺乏疗效和严重的副作用(如本次妊娠生下的女儿发生阴道和子宫颈的透明细胞腺癌),最终被弃用。

宫内 DES 暴露的女性,患阴道和宫颈透明细胞腺癌、不孕、自然流产、早产、中期妊娠中断、异位妊娠、先兆子痫、死胎、早期绝经、宫颈上皮内瘤变和乳腺癌的风险显著增加。

宫内 DES 暴露的女性,其影像学表现包括 T 型子宫、子宫发育不全、子宫边缘不规则、子宫缩窄和输卵管积水。

参考文献:Hoover RN, Hyer M, Pfeiffer RM, et al. Adverse health outcomes in women exposed in utero to diethylstilbestrol. *N Engl J Med* 2011;365:1304 - 1314.

van Gils AP, Tham RT, Falke TH, et al. Abnormalities of the uterus and cervix after diethylstilbestrol exposure: correlation of findings on MR and hysterosalpingography. *AJR Am J Roentgenol* 1989;153:1235 - 1238.

15 **答案 B**。虽然这是一种罕见的并发症,但放置宫内节育器是导致输卵管放线菌感染的一个危险因素。与其他部位的放线菌感染一样,输卵管放线菌的特点是局部侵袭性感染,破坏组织平面。脓肿、瘘管和窦道常见,可以类似结核病和恶性肿瘤。由于其罕见,不建议对宫内节育器患者常规预防性应用抗生素。

参考文献:American College of Obstetricians and Gynecologists. ACOG Practice Bulletin No. 121: Long-acting reversible contraception: implants and intrauterine devices. *Obstet Gynecol* 2011;118:184 - 196.

Marret H, Wagner N, Ouldamer L, et al. Pelvic actinomycosis: just think of it. *Gynecol Obstet Fertil* 2010;38:307 - 312.

Rezvani M, Shaaban AM. Fallopian tube disease in the nonpregnant patient. *Radiographics* 2011;31:527 - 548.

16 **答案 A**。输卵管微栓塞物处于正常位置,双侧输卵管阻塞。通常情况下,放置的栓塞物会随着输卵管而曲折。因此,该装置可能在透视(例如,在本例中的右侧插入)中缩短或重叠。

输卵管微栓塞是通过宫腔镜手术进行永久性绝育的微创方法。子宫输卵管造影术(HSG)通常在插入微栓塞后 3 个月进行,以确定装置位置是否适当,以及评估输卵管通畅性。有 5% ~15% 的女性术后 3 个月输卵管仍通畅(即绝育不完全)。在这些情况下,其他避孕手段需要继续进行,直到后续 HSG 验证输卵管阻塞。

最常见的输卵管微栓塞物由内、外圈组成[Essure 装置(Conceptus, Mountain View, CA)]。内圈置于外圈内,并且比外圈更靠外侧。正确的装置放置应满足以下标准:内圈的外侧端位于输卵管内,内圈宫腔内长度 <50%,或内圈内侧端与子宫角之间的距离 < 30mm。以下几点提示装置位置异常:①内圈≥50% 位于子宫腔内;②内圈的内侧端与子宫角之间的距离≥30mm;③迁移到输卵管外。

下面显示了左侧输卵管微栓塞物的内、外圈及其标记尖端:

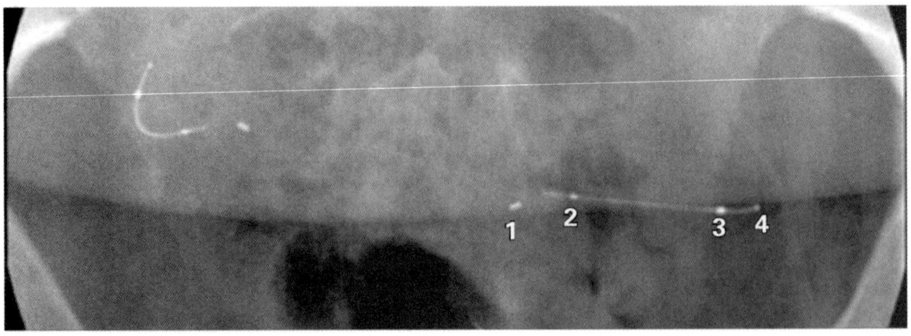

1. 外圈,内侧端
2. 内圈,内侧端
3. 外圈,外侧端
4. 内圈,外侧端

持续性输卵管通畅(即不完全绝育)是指对比剂逆行进入腹膜腔,或进入外圈外侧端以远的输卵管。如果其中一侧或双侧输卵管符合这些通畅标准,则应使用其他避孕方法,并应在 3 个月内重复进行 HSG。

参考文献: Guelfguat M, Gruenberg TR, Dipoce J, et al. Imaging of mechanical tubal occlusion devices and potential complications. *Radiographics* 2012;32:1659 - 1673.

Rodriguez AM, Kilic GS, Vu TP, et al. Analysis of tubal patency after essure placement. *J Minim Invasive Gynecol* 2013;20:468 - 472.

Wittmer MH, Famuvide AO, Creedon DJ, et al. Hysterosalpingography for assessing efficacy of Essure microinsert permanent birth control devicE. *AJR Am J Roentgenol* 2006;187:955 - 958.

17 **答案 C**。在美国,膀胱阴道瘘的原因通常是医源性的(例如,子宫切除术或盆腔放疗)。在第三世界国家,许多膀胱阴道瘘是由于长时间分娩造成的产科创伤(答案 C)。简单的膀胱阴道瘘管的修复通常是采用经阴道路径,成功率很高。在复杂瘘和(或)放射治疗相关的复发性瘘,可能需要中间移植组织补片来促进瘘管闭合。

HPV 感染(答案 A)与宫颈癌、生殖器疣和阴道癌有关。尽管阴道癌是膀胱阴道瘘形成的一个可能原因,但在体检时未见肿块,患者也没有任何盆腔放疗史。

华支睾吸虫(即肝吸虫,答案 B)感染胆管和胆囊,并可导致胆管癌的发生。它通常不会感染泌尿生殖道。

没有已知的饮食易导致膀胱阴道瘘形成(答案 D)。然而,在美国,结肠膀胱瘘最常见的原因是憩室炎,这确实与低纤维、高碳水化合物饮食有关。

参考文献: Elkins TE. Surgery for the obstetric vesicovaginal fistula: a review of 100 operations in 82 patients. *Am J Obstet Gynecol* 1994;170:1108 - 1120.

Lee D, Dillon BE, Lemack GE, et al. Long-term functional outcomes following nonradiated vesicovaginal repair. *J Urol* 2014;191:120 - 124.

Pshak T, Nikolavsky D, Terlecki R, et al. Is tissue interposition always necessary in transvaginal repair of benign, recurrent vesicovaginal fistulae? *Urology* 2013;82:707 - 712.

18 **答案 B**。阴道癌是一种罕见的恶性肿瘤。在美国,最常见的细胞类型是鳞状细胞癌(约 85%),最常见的危险因素是 HPV 感染。实际上,大多数被诊断患有阴道鳞状细胞癌的患者在其肿瘤标本中都可检测到 HPV DNA。先前的放射治疗(答案 A)是鳞状细胞癌的风险因素,但比 HPV 感染少见。宫颈癌与阴道癌的风险因素相似。有趣的是,累及宫颈的阴道癌被归类为子宫颈癌。

阴道腺癌是 20 岁以下患者所患阴道癌中最常见的一种,但总体而言,其发病率低于鳞状细胞癌,后者发病率随年龄增长。阴道腺癌与宫内己烯雌酚暴露有关(答案 C)。沙眼衣原体感染不是已知的阴道腺癌的危险因素(答案 D)。

参考文献: Creasman WT, Phillips JL, Menck HR. The National Cancer Data Base report on cancer of the vagina. *Cancer* 1998;83:1033 - 1040.

Daling JR, Madeleine MM, Schwartz SM, et al. A population-based study of squamous cell vaginal cancer: HPV and cofactors. *Gynecol Oncol* 2002;84:263 - 270.

19 **答案 B**。图像显示局限性 T2 低信号实性乏血供卵巢肿块。结合患者的胸腔积液和腹腔积液,应考虑卵巢纤维瘤,符合 Meigs 综合征,CA - 125 水平通常会升高。Meigs 综合征的继发性表现(例如,腹腔积液和胸腔积液)通常在切除卵巢肿块后完全消失。Meigs 综合征患者接受同侧卵巢切除术后,其生存率与无 Meigs 综合征的患者相似。Meigs 综合征的预后与转移性卵巢癌的预后明显不同:Meigs 综合征的预后极好,转移性卵巢癌的预后不佳。

T2 低信号附件肿块的鉴别诊断包括平滑肌瘤(蒂状或宽韧带纤维瘤)、纤维瘤、纤维鞘瘤、囊腺纤维瘤、Brenner 肿瘤、子宫内膜异位症和瘢痕组织。这种鉴别诊断可以通过确定肿块是否来自卵巢(从而排除典型的平滑肌瘤)和肿块是否增强(实性与囊性)而缩小。

参考文献: Dockerty MB, Masson JC. Ovarian fibromas: a clinical and pathologic study of two hundred and eighty-three cases. *Am J Obstet Gynecol* 1944;47:741 - 752.

Jeong YY, Outwater EK, Kang HK. Imaging evaluation of ovarian masses. *Radiographics* 2000;20:1445 - 1470.

Siegelman ES, Outwater EK. Tissue characterization in the female pelvis by means of MR imaging. *Radiology* 1999;212:5 - 18.

20 **答案 A**。无论是 CA - 125 还是盆腔超声均不能有效地筛查平均风险女性(无论是单独使用还是联合使用)的卵巢癌。这是因为卵巢癌在平均风险女性中是罕见的,导致对已发现病变的阳性预测值较低。请记住,与敏感性和特异性不同,阳性预测值和阴性预测值取决于所研究人群中疾病的患病率。这种筛查的危害和成本高于获益。在选定的高危人群中研究各种卵巢癌筛查方法的试验正在进行中,以期提高早期卵巢癌的识别率。

参考文献: Finkler NJ, Benacerraf B, Lavin PT, et al. Comparison of serum CA-125, clinical impression, and ultrasound in the preoperative evaluation of ovarian masses. *Obstet Gynecol* 1988;72:659 - 664.

Jacobs I. Screening for early ovarian cancer. *Lancet* 1988;2:171 - 172.

Jacobs I, Stabile I, Bridges J, et al. Multimodal approach to screening for ovarian cancer. *Lancet* 1988;1:268 - 271.

United States Preventive Task Force (USPSTF). Screening for ovarian cancer. 2012. http://www.uspreventiveservicestaskforce.org/uspstf/uspsovar.htm. Accessed 3/2014.

21 **答案 D**。研究者应将卵巢癌在标准系统治疗中与 IND 和 IRB 批准的新型治疗药物治疗的生长速度进行对比。不对患者采用标准系统疗法以确定疾病的自然病史或在具有确定疗效的治疗方法时使用安慰剂都是不道德的。

与这个伦理问题相似的是一个现代的托斯基吉梅毒实验。在这项由美国公共卫生服务部门进行的不道德实验中,非洲裔美国人的梅毒患者被拒绝使用青霉素治疗,以便研究该病的自然病史。这种不道德的行为导致了100多例研究参与者的死亡,并在保护人类受试者的方法上引发了一场革命。特别是,发布了"关于保护人类研究主体的道德原则和准则的贝尔蒙特报告",设立了人类研究保护办公室,并正式设立了伦理审查委员会。

参考文献:Lerner BH. Sins of omission—cancer research without informed consent. *N Engl J Med* 2004;351:628 - 630.

The Belmont Report. Ethical Principles and guidelines for the protection of human subjects of research. The National Commission for the Protection of Human Subjects of Biomedical and Behavioral Research. Office of the Secretary 1979.

22 **答案 B**。图像显示阴道前外侧壁的囊肿,符合 Gartner 导管囊肿。Gartner 导管囊肿是一种起源于阴道壁的良性先天性中肾盂(Wolffian)管畸形,高于耻骨联合下缘,是一种最常见的无临床意义的偶然发现。某些病例会对尿道产生明显压迫(引起泌尿症状),也可以发生感染,也可以伴发其他先天性泌尿生殖道畸形。

前庭大腺囊肿(答案 A)常见于阴唇附近、阴道下壁的后外侧,低于耻骨联合下缘,与 Gartner 导管囊肿一样,往往是偶然发现的,可能会感染。尿道憩室(答案 C)发生于阴道前方的尿道周围组织,位于耻骨联合下缘水平以上。尿道憩室可以并发感染、结石形成和泌尿上皮癌。据推测,尿道憩室是感染的尿道周围腺体破裂而形成的。Skene 腺囊肿(答案 D)是一种位于尿道外口外侧的成对尿道周围囊肿,与 Gartner 管囊肿和前庭大腺囊肿一样,Skene 腺囊肿可以并发感染。

参考文献:Hahn WY, Israel GM, Lee VS. MRI of female urethral and periurethral disorders. *AJR Am J Roentgenol* 2004;182:677 - 682.

Siegelman ES, Outwater EK, Banner MP, et al. High-resolution MR imaging of the vagina. *Radiographics* 1997;17:1183 - 1203.

23 **答案 A**。左侧卵巢内明显缺乏血流,但大小和其他表现均正常,这可能是技术性的。考虑到卵巢正常且大小相似,卵巢扭转可能性很小。卵巢肿大是卵巢扭转恒定且早期出现的表现。在已发表的一些研究中指出,扭转卵巢的体积是正常卵巢的12~28倍。与睾丸扭转的评估不同,多普勒超声图像上血流存在与否对卵巢扭转的评估是不可靠的,这有两个关键的原因:①卵巢有双重血液供应;② 卵巢离超声换能器的深度远大于睾丸。

参考文献:Albayram F, Hamper UM. Ovarian and adnexal torsion: spectrum of sonographic findings with pathologic correlation. *J Ultrasound Med* 2001;20:1083 - 1089.

Chang HC, Bhatt S, Dogra VS. Pearls and pitfalls in diagnosis of ovarian torsion. *Radiographics* 2008;28:1355 - 1368.

Lubner MG, Simard ML, Peterson CM, et al. Emergent and nonemergent nonbowel torsion: spectrum of imaging and clinical findings. *Radiographics* 2013;33:155 - 173.

Servaes S, Zurakowski D, Laufer MR, et al. Sonographic findings of ovarian torsion in children. *Pediatr Radiol* 2007;37:446 - 451.

24 **答案 B**。输卵管异位妊娠的危险因素包括:①盆腔炎(淋病奈瑟菌感染和沙眼衣原体感染);②异位妊娠史;③宫内节育器放置;④不孕症治疗(如体外受精)。HPV 感染(答案 A)和既往正常分娩(答案 C 和 D)不是宫外孕的危险因素。

参考文献:Breen JL. A 21 year survey of 654 ectopic pregnancies. *Am J Obstet Gynecol* 1970;106:1004 - 1019.

Levine D. Ectopic pregnancy. *Radiology* 2007;245:385 - 397.

25 **答案 A** = 2,**B** = 3,**C** = 1。《贝尔蒙特报告》(1979)概述了保护人类研究对象的伦理原则和准则。这是对不道德的塔斯吉克梅毒研究的回应。在这项研究中,非裔美国公民被拒绝治疗活动性梅毒感染,以便能够研究该疾病的自然历史。

《贝尔蒙特报告》概述了三项基本伦理原则,这些原则直接适用于人类学科研究的实践。

道德原则	应用
尊重他人	对他人的尊重需要知情同意,向研究对象以他们能够理解的方式说明研究的细节,使他们有机会自愿参加研究。
有利	需要研究风险和利益平衡,使研究对象风险最小化、利益最大化。研究对象只有在必要时才面临风险。利益和风险必须"平衡",平衡一般必须有利于研究对象。
公正	公正需要选择研究对象的合理性,其中包括研究对象的入选要公平、公正。必须避免弱势人群(如囚犯、慢性病患者)的过度取样,以免研究团队为了方便起见而利用其囚禁等状态。

参考文献:The Belmont Report. Ethical Principles and guidelines for the protection of human subjects of research. The National Commission for the Protection of Human Subjects of Biomedical and Behavioral Research. Office of the Secretary 1979

26 **答案 B**。异位妊娠最常见的部位(60% ~80%)是在输卵管的壶腹部。因此,在高危女性中,应仔细检查该区域,以确定子宫外妊娠囊或复杂的附件包块。然而,有少数异位妊娠的女性其盆腔超声"正常"。因此,未发现附件肿块对异位妊娠的敏感性不高。

子宫异位妊娠(答案 A)是罕见的,有两种主要类型:瘢痕异位妊娠和间质异位妊娠。瘢痕异位妊娠出现在剖宫产瘢痕的部位,诊断依据是妊娠囊在子宫前下段的剖宫产瘢痕,妊娠囊与膀胱壁之间缺乏子宫肌层。间质妊娠是在输卵管的间质部分发生的异位妊娠。当妊娠囊位于子宫腔内上角且覆盖其表面的子宫肌层厚度≤4mm 时,需要考虑间质妊娠。

卵巢异位妊娠非常罕见(答案 C)。事实上,如果异位妊娠时发现 1 个复杂的囊性附件肿块,最重要的是需要确定肿块是否来自卵巢。如确实来自卵巢,则不可能代表宫外孕(例如,黄体)。如果不是来自卵巢,很可能代表异位妊娠(95%)。腹腔内异位妊娠(答案 D)和宫颈异位妊娠(答案 E)很少见。

参考文献:Breen JL. A 21 year survey of 654 ectopic pregnancies. *Am J Obstet Gynecol* 1970;106:1004 - 1019.

Levine D. Ectopic pregnancy. *Radiology* 2007;245:385 - 397.

27 **答案 A**。图像显示阴唇附近的阴道下侧壁内有 1 个囊肿,符合前庭大腺囊肿。前庭大腺囊肿通常无症状,偶然被发现,但可能会感染。感染的前庭大腺囊肿疼痛明显,治疗通常包括抗生素治疗和引流。

参考文献:Bhide A, Nama V, Patel S, et al. Microbiology of cysts/abscesses of Bartholin's gland: review of empirical antibiotic therapy against microbial culture. *J Obstet Gynaecol* 2010;30:701 - 703.

Hahn WY, Israel GM, Lee VS. MRI of female urethral and periurethral disorders. *AJR Am J Roentgen-*

ol 2004;182:677 - 682.

Siegelman ES, Outwater EK, Banner MP, et al. High-resolution MR imaging of the vagina. *Radiographics* 1997;17:1183 - 1203.

28 **答案 B**。影像显示输卵管的峡部多发较小的囊状对比剂聚集,符合结节性峡部输卵管炎。这种情况是由于先前盆腔炎(淋病奈瑟菌感染和沙眼衣原体感染)引起的瘢痕或子宫内膜异位症引起的。其是不孕症和输卵管妊娠的高危因素。

参考文献:Creasy JL, Clark RL, Cuttino JT, et al. Salpingitis isthmica nodosa: radiologic and clinical correlates. *Radiology* 1985;154:597 - 600.

Krysiewicz S. Infertility in women: diagnostic evaluation with hysterosalpingography and other imaging techniques. *AJR Am J Roentgenol* 1992;159:253 - 261.

Majmudar B, Henderson PH, Semple E. Salpingitis isthmica nodosa: a high-risk factor for tubal pregnancy. *Obstet Gynecol* 1983;62:73 - 78.

Simpson WL Jr, Beitia LG, Mester J. Hysterosalpingography: a reemerging study. *Radiographics* 2006;26:419 - 431.

29 **答案 C**。影像与输卵管积水相吻合。注意,在充满液体的管腔内有突出的"不完全隔膜"结构,代表的管壁褶皱。输卵管积水常见的原因包括盆腔炎症、输卵管结扎、子宫内膜异位和子宫切除术。输卵管积水可并发积脓(即输卵管积脓)或出血(即输卵管积血)。

根据卵巢外位置和长管状形态,输卵管积水可与囊性卵巢肿块(答案 A、B 和 D)相鉴别。输卵管积水通常发生自身卷折,表现为多囊性肿块。诊断的一个关键是认识到输卵管积水中的"隔膜"是不完全跨越管腔的褶皱,而不是真正的隔膜。当输卵管积水在横断面上成像时,增厚的纵向褶皱可能会突出到输卵管的腔内,形成壁结节(即所谓的"齿轮"征)。这些纵向褶皱的真正线性特性在长轴或三维成像中显示最佳。

参考文献:Benjaminov O, Atri M. Sonography of the abnormal fallopian tube. *AJR Am J Roentgenol* 2004;183:737 - 742.

Kim MY, Rha SE, Oh SN, et al. MR imaging findings of hydrosalpinx: a comprehensive review. *Radiographics* 2009;29:495 - 507.

Rezvani M, Shaaban AM. Fallopian tube disease in the nonpregnant patient. *Radiographics* 2011;31:527 - 548.

30 **A** =3,**B** =1,**C** =4,**D** =2。输卵管主要分为 4 部分。

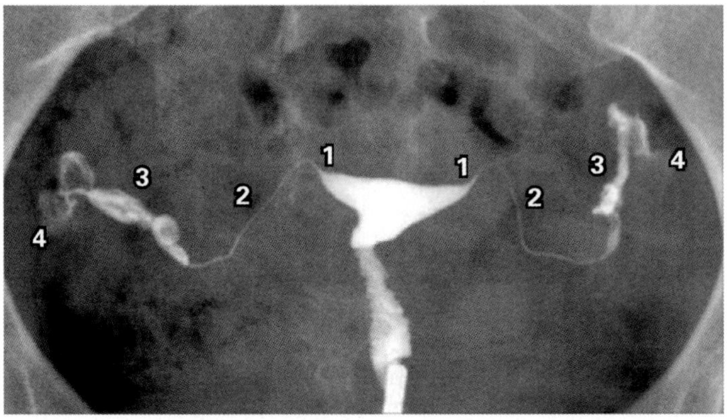

1 = 间质部,2 = 峡部,3 = 壶腹部,4 = 漏斗部

从内侧到外侧,分别为间质部(该段穿过子宫肌层)、峡部部(最薄和最长的节段,发生结节性输卵管炎的节段)、壶腹部(异位妊娠最常见的横向扩张段)和漏斗部(最外侧的漏斗形的部分,接收卵子并含有绒毛)。

参考文献: Rezvani M, Shaaban AM. Fallopian tube disease in the nonpregnant patient. *Radiographics* 2011;31:527 - 548.

Simpson WL Jr, Beitia LG, Mester J. Hysterosalpingography: a reemerging study. *Radiographics* 2006;26:419 - 431.

(蔡菲菲　吴坚　丁海军　译　赵振华　夏瑞明　校)

第 9 章　腹膜后腔

问题

1　患者男，22 岁，右下腹疼痛，行腹部和盆腔 CT 检查。唯一的异常如下图所示。下一步最好进行：

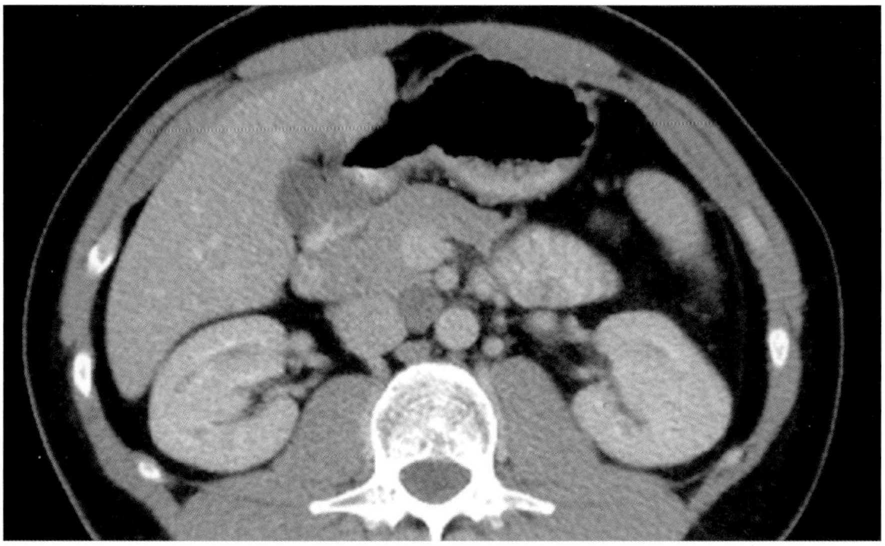

A. 经皮活检　　B. 全身 PET/CT

C. 阴囊超声　　D. MIBG 检查

2　患者男，62 岁，右侧腹股沟疼痛，怀疑腹股沟疝，行腹部和盆腔 CT 检查。发现 1 个直径 5.1cm的梭形肾下腹主动脉瘤。之前未行 CT 检查，缺乏对比。对于无症状的腹主动脉瘤，对于“平均风险”患者，动脉瘤直径达到多少时需要修补？

A. 4.0cm　　B. 4.5cm

C. 5.0cm　　D. 5.5cm

3　患者男，50 岁，髂外淋巴结肿大。计划行经皮活检。以下哪种穿刺路径发生并发症的可能性最小？

A. A　　B. B

C. C　　D. D

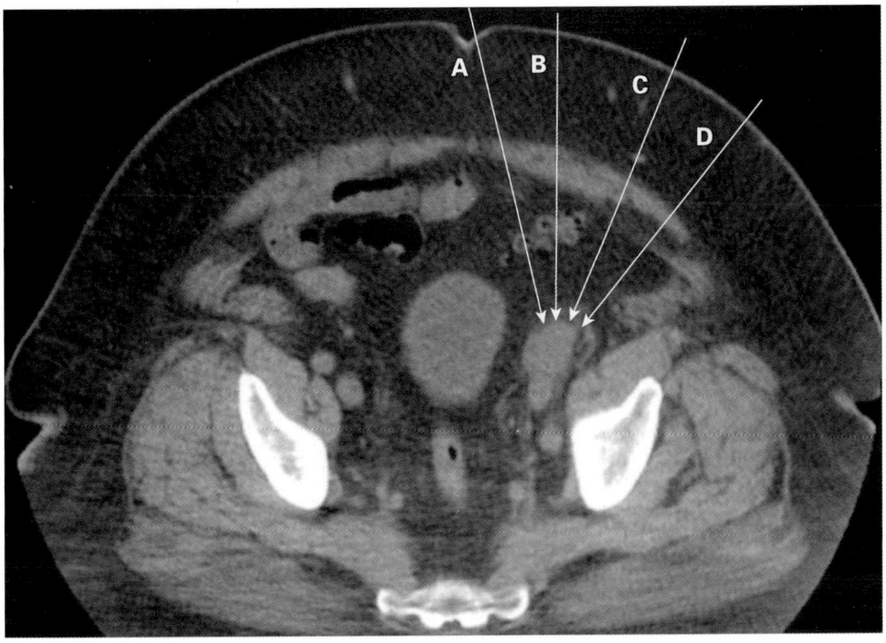

4 患者男，42 岁，急性胰腺炎和复杂性胰周积液，行导管引流。左肾后部的积液位于哪个间隙？

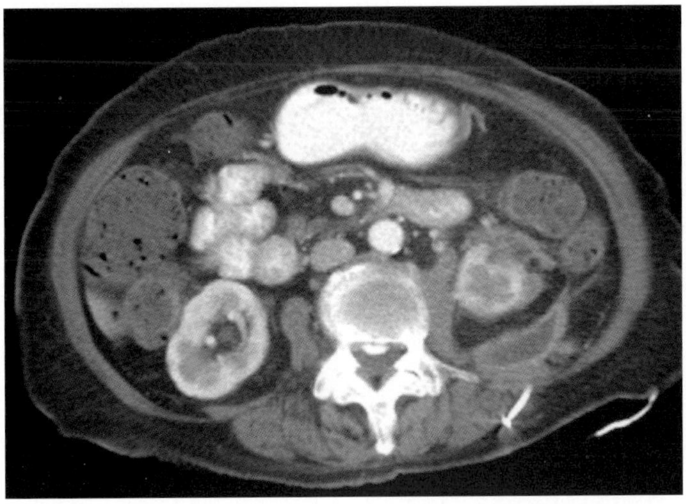

A. 肾旁前间隙　　B. 肾旁后间隙

C. 肾周间隙　　D. 筋膜间平面

E. 左结肠旁沟

5 患者女，60 岁，疲劳，没有其他合并症。腹部和盆腔 CT 检查发现多发腹膜后淋巴结肿大。在清醒镇静下经皮活检，使用 15cm 长 18G 端射式活检装置末端弹射 2cm。采集 6 份标本后，患者送到恢复室。

1h 后，患者活检后第 1 次站起来，呕心欲吐，几乎失去知觉。患者回到床上，监测生命体征：心率 40 次/分，血压 80/40mmHg，血氧饱和度 100%。患者没有腹痛或瘀斑。2min 后无症状，生命体征为：心率 72 次/分，血压 115/65mmHg，血氧饱和度 100%。下一步最好的方法是：

A. 观察　　B. CT 平扫

C. CT 血管造影　　D. 栓塞

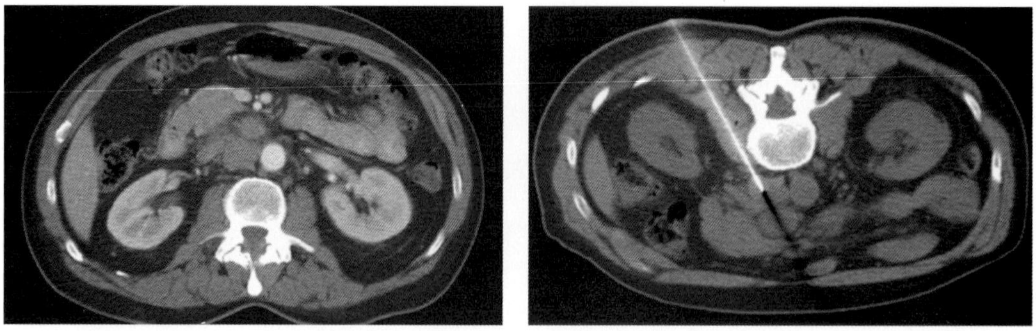

6 患者男，22 岁，转移性睾丸癌，行腹部和盆腔 CT 增强检查。可与 6 个月前做的腹部和盆腔 CT 增强进行对照。除了出现新病灶外，根据 RECIST 1.1，该如何定义“进展性疾病”？

A. 目标病变直径总和增加≥20%，绝对增加至少 5mm。

B. 目标病变直径总和增加≥30%，绝对增加至少 5mm。

C. 任何单个目标病变的直径增加≥20%，绝对增加至少 5mm。

D. 任何单个目标病变的直径增加≥30%，绝对增加至少 5mm。

7 以下哪个结构位于肾旁前间隙？

A. 肾　　B. 十二指肠

C. 横结肠　　D. 胃

8 患者女，30 岁，右下腹疼痛，行腹部 MRI 检查。脂肪饱和对比增强 GRE T1W 序列轴位和矢状位图像，以及 FSE T2W 序列轴位和矢状位图像如下所示。最可能的诊断是：

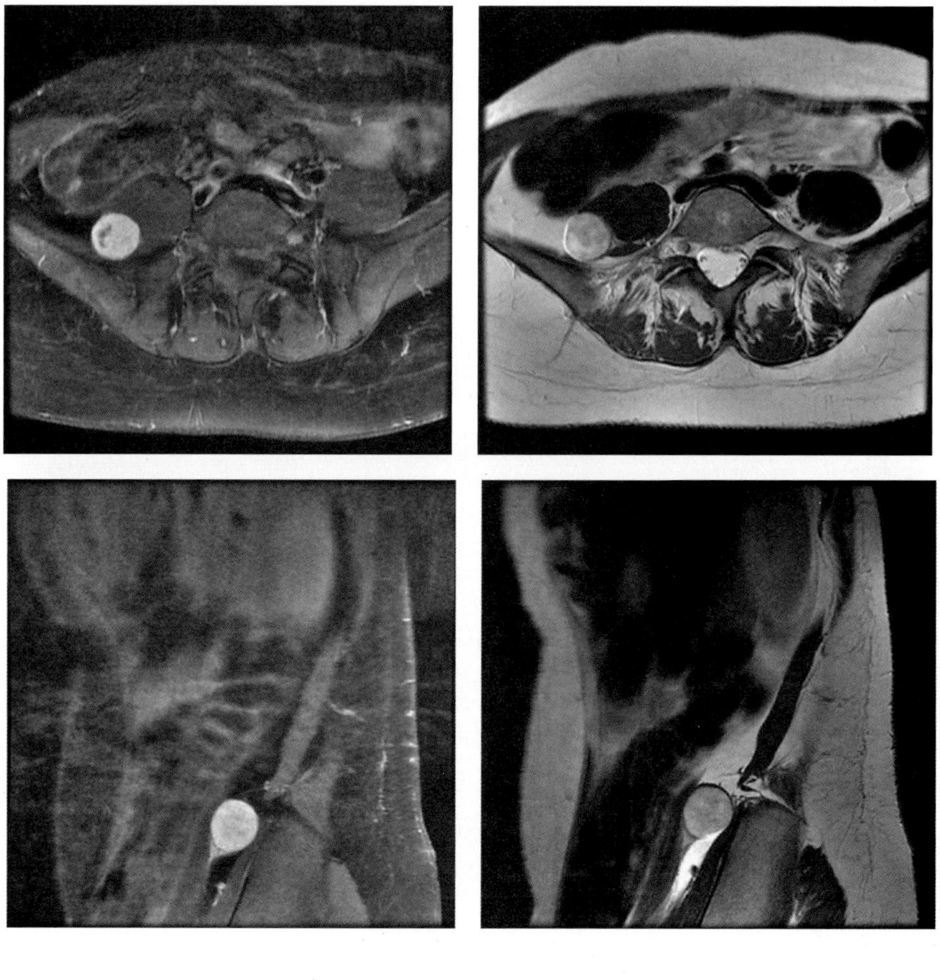

A. 副神经节瘤　　B. 神经鞘瘤

C. 动脉瘤　　D. 转移瘤

9 患者男，54 岁，V 期慢性肾病，行腹主动脉平扫 MRA 检查。哪项最能解释自旋回波成像中快速流动血液的流空效应？

A. 快速流动的血液有一个长 T1。　　B. 快速流动的血液有一个短的 T2。

C. 快速流动的血液只接受 90°或 180°的射频脉冲。

D. 快速流动的血液总是同时接受 90°和 180°的射频脉冲。

10 患者女，25 岁，被刺伤后行胸部、腹部和盆腔 CT 检查。发现右肾周间隙 13cm 出血，同时有 3cm 的肾裂伤。患者的血红蛋白为 7.1g/dL。下列哪项是预测需要手术治疗的最佳指标？

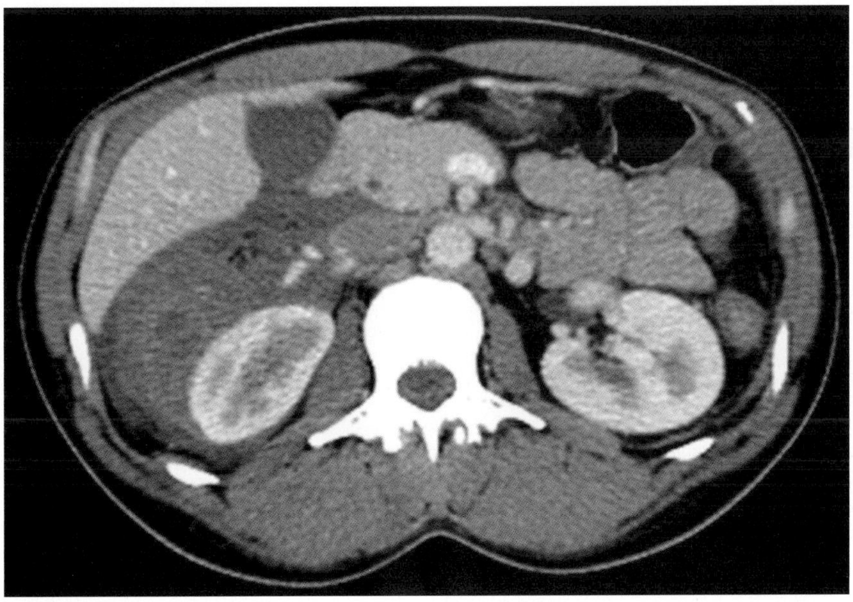

A. 损伤机制　　B. AAST 损伤等级

C. 血红蛋白水平　　D. 血肿的大小

E. 裂伤的宽度

11 患者女，51 岁，右肾下极有一个直径 2.0cm 实性肿块，行经皮射频消融，使用了 2 个热消融探针。消融图像如下所示。对该患者来说，最大的风险是：

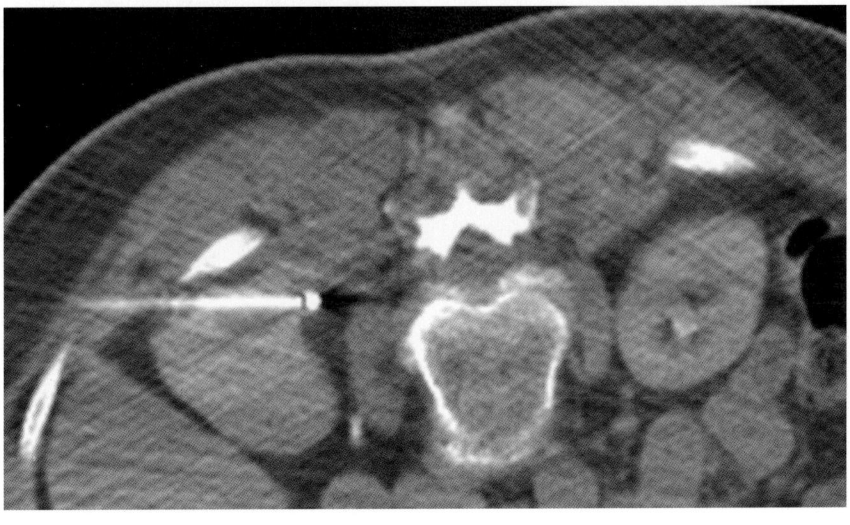

A. 神经损伤　　B. 集合系统伤害

C. 血管损伤　　D. 治疗不彻底

12 患者男，65 岁，很久以前有结肠癌史，CT 检查发现肾脏肿块后行腹部 MRI 检查。不同的成像容积的 2 幅二维 GRE 平扫轴位图像如下所示。关于静脉（左图）和动脉（右图）表现，最可能的解释是：

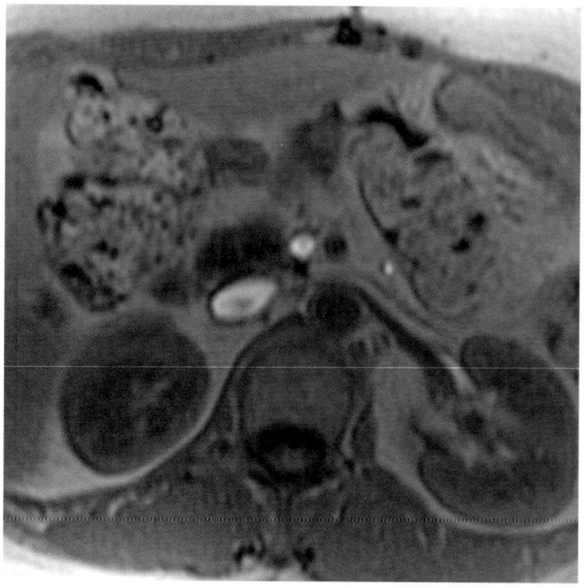

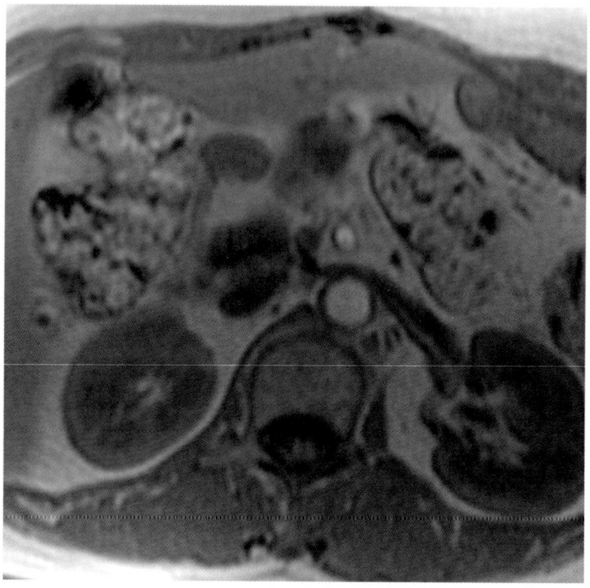

A. 进入成像容积的不饱和剩余纵向磁化量　　B. 进入成像容积的不饱和剩余横向磁化量

C. 进入成像容积的饱和剩余纵向磁化量　　D. 进入成像容积的饱和剩余横向磁化量

13 患者男，56 岁，无症状镜下血尿，行 CT 尿路造影，显示肾脏和十二指肠前移位。下一步最好进行：

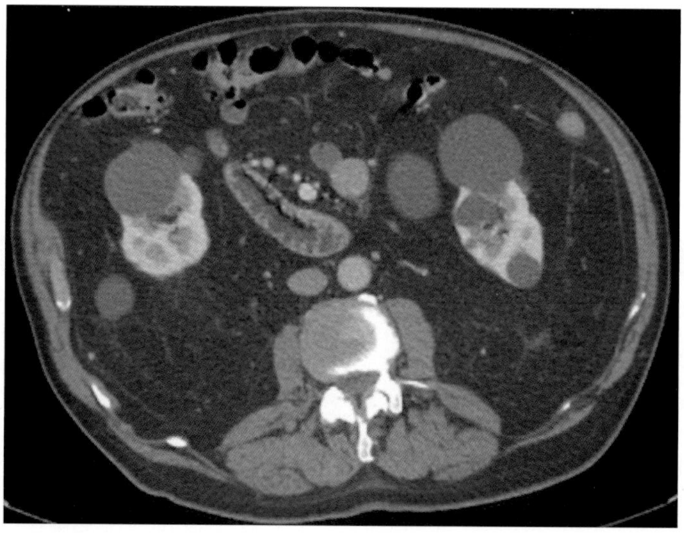

A. 临床随访（良性发现）　　B. 经皮活检

C. 预防性输尿管支架　　D. 手术减压

14 患者男，70 岁，呼吸困难，长期肺纤维化，行 CT 增强扫描，发现一个实性分叶肿块。下面为有代表性的轴位（左）和冠状位（右）图像。最可能的诊断是：

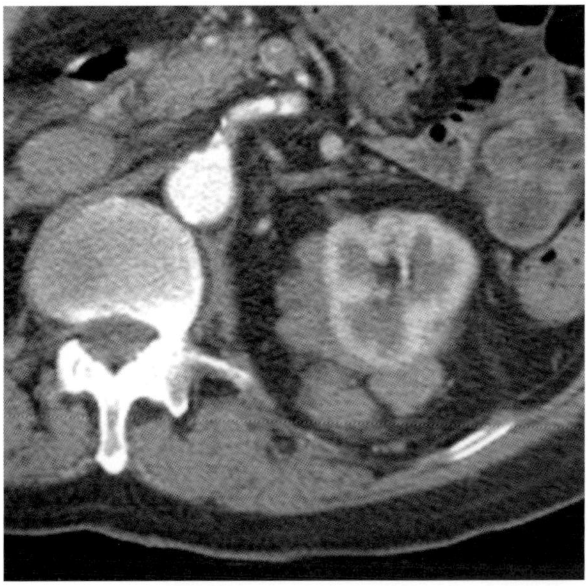

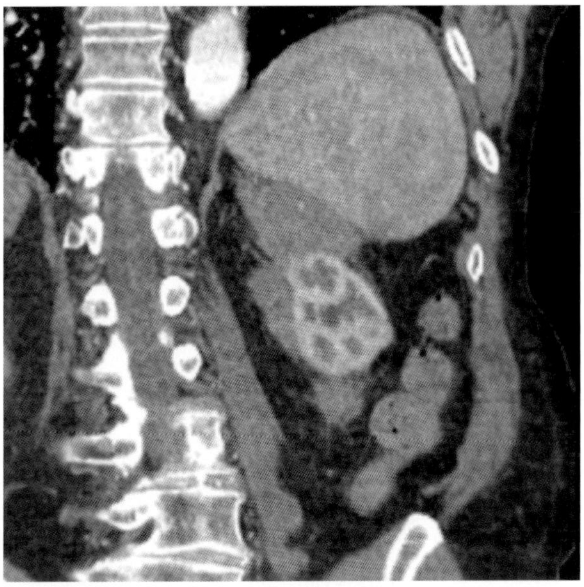

A. 肾细胞癌　　B. B 细胞淋巴瘤

C. 脾脏血管肉瘤　　D. 肾上腺皮质癌

15 患者男，70 岁，有吸烟史，40 包 - 年，L2 ~L3 型脊椎椎间盘炎，临床症状为急性胁腹部疼痛，行腹部和盆腔 CT 增强扫描。肾下腹主动脉最大径为 3.5cm。下一步最好的方法是：

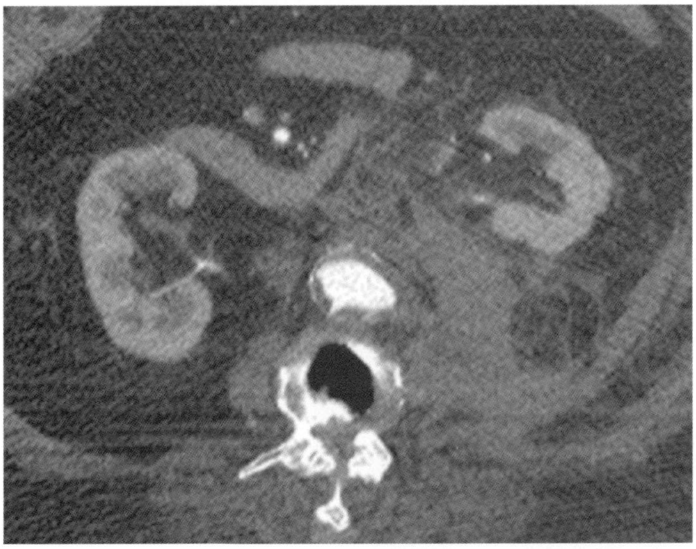

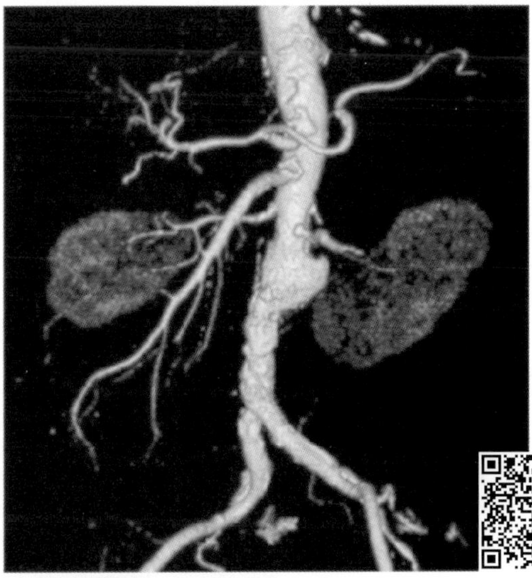

A. 容量替代治疗和观察　　B. 容量替代治疗和静脉注射抗生素

C. 容量替代治疗和紧急主动脉内支架置入术　　D. 容量替代治疗和紧急手术修补

16 腹膜后 Erdheim - Chester 病的典型表现是：

A. 香肠状胰腺弥漫性增大伴胰周纤维化　　B. 双侧肾周和肾旁软组织肿块合并输尿管梗阻

C. 伴有或不伴有钙化的单侧肾包膜的局部侵袭性实性肿块

D. 双侧肾和肾周肿块，推移但不侵犯附近结构

17 患者女，35 岁，发热和下背部疼痛，行腹部和盆腔增强 CT 扫描。患者在美国居住，没有相关病史。最有可能的病原体是：

A. 金黄色葡萄球菌　　B. 结核分枝杆菌

C. 大肠杆菌　　D. 类杆菌属

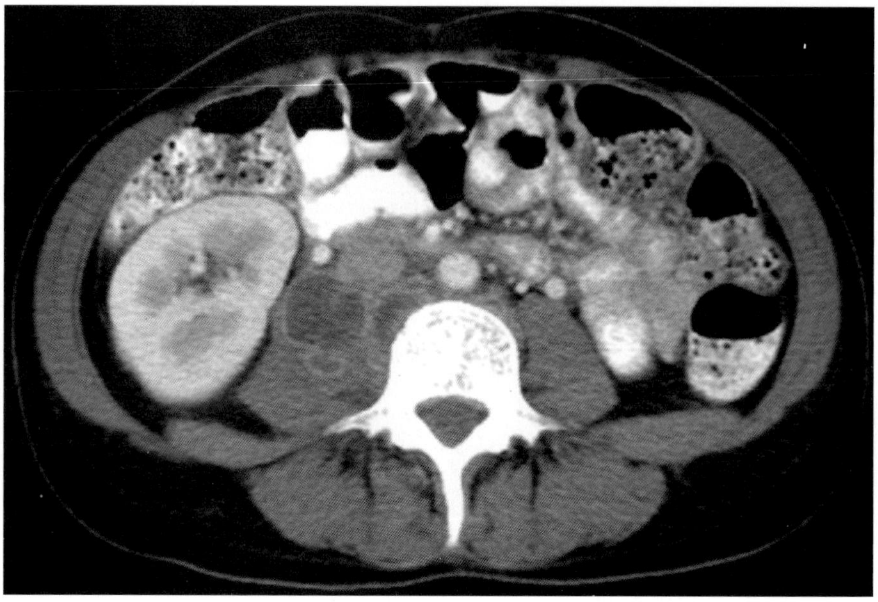

18 患者女，70 岁，因房颤接受华法林治疗，摔倒后出现严重腹痛。在腹部平扫 CT 图像上，血凝块典型的 CT 值范围是：

A. 0~20HU　　B. 20~40HU

C. 40~70HU　　D. 70~100HU

19 患者男，60 岁，有一直径 5.5cm 的肾下腹主动脉瘤，行经皮主动脉－髂动脉内支架置入术。1 年后，瘤体直径为 4.0cm，并发现了小型Ⅱ型内漏。下一步最好行：

A. 定期观察　　B. 经皮栓塞

C. 外科结扎　　D. 支架切除术

20 患者男，60 岁，下背部隐痛，行腹部和盆腔对比增强 CT 扫描。以下哪种疾病与这种影像学检查有关？

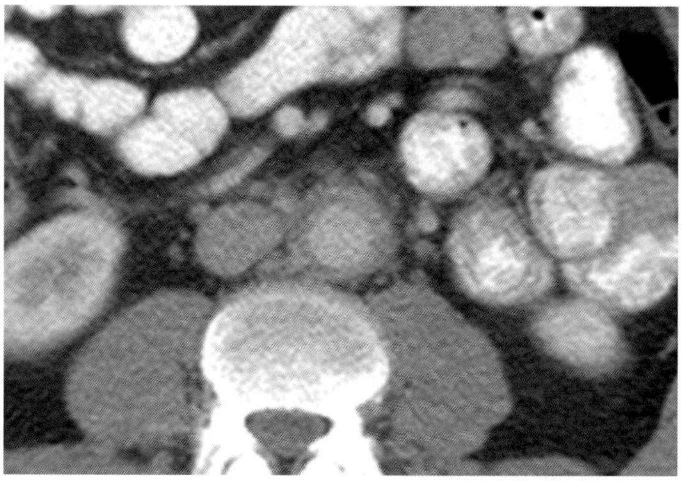

A. 肾细胞癌　　B. 自身免疫性胰腺炎

C. 常染色体显性多囊性疾病　　D. 血吸虫感染

21 患者女，25 岁，因胎儿窘迫行紧急剖宫产手术，在术后第 3 天出现脓毒症和急性呼吸窘迫综合征。行腹部 X 线检查，图像如下所示。最有可能的诊断是：

A. 坏死性筋膜炎　　B. 大肠梗阻

C. 异物残留　　D. 引流管移位

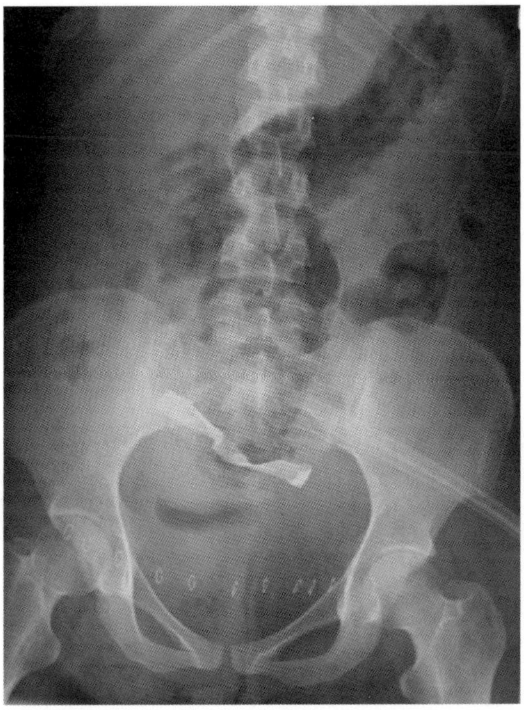

22 患者女，54 岁，右肾部分切除术后第 9 天出现持续性胁腹疼痛。腹部增强 CT 轴位（左）和冠状位重建图像（右）如下所示。最有可能的诊断是：

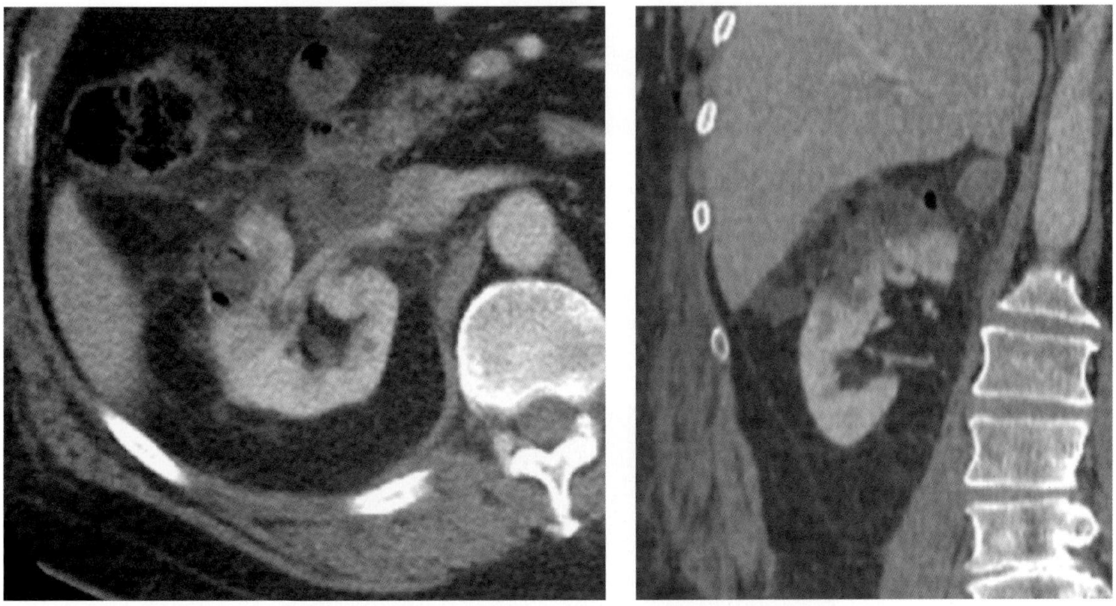

A. 术后正常外观　　B. 肾动脉假性动脉瘤

C. 集合系统损伤　　D. 肾脓肿

23 右侧和左侧上主静脉的持续存在可导致“重复”或“双重”下腔静脉。这种变异的右侧和左侧下腔静脉通常会流向什么结构？

A. 右下腔静脉：心房；左下腔静脉：奇静脉。

B. 右下腔静脉：奇静脉；左下腔静脉：半奇静脉。

C. 右下腔静脉：右心房；左下腔静脉：左肾静脉。

D. 右下腔静脉：右肾静脉；左下腔静脉：左肾静脉。

24 患者男，65 岁，患有Ⅴ期慢性肾病，行平扫 MR 血管造影。包括传统的“黑血”自旋回波序列。对于传统的自旋回波序列，何时应使用 180°重聚焦脉冲？

A. 紧靠 TE 之前　　B. 紧靠 TE 之后

C. TE/2　　D. 2 * TE

25 患者男，65 岁，前列腺癌，Gleason 评分：5 + 4 = 9 分，行腹部和盆腔增强 CT 检查。CT 形态学检查对淋巴结转移的敏感性（逐个结节）约为：

A. 30%　　B. 50%

C. 70%　　D. 90%

26 患者女，68 岁，行腹部和盆腔增强 CT 检查，发现一较大的腹膜后肿块。最可能的细胞类型是：

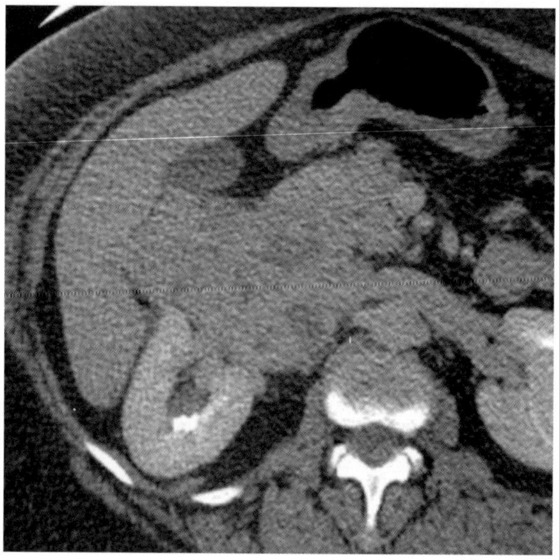

A. 脂肪肉瘤　　B. 平滑肌肉瘤

C. 淋巴瘤　　D. 平滑肌瘤

E. 脂肪瘤

27 患者男，65 岁，淋巴瘤，参加了一项临床试验，采用 5mm 准直进行 CT 增强扫描重建。根据 RECIST 1.1，以下哪个标准决定了图像中描绘的淋巴结会被视为“靶病变”？

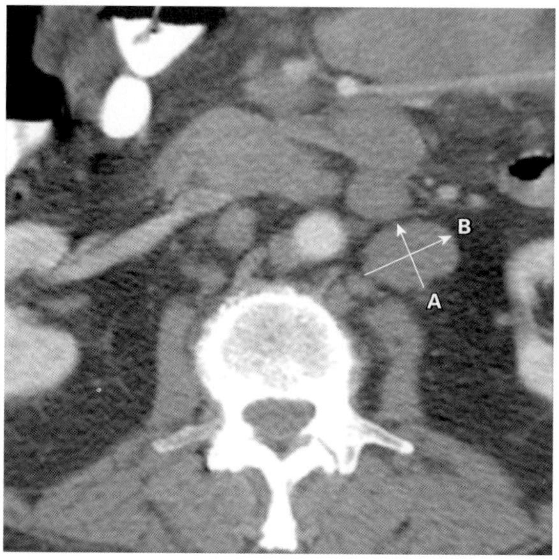

A. 如果 A 线≥10mm，则该结节被视为“靶病变”。

B. 如果 A 线≥15mm，则该结节被视为“靶病变”。

C. 如果 B 线≥10mm，则该结节被视为“靶病变”。

D. 如果 B 线≥15mm，则该结节被视为“靶病变”。

28 患者女，57 岁，患有肾上腺皮质癌，参加了一项临床试验，采用 5mm 准直进行 CT 增强扫描重建。根据 RECIST 1.1，以下哪个标准决定了图像中所描绘的肿块会被视为“靶病变”？

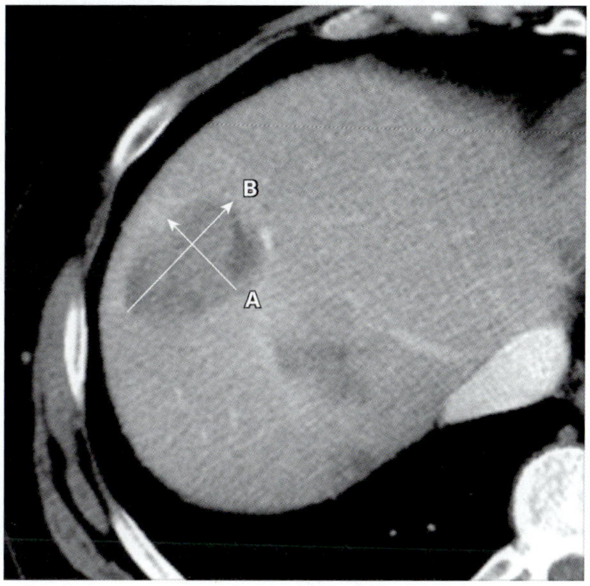

A. 如果 A 线≥10mm，则该肿块被视为“靶病变”。

B. 如果 A 线≥15mm，则该肿块被视为“靶病变”。

C. 如果 B 线≥10mm，则该肿块被视为“靶病变”。

D. 如果 B 线≥15mm，则该肿块被视为“靶病变”。

29 患者男，60 岁，行 CT 血管造影，获得了各向同性的轴位图像。以下哪条线最能代表动脉瘤的测量方式？

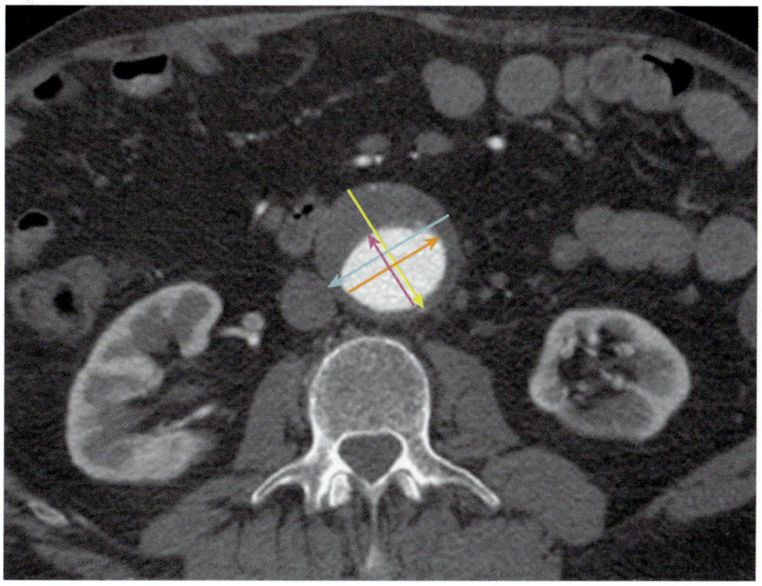

A. 蓝色　　　　B. 黄色

C. 橙色　　　　D. 粉红色

E. 不应在此图像上测量动脉瘤。

30 患者男，60 岁，胁腹部疼痛及血尿，行腹膜后超声检查，发现 1 个直径 4.5cm 的实质性肾肿块，肾静脉和腔静脉内有回声。以下哪项最能区分癌栓与普通血栓？

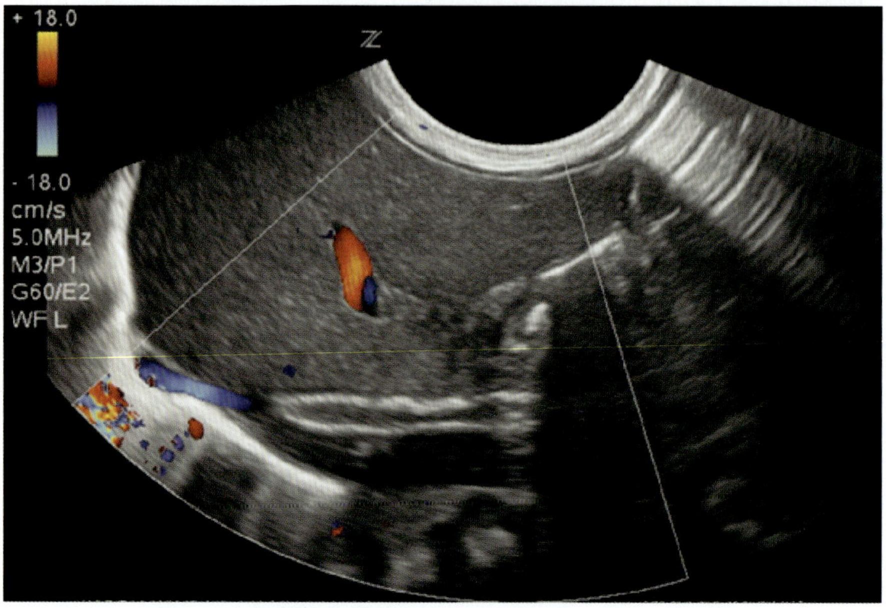

A. 癌栓有回声，而普通血栓是低回声。

B. 癌栓有收缩期波形，而普通血栓则没有。

C. 癌栓是中心性的，而普通血栓是外周的。

D. 癌栓是可移动的，而普通血栓则不可移动。

答案与解析

1 **答案 C**。图像显示在右侧睾丸静脉汇入处,有 1 个肿大的低密度的主动脉 - 下腔静脉间淋巴结。在年轻男性患者中,该部位的孤立淋巴结肿大提示转移性睾丸癌。当然,也有可能是其他的病因,如果阴囊超声是正常的,淋巴结需要进一步检查。经皮活检(答案 A)并不是最好的第一步,因为进入这个淋巴结难度很大,而且有其他可以明确诊断的无创手段(例如,阴囊超声)。PET/CT(答案 B)尚不成熟,可能不必要。尽管可能,肾上腺外副神经节瘤的可能性比恶性淋巴结小,因此,MIBG 扫描不是最好的第一步(答案 D)。

记住,在大多数患者中,右睾丸静脉在下腔静脉的汇入点刚好低于右肾静脉汇入点,左睾丸静脉直接汇入左肾静脉。在高危人群中,睾丸静脉汇入部位的淋巴结肿大提示睾丸癌,应考虑阴囊超声检查。

异常低密度腹部淋巴结的一般鉴别诊断包括:①生殖细胞肿瘤转移;②结核;③Whipple病;④真菌感染;⑤转移性坏死性淋巴结;⑥腹膜后淋巴管肌瘤病。

参考文献:Pano B, Sebastia C, Bunesch L, et al. Pathways of lymphatic spread in male urogenital pelvic malignancies. *Radiographics* 2011;31:135 - 160.

Park JM, Charnsangavej C, Yoshimitsu K, et al. Pathways of nodal metastasis from pelvic tumors: CT demonstration. *Radiographics* 1994;14:1309 - 1321.

2 **答案 D**。目前的建议是,平均风险患者的无症状性腹主动脉瘤直径≥5.5cm 时应修补。本指南代表了破裂风险和修复风险的平衡。直径 5.0 ~5.9cm 的腹主动脉瘤估计每年破裂的风险为 3% ~15%。其他修补适应证包括:①症状性动脉瘤;② 6 个月内动脉瘤生长≥0.5cm;③动脉瘤破裂。

参考文献:Brewster DC, Cronenwett JL, Hallett JW, et al. Guidelines for the treatment of abdominal aortic aneurysms. Report of a subcommittee of the Joint Council of the American Association for Vascular Surgery and Society for Vascular Surgery. *J Vasc Surg* 2003;37:1106 - 1117.

Hirsch AT, Haskal ZJ, Hertzer NR, et al. ACC/AHA 2005 Practice Guidelines for the management of patients with peripheral arterial disease (lower extremity, renal, mesenteric, and abdominal aortic): a collaborative report from the American Association for Vascular Surgery/Society for Vascular Surgery, Society for Cardiovascular Angiography and Interventions, Society for Vascular Medicine and Biology, Society of Interventional Radiology, and the ACC/AHA Task Force on Practice Guidelines. *Circulation* 2006;113:e463 - e654.

Welch HG, Albertsen PC, Nease RF, et al. Estimating treatment benefits for the elderly: the effect of competing risks. *Ann Intern Med* 1996;124:577 - 584.

3 **答案 D**。答案 D 最不可能导致并发症。答案 A 和 B 都穿过乙状结肠,而答案 C 穿过腹壁下血管沟,可以通过腹直肌内表面的特征性含脂肪"凹口"来识别。针道除了避开沿途结构外,还必须确保针尖弹出后不超过淋巴结的远侧壁,并不进入其后面的髂外血管。仔细设计确保针的大小、弹射长度和进针方向正确。

参考文献:Brewster DC, Cronenwett JL, Hallett JW, et al. Guidelines for the treatment of abdominal aortic aneurysms. Report of a subcommittee of the Joint Council of the American Association for Vascular Surgery and Society for Vascular Surgery. *J Vasc Surg* 2003;37:1106 – 1117.

Hirsch AT, Haskal ZJ, Hertzer NR, et al. ACC/AHA 2005 Practice Guidelines for the management of patients with peripheral arterial disease (lower extremity, renal, mesenteric, and abdominal aortic): a collaborative report from the American Association for Vascular Surgery/Society for Vascular Surgery, Society for Cardiovascular Angiography and Interventions, Society for Vascular Medicine and Biology, Society of Interventional Radiology, and the ACC/AHA Task Force on Practice Guidelines. *Circulation* 2006;113:e463 – e654.

Welch HG, Albertsen PC, Nease RF, et al. Estimating treatment benefits for the elderly: the effect of competing risks. *Ann Intern Med* 1996;124:577 – 584.

4 **答案 D**。积液已经进入分隔肾周间隙与肾旁后间隙的筋膜间平面内。新月形积液的前外侧角证实了筋膜间的位置。注意该积液后部的脂肪(后肾旁间隙)和前部(肾周间隙),有助于与其他腹膜后间隙积液鉴别。本例的肾旁后间隙也有炎性碎片,表现为积液后方不规则和小片状软组织密度影。

筋膜间平面是后腹膜筋膜之间的潜在间隙,当被病理过程浸润时,筋膜间平面会被撑大;它们是胰腺炎积液的常见部位。下面是另一个例子,胰腺炎的液体位于前肾旁间隙(A)与后肾旁间隙(B)。肾周间隙用(C)表示。

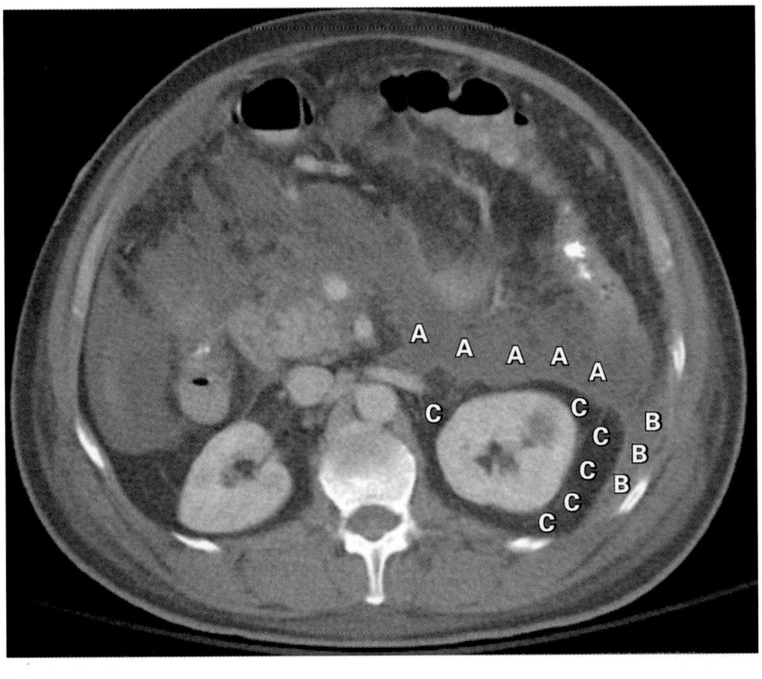

参考文献:Ishikawa K, Idoguchi K, Tanaka H, et al. Classification of acute pancreatitis based on retroperitoneal extension: application of the concept of interfascial planes. *Eur J Radiol* 2006;60:445 – 452.

Molmenti EP, Balfe DM, Kanterman RY, et al. Anatomy of the retroperitoneum: observations of the distribution of pathologic fluid collections. *Radiology* 1996;200:95 – 103.

5 **答案 A**。临床表现与血管迷走反射最吻合,其特点是心动过缓和低血压。血管迷走反应是一种少见的、自限性的微创手术并发症。快速的位置变化可以触发,最好的处理方法是通过体位疗法、静脉注射等渗液和观察。

对于这例没有症状的患者来说,下一步最好的方法是观察,监测生命体征。术中图像的回顾显示下腔静脉与主动脉之间的针位置正确。如果患者的症状是由出血引起的，很可能伴有腹痛和心动过速，即使位置改变也很可能持续。

参考文献：Kennedy DJ, Schneider B, Casey E, et al. Vasovagal rates in fluoroscopically guided interventional procedures: a study of over 8,000 injections. *Pain Med* 2013;14:1854 - 1859.

van Lieshout JJ, Wieling W, Karemaker JM, et al. The vasovagal response. *Clin Sci (Lond)* 1991;81:575 - 586.

6 **答案 A**。根据 RECIST 1.1，通过随访观察"直径之和"的变化来监测治疗反应。"进展性疾病"的定义是：明确发现新病变或与本次研究中任何时刻测量到的最小直径之和相比，所有靶病灶直径之和增加 20%（最小增加≥5mm）。

在放射学报告中不应随意使用诸如"疾病进展"或"部分反应"这样的词汇，因为这些术语有特定的定义。下表列出了 RECIST 1.1 指定的 4 种主要疾病状态的定义，可用于影像随访。

RECIST 1.1 反应评估	定义
完全反应（CR）	所有目标病变消退；淋巴结仍然可见，但所有病理性淋巴结（目标和非目标）在短轴上必须 < 10mm
部分反应（PR）	与基线直径总和相比，直径总和减少≥30%
疾病进展（PD）	与本次研究中测得的最小直径总和相比，直径总和增加≥20%，直径总和绝对增加≥5mm；任何明确的新病变也被视为进展性疾病
疾病稳定（SD）	不符合完全反应、部分反应或疾病进展

参考文献：Eisenhauer EA, Therasse P, Bogaerts J, et al. New response evaluation criteria in solid tumours: revised RECIST guideline (version 1.1). *Eur J Cancer* 2009;45(2):228 - 247.

Nishino M, Jagannathan JP, Ramaiya NH, et al. Revised RECIST guideline version 1.1: what oncologists want to know and what radiologists need to know. *AJR Am J Roentgenol* 2010;195:281 - 289.

7 **答案 B**。肾旁前间隙位于后腹膜与后方的肾旁前筋膜（如 Gerota 筋膜）之间，内有十二指肠、胰腺、降结肠和升结肠的腹膜后部分。肾旁前间隙的气体提示十二指肠穿孔、感染或医源性操作。

参考文献：Korobkin M, Silverman PM, Quint LE, et al. CT of the extraperitoneal space: normal anatomy and fluid collections. *AJR Am J Roentgenol* 1992;159:933 - 942.

Molmenti EP, Balfe DM, Kanterman RY, et al. Anatomy of the retroperitoneum: observations of the distribution of pathologic fluid collections. *Radiology* 1996;200:95 - 103.

8 **答案 B**。图像显示腰大肌外侧右侧股神经行径上有一个富血供的实性肿块，符合神经鞘瘤（答案 B）。T2W 图像上信号高于骨骼肌以及肿瘤下缘呈锥形与股神经纤维相续，是诊断的有力证据。

虽然副神经节瘤（答案 A）是富血供的，可在交感神经链的后腹膜中找到，但往往更接近中线，而且通常不会像本例中那样与周围神经相连。事实上，在列出的选项中，只有周围神经鞘瘤才有这种形态学表现。动脉瘤（答案 C）在自旋回波成像上显示无信号（即流空），除非血栓形成（这种情况下，不会增强）或为缓慢的血流。对于这个年龄段的患者，没有任何其他临床病史支持，孤立的富血供后腹膜转移（答案 D）很少考虑。

参考文献：Beaman FD, Kransdorf MJ, Menke DM. Schwannoma: radiologic-pathologic correlation. *Radiographics* 2004;24:1477 - 1481.

Lin J, Martel W. Cross-sectional imaging of peripheral nerve sheath tumors. *AJR Am J Roentgenol*

2001;176:75 – 82.

Rha SE, Byun JY, Jung SE, et al. Neurogenic tumors in the abdomen: tumor types and imaging characteristics. *Radiographics* 2003;23:29 – 43.

9 **答案 C**。自旋回波 MR 成像信号的产生要求质子同时接受 90° RF 脉冲和随后的 180° 重聚焦射频脉冲。如果质子不能同时接受这两种射频脉冲,就不会产生信号。快速流动的血液就是一个很好的例子。快速流动的血液通过成像层面时只接受了单一的射频脉冲,导致血管内信号流空。

这个原理通常用于所谓的“黑血”成像,其中快速流动血液中的流空信号用于产生图像对比度。缓慢流动的血液会产生一个信号,因其保留在平面内足够长的时间可以接受 2 个脉冲(90°和 180°)。同样,无论速度如何,在平面内流动的血液也将同时接受 2 个 RF 脉冲。在某些情况下,由缓慢流动的血液产生的血管内信号可能被误认为是血栓。为了尽量减少这种可能,有时会在成像容积的边缘施加饱和带,使流入血液的信号饱和。

参考文献:Jung BA, Weigel M. Spin echo magnetic resonance imaging. *J Magn Reson Imaging* 2013;37:805 – 817.

McRobbie DW, Moore EA, Graves MJ, et al. *MRI: from picture to proton*, 2nd ed. New York: Cambridge University Press, 2007.

10 **答案 B**。非观察性治疗的最佳预测指标是美国创伤外科协会(AAST)的损伤等级,其主要根据 CT 表现将风险分层。

AAST 等级	损伤
1	肾挫伤或非扩张性包膜下血肿
2	肾周间隙非扩张性血肿或 <1cm 撕裂伤且无集合系统损伤
3	肾撕裂伤 >1cm,无集合系统损伤
4	肾撕裂伤累及集合系统或主要肾动脉/静脉损伤伴包涵性出血
5	肾破裂或肾门撕脱

虽然 AAST 损伤分级已被证明与手术治疗和肾功能丧失相关,但未考虑肾门周围的活动性外渗或假性动脉瘤的形成,这两种表现均可通过导管治疗。

大多数肾外伤患者可以观察,无须任何干预。

参考文献:Moore E, Shackford S, Packter H, et al. Organ injury scaling: spleen, liver, and kidney. *J Trauma* 1989;29:1664 – 1666.

Santucci RA, McAninch JW, Safir M, et al. Validation of the American Association for the Surgery of Trauma organ injury severity scale for the kidney. *J Trauma* 2001;50:195 – 200.

11 **答案 A**。该患者最大的风险是神经损伤。消融针紧邻同侧腰方肌,中间没有其他组织或液体。如果不首先将肌肉从消融区推开,肌肉表面的同侧髂腹股沟神经和髂下腹神经就会受损。同样,在腰肌外侧缘附近进行的消融也会威胁到同侧生殖股神经。这些神经相关的并发症预防方法有用惰性液体(例如,5% 葡萄糖溶液)的液体隔离技术或“杠杆技术”将肾脏从附近的肌肉推开。在射频消融过程中,应避免使用含有导电电解质的溶液(例如,生理盐水)。

由于肿块位于周边,集合系统损伤(答案 B)和血管蒂损伤(答案 C)不太可能。由于肿瘤体积较小(2.0cm),治疗不彻底(答案 D)不太可能。

参考文献: Boss A, Classen S, Kuczyk M, et al. Thermal damage of the genitofemoral nerve due to radiofrequency ablation of renal cell carcinoma: a potentially avoidable complication. *AJR Am J Roentgenol* 2005;185:1627 - 1631.

Kam AW, Littrup PJ, Walther MM, et al. Thermal protection during percutaneous thermal ablation of renal cell carcinoma. *J Vasc Interv Radiol* 2004;15:753 - 758.

Lee SJ, Choyke LT, Wood BJ. Use of hydrodissection to prevent nerve and muscular damage during radiofrequency ablation of kidney tumors. *J Vasc Interv Radiol* 2006;17:1967 - 1969.

12 **答案 A**。由于"流动相位增强"或所谓的"时间飞跃效应",在 GRE 序列图像容积边缘出现高信号的血管内信号强度。这是由于未经饱和自旋流入成像容积时保留了由主磁场(B_0)赋予的丰富的纵向磁化。纵向磁化被保留并且最大化,因为流入的自旋尚未接受 90°激发脉冲。接受后,它们的纵向磁化将被转化为横向磁化。随着时间的推移,在多次 RF 和重复信号丢失后,自旋将被视为"饱和"并且对血管内信号强度的贡献很小。预先使用饱和带技术可以抑制流入血液的信号。

参考文献: McRobbie DW, Moore EA, Graves MJ, et al. *MRI: from picture to proton*, 2nd ed. New York: Cambridge University Press, 2007.

Wehrli FW. Time-of-flight effects in MR imaging of flow. *Magn Reson Med* 1990;14:187 - 193.

13 **答案 A**。腹膜后脂肪增多的特点是腹膜后脂肪的对称增生,导致肾脏和十二指肠前移,膀胱纵向变窄。许多被确认患有这种疾病的患者都有尿路或肠道症状,但通常不积极治疗。无症状腹膜后脂肪增多的患者可能更多,因为腹部影像检查通常是在有腹部症状的患者中进行的。不建议预防性输尿管支架置入术(答案 C)和手术切除(答案D)。

通过成像即可确诊,因此不需要经皮活检(答案 B)。

良性(例如,脂肪瘤、髓样脂肪瘤和血管平滑肌脂肪瘤)和恶性(例如,脂肪肉瘤)含脂肪的腹膜后肿瘤所固有的不对称性,是与腹膜后脂肪增多的鉴别要点。

参考文献: Craig WD, Fanburg JC, Henry LR, et al. Fat-containing lesions of the retroperitoneum: radiologic-pathologic correlation. *Radiographics* 2009;29:261 - 290.

Fogg LB, Smyth JW. Pelvic lipomatosis: a condition simulating pelvic neoplasm. *Radiology* 1968;90:558 - 564.

Heyns CF. Pelvic lipomatosis: a review of its diagnosis and management. *J Urol* 1991;146:267 - 273.

14 **答案 B**。图像显示一个肾周分叶状的均匀软组织肿块,紧邻但不侵犯左肾和脾,最有可能的诊断是淋巴瘤。肿块不起源于肾脏或脾脏,因此,肾细胞癌(答案 A)和脾血管肉瘤(答案 C)是不可能的。肾上腺皮质癌(答案 D)不是最好的答案,因为肾上腺皮质癌肿块通常大而不均匀,伴中央坏死,以肾上腺为中心。

原发性肾周肿块的鉴别诊断包括淋巴瘤、肉瘤和肾上腺外髓样脂肪瘤。对双侧肾周肿块的鉴别诊断包括多种免疫相关肿瘤和转移性疾病:①淋巴瘤;②肿块样腹膜后纤维化;③Erdheim - Chester 病;④髓外造血;⑤Rosai - Dorfman 病;⑥Castleman 病;⑦Waldenström巨球蛋白血症;⑧转移性肿瘤。

参考文献: Surabhi VR, Menias C, Prasad SR, et al. Neoplastic and non-neoplastic proliferative disorders of the perirenal space: cross-sectional imaging findings. *Radiographics* 2008;28:1005 - 1017.

Westphalen A, Yeh B, Qayyum A, et al. Differential diagnosis of perinephric masses on CT and MRI. *AJR Am J Roentgenol* 2004;183:1697 – 1702.

15 **答案 D**。邻近的脊椎椎间盘炎的主动脉瘤破裂，最好在容量替代下行紧急手术修补。观察（答案 A）和抗生素治疗（答案 B）可能会导致患者死亡。血管内支架修复（答案 C），虽然可行但并不理想，因为该患者邻近组织的活动性感染可以引起支架感染。

一般来说，腹主动脉瘤破裂的可能性与动脉瘤的大小密切相关。直径 <4cm 的腹主动脉瘤很少破裂，大多数无症状性腹主动脉瘤直径≥5.5cm 时才选择修补。本例破裂动脉瘤较小，说明主动脉壁的完整性受损。由于邻近的脊椎椎间盘炎，其很可能是一个感染（即霉菌）动脉瘤。

参考文献：Fichelle JM, Tabet G, Cormier P, et al. Infected infrarenal aortic aneurysms: when is in situ reconstruction safe? *J Vasc Surg* 1993;17:635 – 645.

Huang YK, Ko PJ, Chen CL, et al. Therapeutic opinion on endovascular repair for mycotic aortic aneurysm. *Ann Vasc Surg* 2014;28(3):579 – 589.

Oderich GS, Panneton JM, Bower TC, et al. Infected aortic aneurysms: aggressive presentation, complicated early outcome, but durable results. *J Vasc Surg* 2001;34:900 – 908.

16 **答案 B**。腹膜后 Erdheim – Chester 病以肾周软组织增厚、腹膜后软组织肿块、输尿管梗阻和组织学非朗格汉斯组织细胞增生为特征。该病通常伴有眼眶后部软组织肿块、尿崩症和干骺端骨硬化。

胰腺香肠状弥漫性肿大与胰周纤维化（答案 A）是与 IgG4 相关的自身免疫性胰腺炎特征。

肾包膜的单侧局部侵袭性实性肿块有或无钙化（答案 C）是肾包膜肉瘤的特征。

肾脏和大体积肾周肿块推移但不侵犯附近结构（答案 D）是腹膜后淋巴瘤的特征。

参考文献：Surabhi VR, Menias C, Prasad SR, et al. Neoplastic and non-neoplastic proliferative disorders of the perirenal space: cross-sectional imaging findings. *Radiographics* 2008;28:1005 – 1017.

Venkatanarasimha N, Garrido MC, Puckett M, et al. AJR teaching file: a rare multisystem disease with distinctive radiologic-pathologic findings. *AJR Am J Roentgenol* 2009;193:S49 – S52.

Westphalen A, Yeh B, Qayyum A, et al. Differential diagnosis of perinephric masses on CT and MRI. *AJR Am J Roentgenol* 2004;183:1697 – 1702.

17 **答案 A**。腰大肌脓肿在美国很罕见，最常见的原因是由金黄色葡萄球菌感染血行播散导致（80% ~90%）。结核分枝杆菌感染（例如，脊柱 Pott 病的继发性传播）是一种不常见但需要考虑的因素，因为抗生素疗法不同，除非专门寻找，否则该致病菌难以检测，并且感染患者可能需要隔离。在有内脏穿孔的患者（例如，憩室炎、克罗恩病）中可见肠道菌群（例如，大肠杆菌、拟杆菌属物种）。

对于腰大肌脓肿患者，应考虑脊柱的 MR 成像来评估脊柱炎。经皮引流和延长抗生素治疗是主要治疗手段。脊柱受累时，可能需要手术清理。

参考文献：Dinc H, Onder C, Turhan AL, et al. Percutaneous drainage of tuberculous and nontuberculous psoas abscess. *Eur J Radiol* 1996;23:130 – 134.

Muckley T, Schultz T, Kirschner M, et al. Psoas abscess: the spine as a primary source of infection. *Spine* 2003;28:106 – 113.

Walsh TR, Reilly JR, Hanley E, et al. Changing etiology of iliopsoas abscess. *Am J Surg* 1992;163:

413 - 416.

18 **答案 C**。平扫CT图像上凝血块典型的CT值为40～70HU。这与自由流体(0～20HU)和自由流动的腔外血液(20～40HU)的密度不同。自由流动的腔外血液的密度比凝结的血液低,因其尚未形成固体凝块。

红细胞血红蛋白中的铁对血液的密度影响较大,血块的密度比血管内和自由流动的血管外血液的密度高,因为血块形成,血浆被排出,使红细胞的相对浓度增加。

参考文献:Hamilton JD, Kumaravel M, Censullo ML, et al. Multidetector CT evaluation of active extravasation in blunt abdominal and pelvic trauma patients. *Radiographics* 2008;28:1603 - 1616.

Katz DS, Lane MJ, Mindelzun RE. Unenhanced CT of abdominal and pelvic hemorrhage. *Semin Ultrasound CT MR* 1999;20:94 - 107.

Shanmuganathan K, Mirvis SE, Sover ER. Value of contrast-enhanced CT in detecting active hemorrhage in patients with blunt abdominal or pelvic trauma. *AJR Am J Roentgenol* 1993;161:65 - 69.

19 **答案 A**。尽管存在Ⅱ型较小的内漏,动脉瘤明显变小表明动脉瘤壁并未受到显著的压力,因此观察是最佳选择。许多Ⅱ型内漏将自发形成血栓,并且极少会导致有临床意义的后遗症。动脉瘤的稳定性是指导治疗的最重要的标准。一般情况下,伴有动脉瘤生长(≥5mm)的持续性(>6个月)Ⅱ型内膜漏应予以治疗,而无症状、自行消退中的Ⅱ型内漏或伴有动脉瘤大小稳定或逐渐变小时可以观察。

参考文献:Silverberg D, Baril DT, Ellozy SH, et al. An 8-year experience with type II endoleaks: natural history suggests selective intervention is a safe approach. *J Vasc Surg* 2006;44:453 - 459.

Steinmetz E, Rubin BG, Sanchez LA, et al. Type II endoleak after endovascular abdominal aortic aneurysm repair: a conservative approach with selective intervention is safe and cost-effective. *J Vasc Surg* 2004;306 - 313.

White SB, Stavropoulos SW. Management of endoleaks following endovascular aneurysm repair. *Semin Intervent Radiol* 2009;26:33 - 38.

20 **答案 B**。IgG4相关硬化性疾病(如本例)有多种表现,包括:①自身免疫性胰腺炎;②腹膜后纤维化;③硬化性胆管炎;④肾脏肿块;⑤肾盂增厚;⑥硬化性肠系膜炎;⑦淋巴结肿大;⑧涎腺肿胀;⑨其他。

腹膜后纤维化的特征在于结缔组织增生,主动脉周围软组织增厚,从而栓系和牵拉附近组织。输尿管梗阻是一种令人担忧的并发症,可通过输尿管支架或手术(输尿管松解、输尿管侧移和网膜包裹)来治疗。许多腹膜后纤维化病例是特发性或药物诱导的。几种疾病可以类似特发性腹膜后纤维化,包括:①IgG4相关的硬化性疾病;②炎性主动脉瘤;③淋巴瘤;④转移性肿瘤;⑤Erdheim - Chester病;⑥其他自身免疫疾病;⑦放疗后改变。

鉴别良性腹膜后纤维化与恶性肿瘤(例如,转移性疾病和淋巴瘤)是很重要的。虽然恶性肿瘤的风险较小(<10%),但治疗方式明显不同。手术活检是最可靠的诊断方法,因为采用经皮方法有取样误差的危险(即转移性肿瘤表现类似腹膜后纤维化,因为恶性细胞周围常有继发性反应性纤维化)。然而,对于不适合手术的患者,仍常使用经皮穿刺活检并结合影像学随访。

参考文献:Koep L, Zuidema GD. The clinical significance of retroperitoneal fibrosis. *Surgery* 1977;81:250 - 257.

Scheel PJ Jr, Feeley N. Retroperitoneal fibrosis. *Rheum Dis Clin North Am* 2013;39: 365 - 381.

Vlachou PA, Khalili K, Jang HJ, et al. IgG4-related sclerosing disease: autoimmune pancreatitis and extrapancreatic manifestations. *Radiographics* 2011;31:1379 - 1402.

21 **答案 C**。骨盆中央的高密度带状影是残留的手术海绵。残留异物可能引起脓毒症、延迟愈合和诉讼。不同的制造商在不同器材中包埋不同的不透 X 光的条状物;另一个残留海绵的例子如下所示。与本题目例子不同的是,这种海绵(恰好位于右侧上腹的膈肌下方,被手术夹包绕)嵌入了许多平行的金属线,而不是单一的金属条。

虽然图示病例的盆腔软组织内有气体(答案 A),但这可能是术后第 3 天的正常发现。没有大肠梗阻(答案 B)或导管移位(答案 D)的证据。

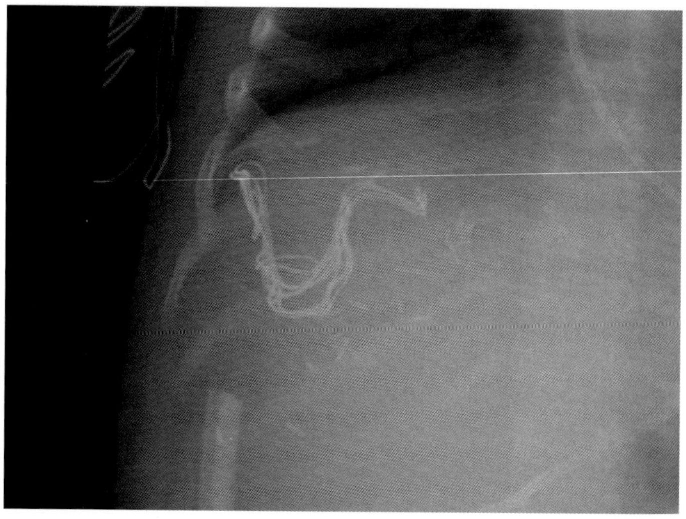

参考文献: Hunter TB, Taljanovic MS. Foreign bodies. *Radiographics* 2003;23:731 - 757.

Manzella A, Filho PB, Albuquerque E, et al. Imaging of gossypibomas: pictorial review. *AJR Am J Roentgenol* 2009;193:S94 - S101.

22 **答案 A**。这些图像显示了肾部分切除术后术区含液体和气体的豆形结构,与手术软垫一致(答案 A)。这是一种常用的术中器械,留在原位以促进止血。CT 图像中往往表现为液体密度并含有气体灶,可能被误诊为脓肿(答案 D)。排除脓肿的线索包括:①时间(手术后至少 1 个月可以存在软垫);②形状(软垫形态符合部分肾切除的手术床);③紧密填充的气泡(代表被困在软垫间隙内的气体);④缺乏强化壁;⑤缺乏气液平。

参考文献: Pai D, Willatt JM, Korobkin M, et al. CT appearances following laparoscopic partial nephrectomy for renal cell carcinoma using a rolled cellulose bolster. *Cancer Imaging* 2010;10:161 - 168.

Sandrasegaran K, Lall C, Rajesh A, et al. Distinguishing gelatin bioabsorbable sponge and postoperative abdominal abscess on CT. *AJR Am J Roentgenol* 2005;184:475 - 480.

23 **答案 C**。先天性下腔静脉变异少见但种类较多,在腹部和骨盆的影像学检查中常见。"重复"或"双"IVC 是由左、右上主静脉持续存在所致。在这种情况下,右下腔静脉从右髂总静脉接受血液,然后流入右心房,而左下腔静脉则从左髂总静脉接受血液,然后流入左肾静脉。这种变异在临床上具有重要意义,因为这类患者深静脉血栓形成时,深静脉过滤器不能保护两侧入口,可能导致肺栓塞。

参考文献: Kandpal H, Sharma R, Gamangatti S, et al. Imaging the inferior vena cava: a road less *traveled. Radiographics* 2008;28:669 - 689.

Restrepo CS, Eraso A, Ocazionez D, et al. The diaphragmatic crura and retrocrural space: normal imaging appearance, variants, and pathologic conditions. *Radiographics* 2008;28:1289 - 1305.

24 **答案 C**。自旋回波序列基本原理是在初始 90°激励脉冲之后 TE/2ms 施加 180°重聚焦脉冲。这样做是为了消除有助于 T2*衰减的静态场不均匀性(例如,B_0 中的不均匀性和静态局部磁化率效应)。该图表明了 T2 衰减(蓝线)和 T2*衰减(红线)之间的差异。T2 时间是横向磁化(M_{xy})衰减至其最大信号的 37% 所需的时间,这仅仅是由于在没有静态场不均匀性的情况下自旋 - 自旋弛豫(例如,在自旋回波序列之后)。T2*时间是在不需要去除静态场的不均匀性(例如,在 GRE 序列之后)的情况下,横向磁化衰减至其最大信号的 37% 所需的时间。T2 衰变也被称为自旋 - 自旋弛豫。

180°重聚焦脉冲发生在 90°激发脉冲之后的 TE/2ms,以允许 180°脉冲两侧发生对称和相反的去相位。固定的静态场不均匀性抵消,并在 TE 测量自旋回波。

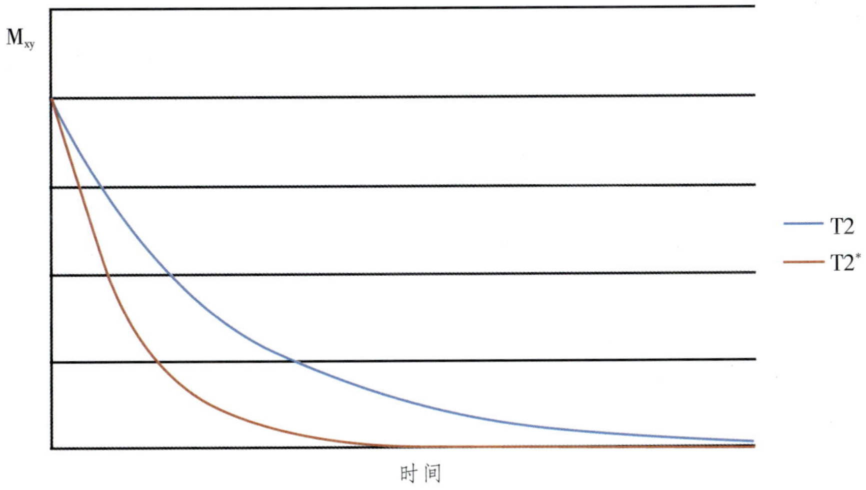

参考文献:Jung BA, Weigel M. Spin echo magnetic resonance imaging. *J Magn Reson Imaging* 2013;37:805 - 817.

McRobbie DW, Moore EA, Graves MJ, et al. MRI: from picture to proton, 2nd ed. New York: Cambridge University Press, 2007.

25 **答案 A**。形态 CT 对前列腺癌淋巴结转移的敏感性约为 30%。这种低敏感性是可以理解的,因为只有当肿瘤致使淋巴结肿大并超出一定大小的阈值(短轴 >1cm)时,CT 才能检测到淋巴结转移,这是大多数盆腔淋巴结常用的阈值。一般来说,无论原发肿瘤类型如何,CT 对淋巴结转移的敏感性都较低。

参考文献:Hricak H, Doms GC, Jeffrey RB, et al. Prostatic carcinoma: staging by clinical assessment, CT, and MR imaging. *Radiology* 1987;162:331 - 336.

Platt JF, Bree RI, Schwab RE. The accuracy of CT in the staging of carcinoma of the prostate. *AJR Am J Roentgenol* 1987;149:315 - 318.

Wolf JS Jr, Cher M, Dall'era M, et al. The use and accuracy of cross-sectional imaging and fine needle aspiration cytology for detection of pelvic lymph node metastases before radical prostatectomy. *J Urol* 1995;153:993 - 999.

26 **答案 B**。以下腔静脉为中心的一个巨大的原发性腹膜后肿块的最有可能的诊断是平滑肌肉瘤。它是腹膜后的第二个最常见的原发恶性肿瘤[脂肪肉瘤更常见(答案 A),但在这个病例中,IVC 的受侵和缺乏脂肪有利于诊断平滑肌肉瘤]。一般来说,腹膜后较大的原发肿块最常见的是肉瘤(最常见)、淋巴瘤或周围神经鞘肿瘤。淋巴瘤(答案 C)通常被认为是一种"软"肿瘤,它可以推移而不侵犯邻近的结构。对于良性肿块来说,邻近结构的局部侵犯是罕见的(答案 D 和 E)。脂肪瘤完全由肉眼可见的脂肪组成(答案 E)。

侵入 IVC 的其他肿块包括肾细胞癌、肾上腺皮质癌和肝细胞癌。

参考文献:Hartman DS, Hayes WS, Choyke PL, et al. Leiomyosarcoma of the retroperitoneum and inferior vena cava: radiologic-pathologic correlation. *Radiographics* 1992;12:1203 - 1220.

Kandpal H, Sharma R, Gamangatti S, et al. Imaging the inferior vena cava: a road less traveled. *Radiographics* 2008;28:669 - 689.

27 **答案 B**。RECIST 1.1 是一种用于监测实体瘤患者疾病反应的影像指标系统。该系统包含一系列规则,以规范哪些肿块和淋巴结可被视为"靶病灶"(即具有很高恶性可能性的病变,可以可靠地跟踪和测量)。在 RECIST 1.1 中,如果淋巴结直径在短轴上≥15mm,则可称为"靶病灶"。"短轴"定义为垂直于长轴测量的最大径测量。

参考文献:Eisenhauer EA, Therasse P, Bogaerts J, et al. New response evaluation criteria in solid tumours: revised RECIST guideline (version 1.1). *Eur J Cancer* 2009;45(2):228 - 247.

Nishino M, Jagannathan JP, Ramaiya NH, et al. Revised RECIST guideline version 1.1: what oncologists want to know and what radiologists need to know. *AJR Am J Roentgenol* 2010;195:281 - 289.

28 **答案 C**。与短轴≥15mm 的淋巴结不同,实体器官内的病变必须长轴≥10mm 才能被视为"目标病变"。这种差异是因为淋巴结是正常结构,而器官内病变不是正常结构。

每例患者最多可分配 5 个靶病变,其中任何给定器官内不超过 2 个。一旦所有目标病灶被设定,它们的直径总和被列出(器官病变的长轴,淋巴结的短轴)以计算"直径总和"。

参考文献:Eisenhauer EA, Therasse P, Bogaerts J, et al. New response evaluation criteria in solid tumours: revised RECIST guideline (version 1.1). *Eur J Cancer* 2009;45(2):228 - 247.

Nishino M, Jagannathan JP, Ramaiya NH, et al. Revised RECIST guideline version 1.1: what oncologists want to know and what radiologists need to know. *AJR Am J Roentgenol* 2010;195:281 - 289.

29 **答案 E**。测量动脉瘤应沿与血管中心线垂直的平面(即中心线测量法)。直接在断面上进行测量将低估或夸大真实的动脉瘤大小,并可能对治疗产生不利影响。具体而言,尺寸阈值和生长率通常是腹主动脉瘤治疗的决定性因素。如果用于决策的测量结果是错误的,那么决策就会有缺陷。

以下是由 3D 工作站生成的典型主动脉中心线。直径测量应垂直于该中心线,在最宽处测量外壁 - 外壁之间的距离。在左上图中进行的直径测量位于动脉瘤的上缘。对腹主动脉瘤的最大径测量低于这个层面,在动脉瘤最宽处测量。

参考文献:Cayne NS, Veith FJ, Lipsitz EC, et al. Variability of maximal aortic aneurysm diameter measurements on CT scan: significance and methods to minimize. *J Vasc Surg* 2004;39:811 - 815.

Hirsch AT, Haskal ZJ, Hertzer NR, et al. ACC/AHA 2005 Practice Guidelines for the management of patients with peripheral arterial disease (lower extremity, renal, mesenteric, and abdominal aortic): a collaborative report from the American Association for Vascular Surgery/Society for Vascular Surgery, Society for Cardiovascular Angiography and Interventions, Society for Vascular Medicine and Biology, Society of Interventional Radiology, and the ACC/AHA Task Force on Practice Guidelines. *Circulation* 2006; 113: e463 - e654.

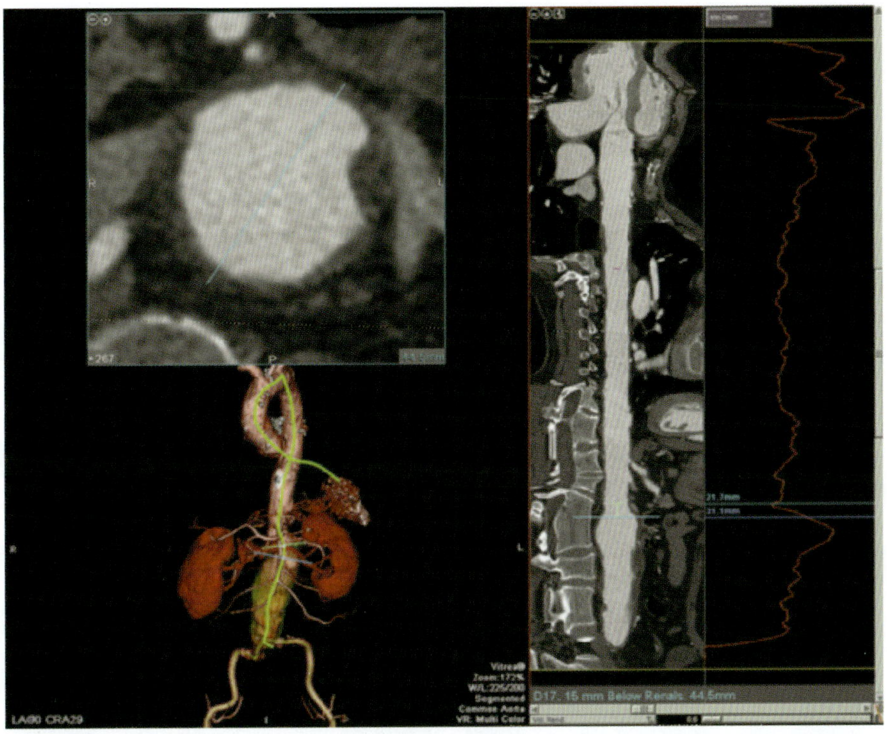

30　**答案 B**。肿瘤血栓最特异性的表现是栓子内存在血管。这可以在超声图像上被识别为彩色血流,或者更具体地说,在静脉内存在动脉频谱多普勒波形。除伪影外,除非有新生血管或动静脉瘘,否则静脉内不存在动脉频谱多普勒波形。静脉频谱波形没有特异性,因其可能是血栓周围正常静脉血流所致。在 CT 和 MR 图像上,栓子的血管被证实与栓子的增强有关。其他特征包括血栓的大小、回声或衰减(答案 A)、位置(答案 C)及其移动性(答案 D)都不是可靠的指标。与普通血栓相比,癌栓能更大程度地扩张静脉腔,但这种表现有重叠之处,因为急性血栓也具有扩张性。

参考文献:Hübsch P, Schurawitzki H, Susani M, et al. Color Doppler imaging of inferior vena cava: identification of tumor thrombus. *J Ultrasound Med* 1992;11:639 - 645.

Laissy JP, Menegazzo D, Debray MP, et al. Renal carcinoma: diagnosis of venous invasion with Gd-enhanced MR venography. *Eur Radiol* 2000;10:1138 - 1143.

(蔡菲菲　张丹妮　高智琴　译　赵振华　夏瑞明　校)

第 10 章 其他

问题

1 患者女，32 岁，创伤后行腹部和盆腔 CT 增强扫描，发现右肾异常，右侧肾周少量积液。右肾动脉和右肾静脉通畅。右肾的影像学表现有何意义？

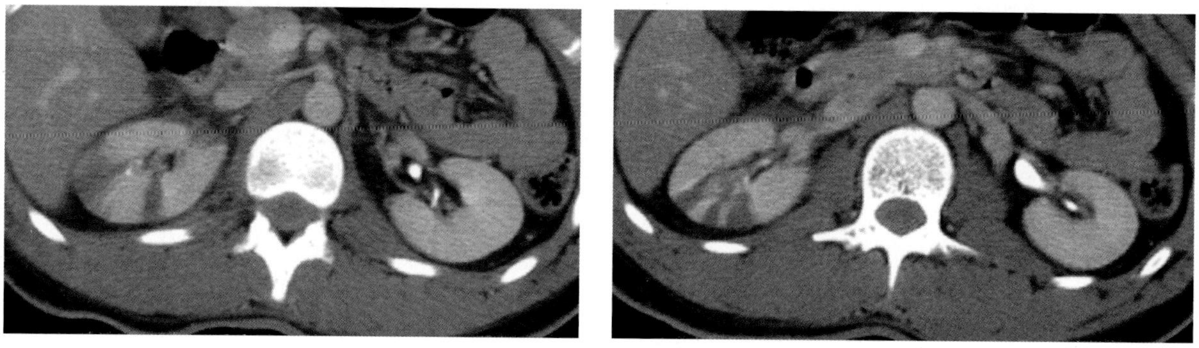

A. 肾碎裂，手术治疗。
B. 肾挫伤，保守管理。
C. 肾盂肾炎，抗生素治疗。
D. 肾梗死，血管造影和（或）超声心动图。

2 一项回顾性队列研究评价对比剂急性肾损伤(CI - AKI)的发生率，比较两组患者 CT 扫描后急性肾损伤的发生率：①接受增强 CT 作为常规临床检查的患者；②接受平扫 CT 作为常规临床检查的患者。将 CT 扫描后 48h 的血清肌酐测量结果与 CT 扫描前的血清肌酐测量结果进行比较。48h 后增长幅度≥0.3mg/dL 是 CI - AKI 的标志。研究中的所有患者均具有必须的血清肌酐测量。这种研究设计最大的偏倚来源是：

A. 验证偏倚
B. 选择性偏倚
C. 回忆偏倚
D. 领先时间偏倚

3 患者男，70 岁，左侧泌尿系扩张，行逆行肾盂造影。与影像表现符合的是：

A. 尿路上皮癌
B. 结石
C. 血块
D. 真菌感染
E. 血吸虫

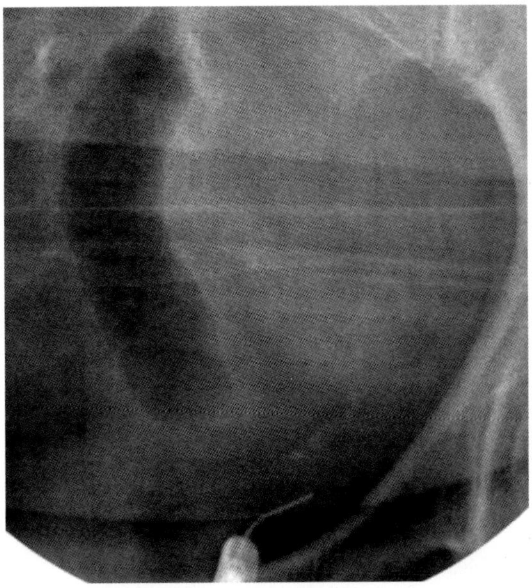

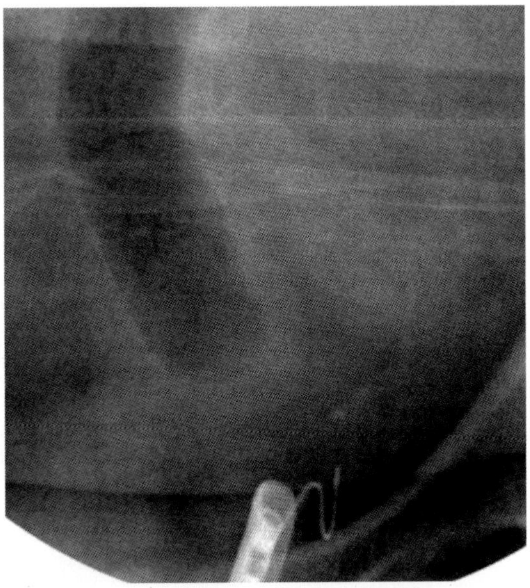

4 患者女，52 岁，患有慢性阻塞性肺病，在家中接受 2L 的氧疗，因右下腹疼痛行 CT 检查。左侧肾皮质发现 1 个 1.5cm 的肿块。肾肿瘤双期 CT 表现为：①平扫 CT 值 50HU；②肾实质期 CT 值 100HU；③无肉眼可见的脂肪；④均匀强化。平扫肾实质是 30HU，相邻的肾动脉是 180HU，无对照研究。下一步最好的方法是：

A. 忽略（良性发现）　　B. 经皮活检

C. 肾部分切除术　　D. 栓塞

5 为前列腺癌筛查开发了一种新的血液试验。试验阳性者行前列腺 TRUS 引导下穿刺活检。数十年的研究得出结论，通过筛查诊断的前列腺癌患者生存率有所提高。然而，有学者一再指出，筛查后活检发现的前列腺癌可能是生长速度较慢的种类。对缓慢进展性疾病不成比例的识别所致的是哪种筛查偏倚？

A. 报告的偏倚　　B. 领先时间偏倚

C. 病程长短偏倚　　D. 过度诊断的偏倚

6 计算下面显示的 2D FSE T2W 序列图像的近似体素大小，提供以下假设：①视野 = 16cm ×16cm；②相位编码矩阵 = 168；③频率编码矩阵 = 228；④TE = 110ms；⑤TR = 5，190ms；⑥层厚 = 3mm；⑦层间距 = 1mm；⑧回波链长 = 21。

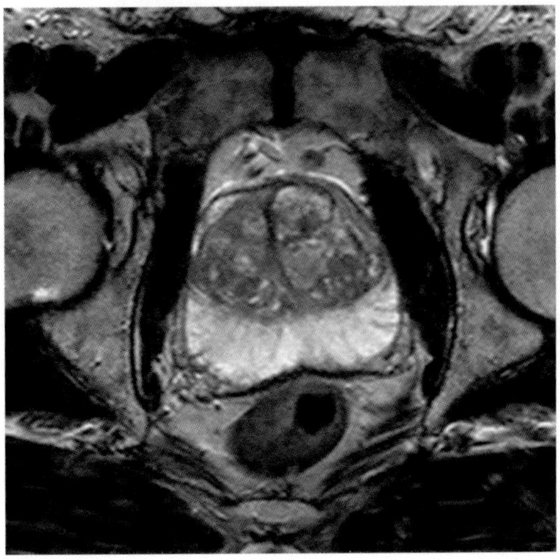

A. 0.95mm × 0.70mm × 3.00mm　　B. 0.95mm × 0.70mm × 4.00mm
C. 1.43mm × 1.05mm × 3.00mm　　D. 1.43mm × 1.05mm × 4.00mm
E. 0.14mm × 0.11mm × 3.00mm　　F. 0.10mm × 0.07mm × 4.00mm
G. 不能用所提供的信息来计算体素大小

7 患者女，59 岁，血尿，静脉肾盂造影(IVP)显示左侧肾盂内有肿块。CT 尿路造影(CTU)取代 IVP 检测上尿路恶性肿瘤的主要原因是：

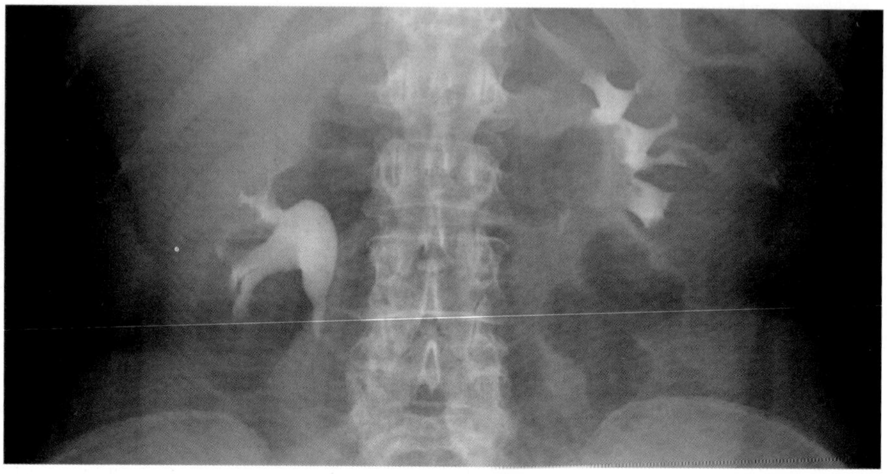

A. CTU 比 IVP 辐射更少。　　B. CTU 使用比 IVP 更低剂量的对比剂。
C. CTU 偶然发现的病变比 IVU 少。　　D. CTU 比 IVU 具有更高的准确性。

8 患者女，55 岁，右侧肾周间隙内一个直径 3.2cm 的实质性团块，无其他合并症，经皮穿刺活检并组织学证实为上皮样血管平滑肌脂肪瘤。下一步最佳选择是：

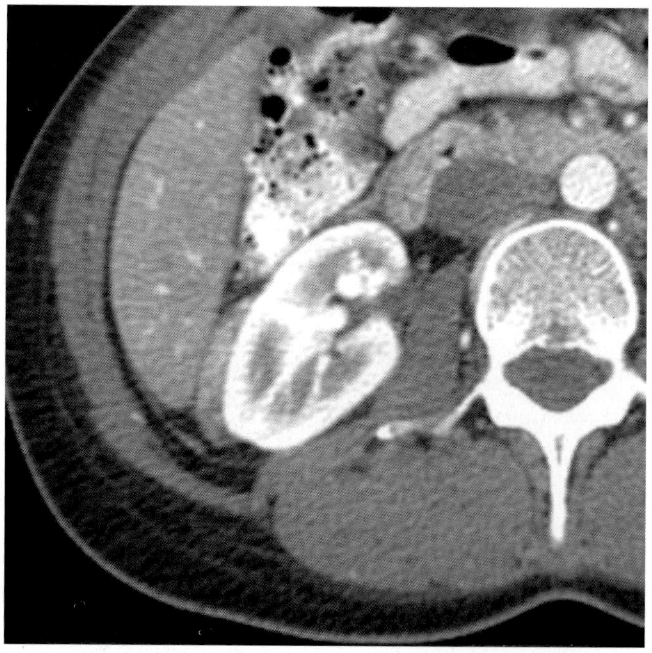

A. 观察(良性发现)　　B. 重复活检
C. 栓塞　　D. 手术切除

9 患者男，75 岁，PSA 升高（25ng/mL），行前列腺 3.0T MRI 检查。中线的长圆形的高信号结构是：

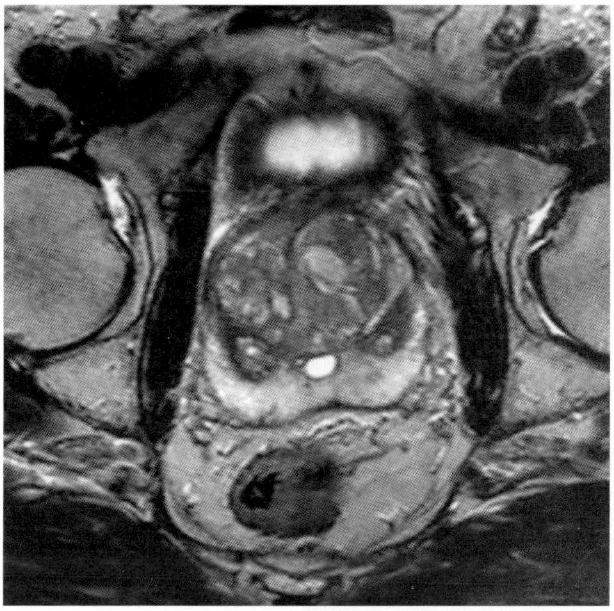

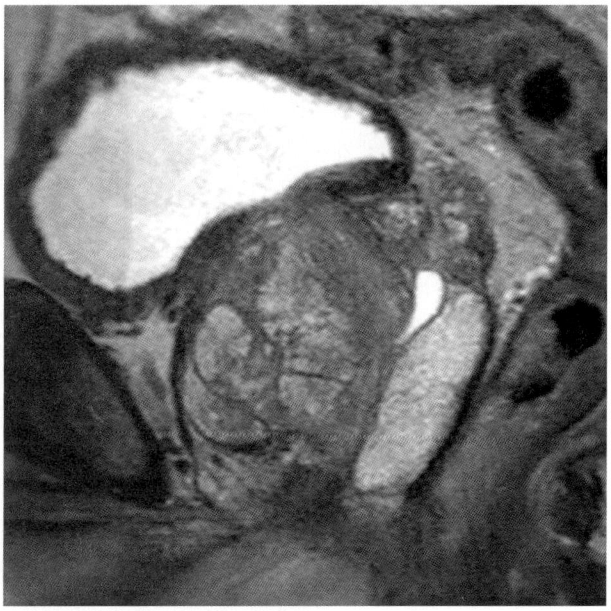

A. 前列腺增生之腺体性结节　　B. 前列腺增生之间质结节

C. 前列腺囊囊肿　　D. 前列腺癌

10 患者男，73岁，前列腺癌，Gleason 评分：4 +3 =7 分，行3.0T 前列腺 MRI 检查。如何减少前列腺内的伪影？

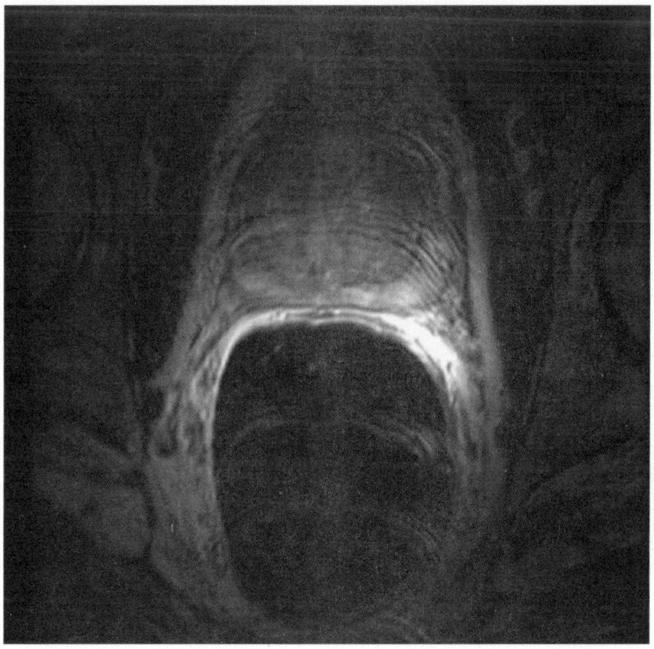

A. 将频率编码轴更改为："从左到右"　　B. 将相位编码轴更改为："从左到右"

C. 使用短时反转恢复序列（STIR）抑制脂肪　　D. 使用频率选择反转脉冲抑制脂肪

11 患者女，50岁，左肾血管平滑肌脂肪瘤，接受治疗。考虑栓塞治疗无症状性血管平滑肌脂肪瘤的瘤体直径至少：

A. ≥2cm　　B. ≥4cm

C. ≥6cm　　D. ≥8cm

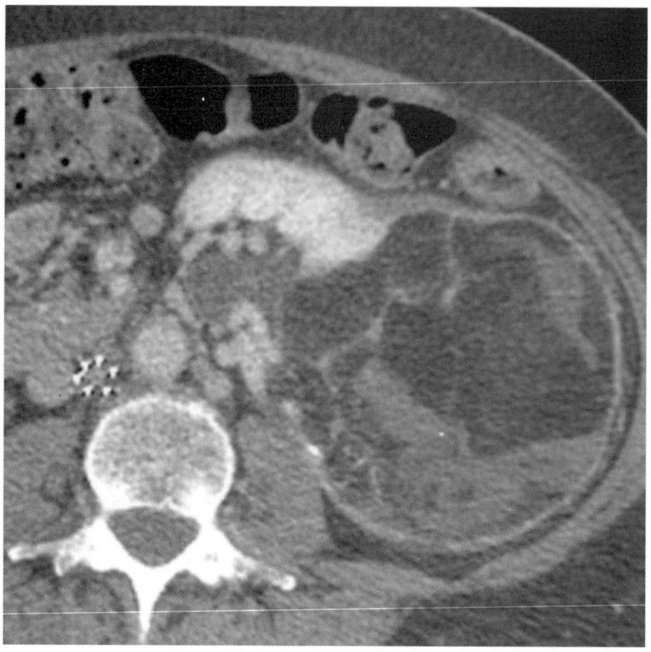

12 患者男，30 岁，急性左侧腹痛，行腹部和盆腔平扫 CT 检查。左肾周间隙异常的最可能的解释是:

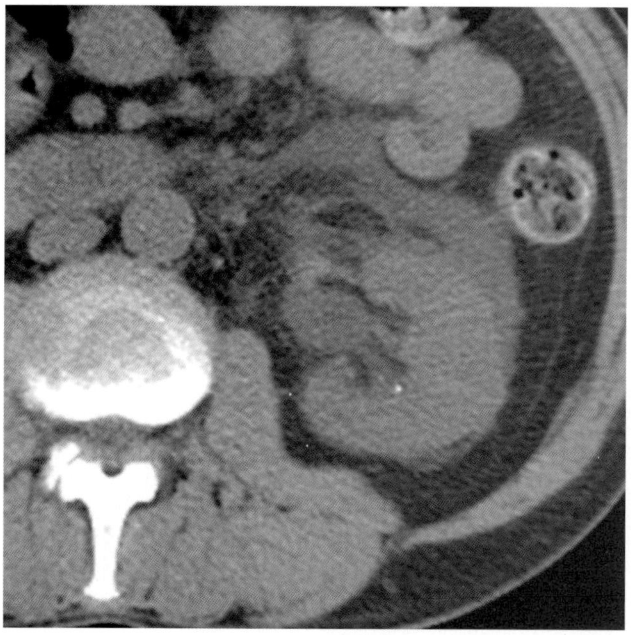

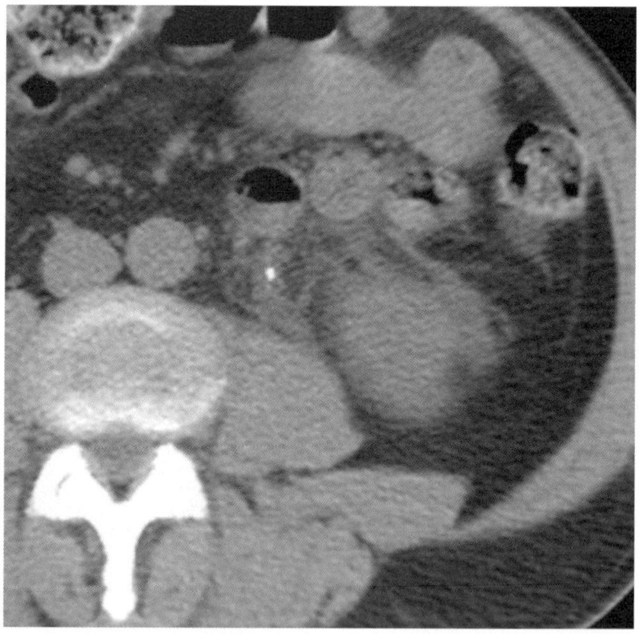

A. 尿性囊肿　　B. 脓肿

C. 水肿　　D. 淋巴瘤

13 患者女，75 岁，Ⅳ期慢性肾病[eGFR 为 19mL/(min · 1.73m^2)]，高血压、周围血管疾病和跛行症状，行腹部和盆腔及下肢 CT 血管造影。作为降低此患者对比剂引起的急性肾损伤风险的技术,下列哪种预防措施具有最有力的证据?

A. 静脉注射 D5 0.45% NaCl 进行扩容　　B. 静脉注射 0.9% NaCl 进行扩容

C. 预先给予 N－乙酰半胱氨酸　　D. 预先给予碳酸氢钠

14 患者男，70 岁，偶然发现一直径 2cm、均匀强化的实性肾肿块，在超声引导下行穿刺活检。

这个手术最常见的并发症是：

A. 出血　　B. 针道播种
C. 肾脓肿　　D. 气胸
E. 集合系统阻塞　　F. 结肠损伤

15 患者女，70 岁，发现 1 个直径 2.0cm、不均匀的实性肾肿块，行经皮肾活检术。使用一种针尖向前弹射 1.0cm 或 2.0cm 的 18G 弹枪式活检装置，下列哪种路径最有可能得到诊断结果且并发症风险最小？

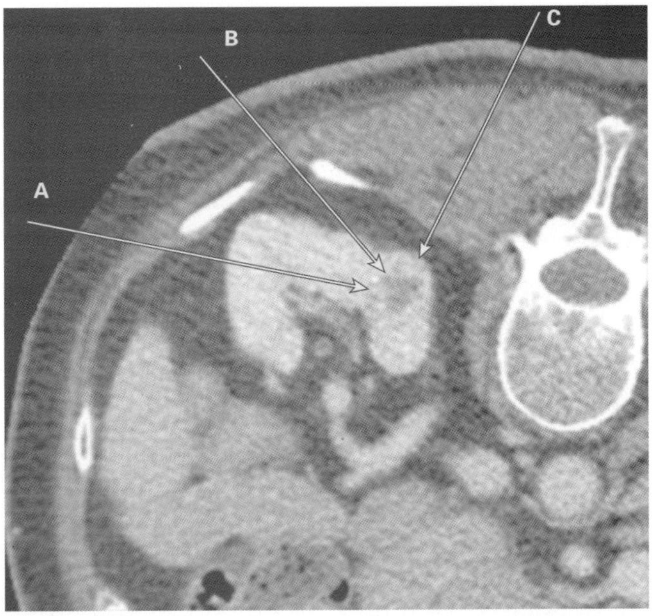

A. 角度 A，弹射长度 1cm　　B. 角度 A，弹射长度 2cm
C. 角度 B，弹射长度 1cm　　D. 角度 B，弹射长度 2cm
E. 角度 C，弹射长度 1cm　　F. 角度 C，弹射长度 2cm

16 患者女，50 岁，腰背部疼痛，行腹部 MR 扫描。髂总动脉前信号异常最可能的原因是：

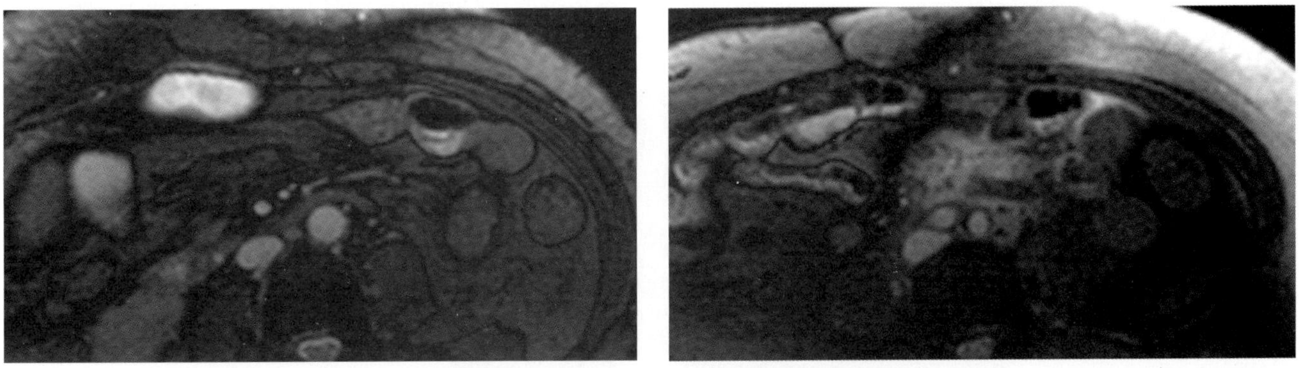

A. 磁场不均匀性　　B. 不准确的反转时间
C. 腹膜后纤维化　　D. 淋巴瘤

17 患者男，63 岁，转移性前列腺癌，行腹部和盆腔 CT 检查。当前图像应如何解释？

A. 骨性转移性疾病；反应不确定。　　B. 骨性转移性疾病；疾病进展。
C. 骨性转移性疾病；部分反应。　　D. 骨性转移性疾病；疾病稳定。

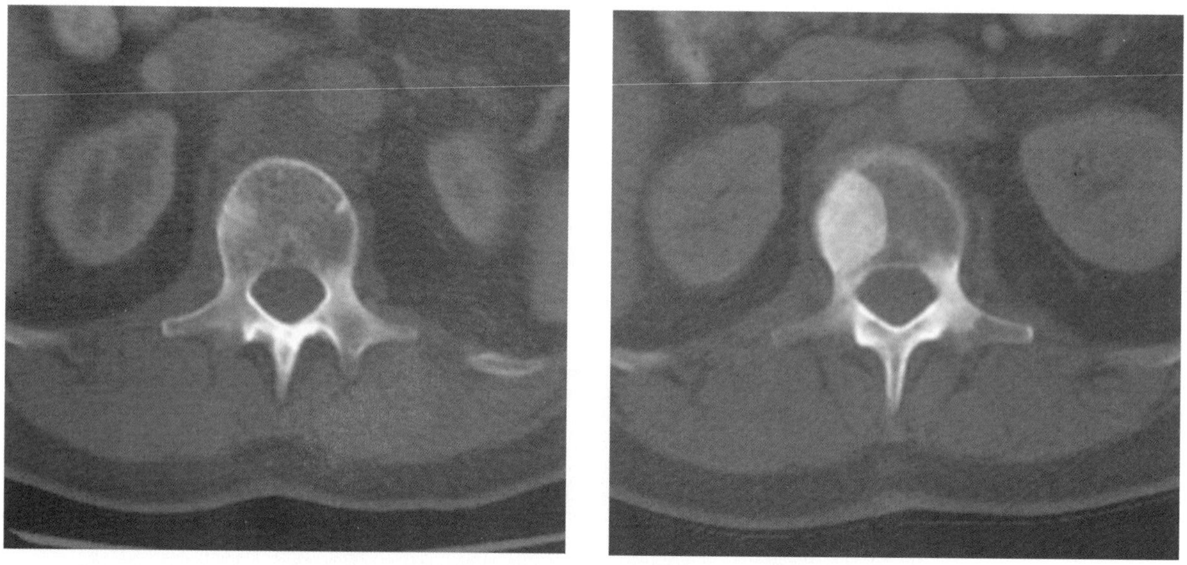

18 患者男，63 岁，阴囊不适，行超声扫描。最有可能的诊断是：

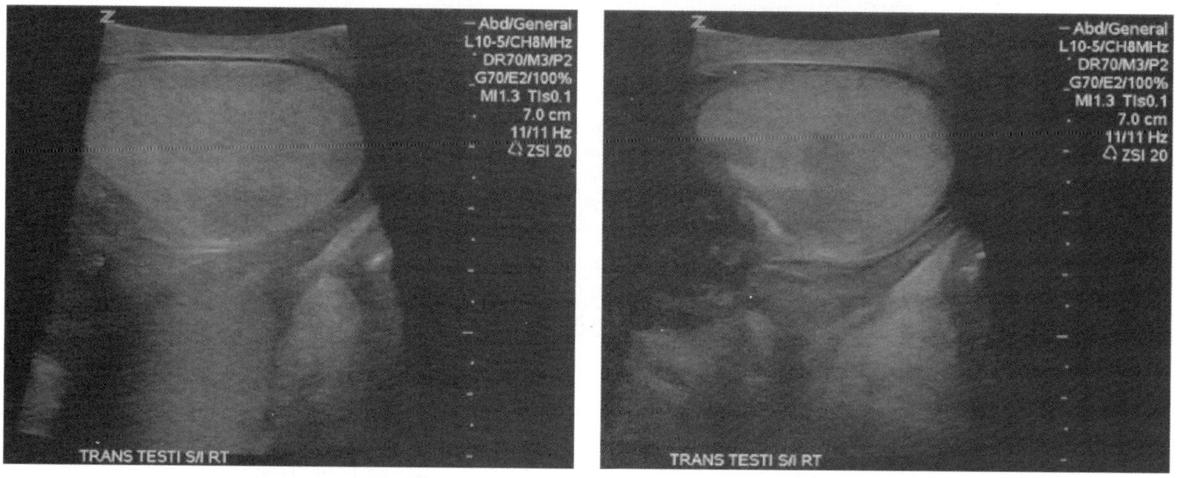

A. 精原细胞生殖细胞肿瘤　　B. 非精原细胞生殖细胞肿瘤

C. T 细胞淋巴瘤　　D. B 细胞淋巴瘤

19 患者女，45 岁，以下偶然的影像学所见最可能的诊断是：

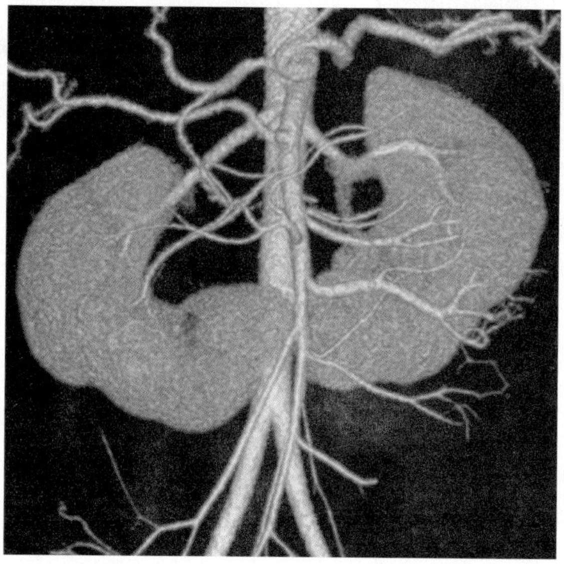

A. 交叉融合异位　　B. 马蹄肾

C. 盆腔肾　　D. 重复肾

20　患者女，28 岁，下腹痛，行 CT 检查。最可能的既往史是：

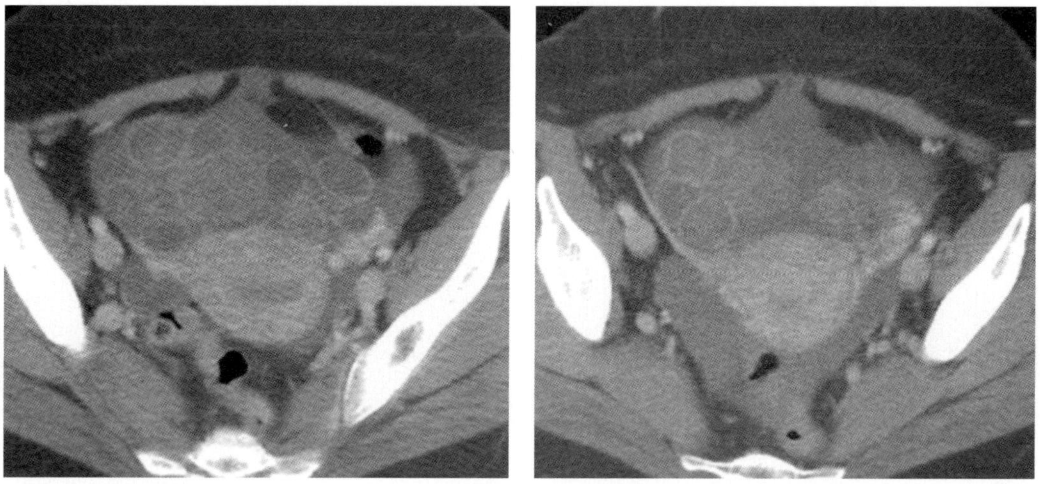

A. 家族卵巢癌史　　B. 高雄激素和代谢综合征

C. 近期正常月经　　D. 最近的生育治疗

21　患者女，40 岁，腹部隐痛，行腹部和盆腔 CT 检查。最有可能的诊断是：

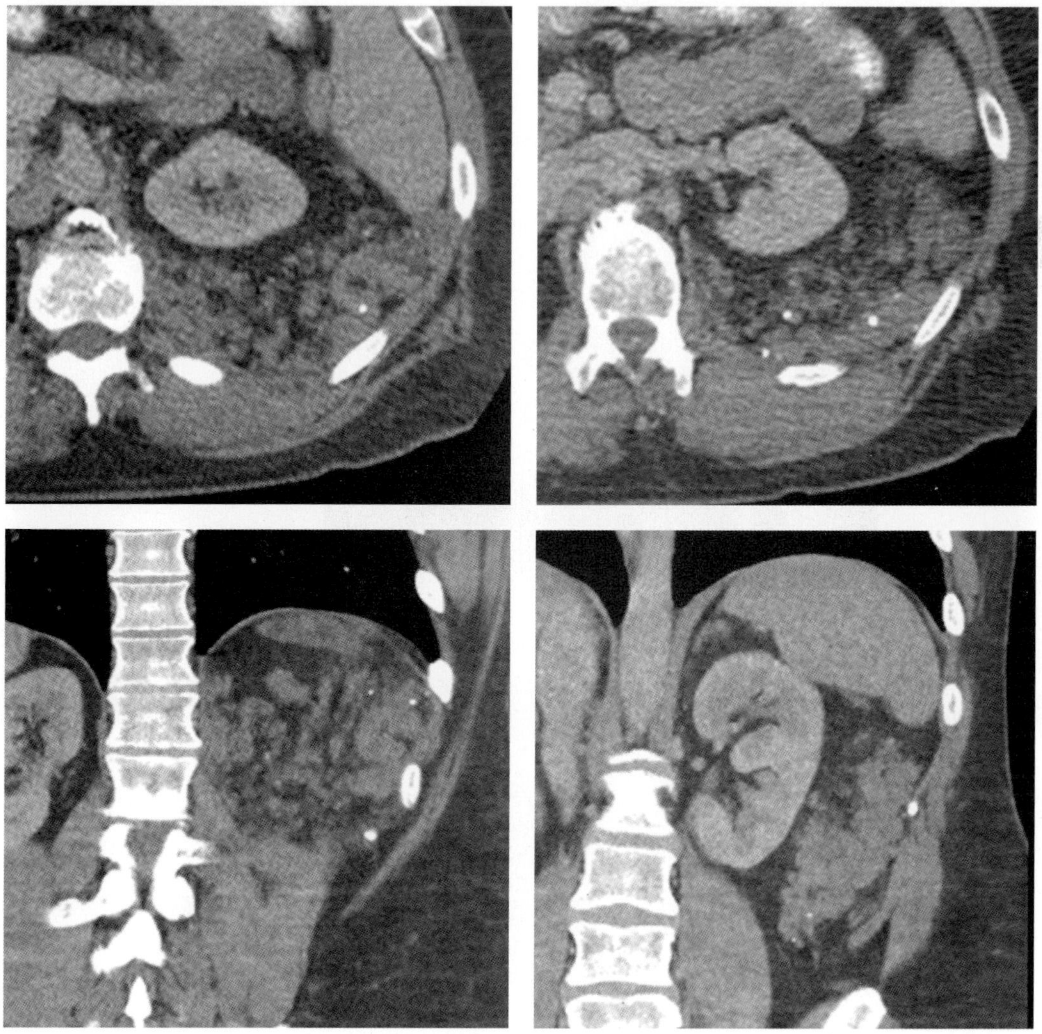

A. 淋巴瘤

B. 脂肪肉瘤

C. 血管平滑肌脂肪瘤

D. 血管畸形

E. 异物

22 患者女，33 岁，左下腹疼痛，行盆腔 MR 扫描。在左侧卵巢发现了 1 个无强化的异常病灶。在这种异常情况下，T1 缩短的最可能原因是：

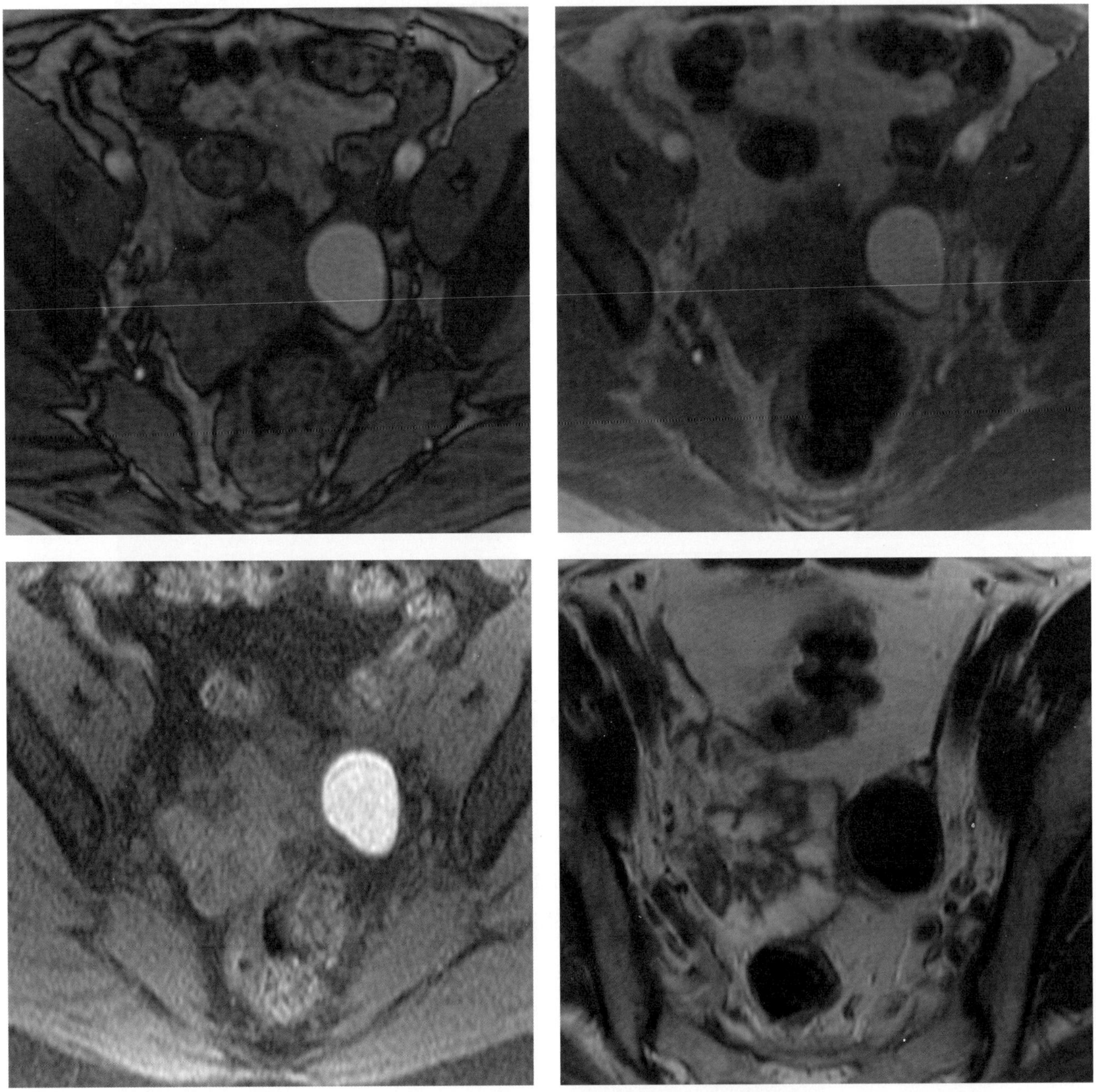

A. 脂肪

B. 蛋白质

C. 出血

D. 黑色素

E. 对比剂

F. 流动伪影

G. 钙

23 患者女，50 岁，盆腔疼痛，行盆腔 MR 扫描，发现了 1 个巨大的坏死肿块。最有可能的诊断是：

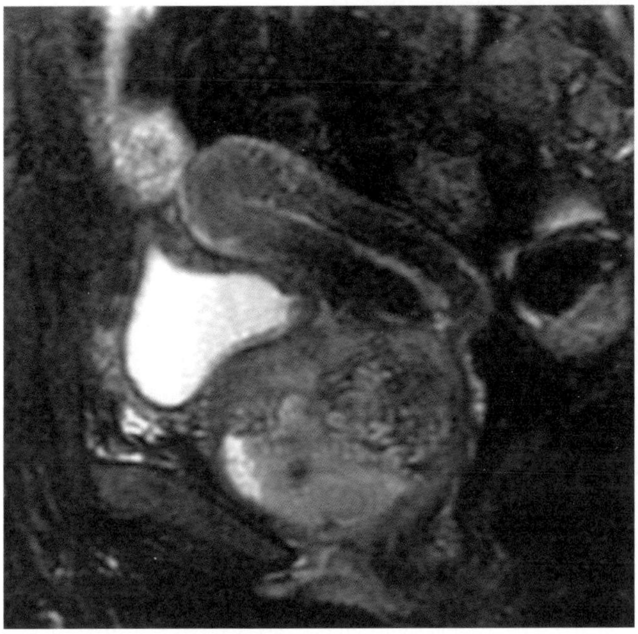

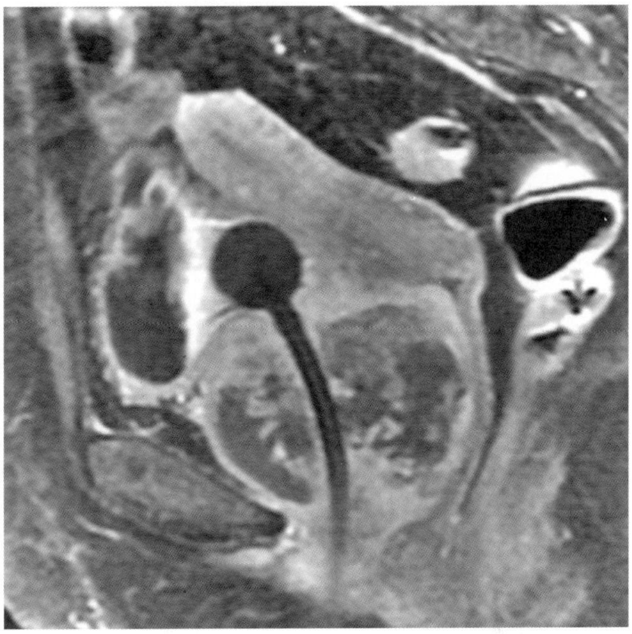

A. 宫颈癌　B. 阴道癌
C. 尿道癌　D. 膀胱癌
E. 前列腺癌

24 患者男，70 岁，偶然发现直径 2cm 的实性肾脏肿块，讨论治疗方案。肾细胞癌容易转移的常见大小阈值是：

A. 1cm　B. 3cm
C. 5cm　D. 7cm

25 下列哪项中的患者在使用钆对比剂时，肾源性系统性纤维化的风险最大？

A. 急性肾损伤的男性患者，60 岁，eGFR 为 55mL/(min · 1.73m^2)。
B. 糖尿病的女性患者，40 岁，eGFR 为 40mL/(min · 1.73m^2)。
C. 重度高血压的男性患者，50 岁，eGFR 为 45mL/m(min · 1.73m^2)。
D. 多发性骨髓瘤的女性患者，70 岁，eGFR 为 60mL/(min · 1.73m^2)。

26 为了减少 CT 尿路造影患者的辐射量，开展放射检查实验。假设以下每项都保留了检查的诊断准确性，哪一项能最有效降低辐射剂量？

A. mA 降低 20%　B. kVp 下降 20%
C. 螺距减少 20%　D. z 轴覆盖率减少 20%

27 患者女，70 岁，患有外周血管疾病和疑似副肿瘤综合征，行胸部、腹部和盆腔 CT 检查。膈脚后发现 1 个直径 1.2cm 的卵圆形肿块，CT 值为 12HU。这一发现应如何解释？

A. 正常变异，忽略。　B. 淋巴结肿大，推荐活检。
C. 淋巴结肿大，推荐上消化道内镜检查。　D. 疑似副神经节瘤，推荐 MIBG。
E. 怀疑良性神经鞘瘤，忽略。

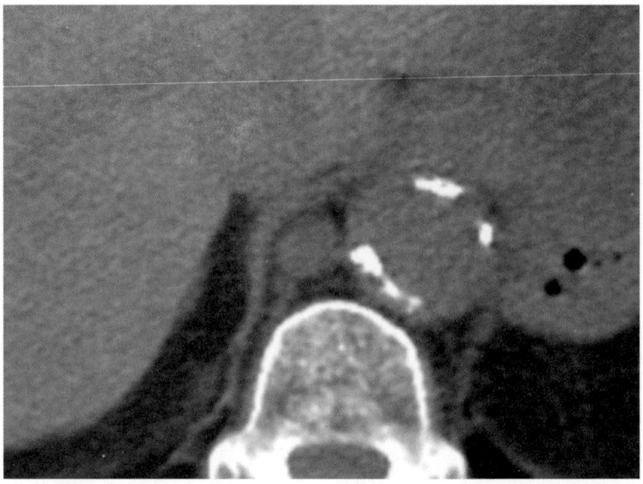

28 患者男，45 岁，中等体型，腰大肌脓肿，使用咪达唑仑和芬太尼静脉给予清醒镇静，行超声引导下放置导管。术中患者持续背痛，因此，在 5min、10min 和 15min 继续使用 3 次芬太尼。 20min 时，患者缺氧，呼吸频率 6 次/分。语言和触觉的刺激作用很小。下一步最好进行：

A. 给予纳洛酮 0.2mg IV q2 ~3min 直至呼吸频率 >10 次/分。

B. 给予纳洛酮 2.0mg IV q2 ~3min 直至呼吸频率 >10 次/分。

C. 施用氟马西尼 0.1mg IV，可重复 q1 分钟，目标是呼吸频率 >10 次/分。

D. 施用氟马西尼 1.0mg IV，可重复 q1 分钟，目标是呼吸频率 >10 次/分。

29 患者男，55 岁，新发蛋白尿，择期肾活检。患者有房颤病史，接受长期华法林治疗。根据介入放射学会 2012 共识指南，目标国际标准化比值（INR）应为：

A. INR <1.9　　B. INR <1.7

C. INR <1.5　　D. INR <1.3

30 患者男，20 岁，上腹部疼痛，行腹部和盆腔增强 CT 扫描，发现盆腔病灶。下列哪项与此密切相关？

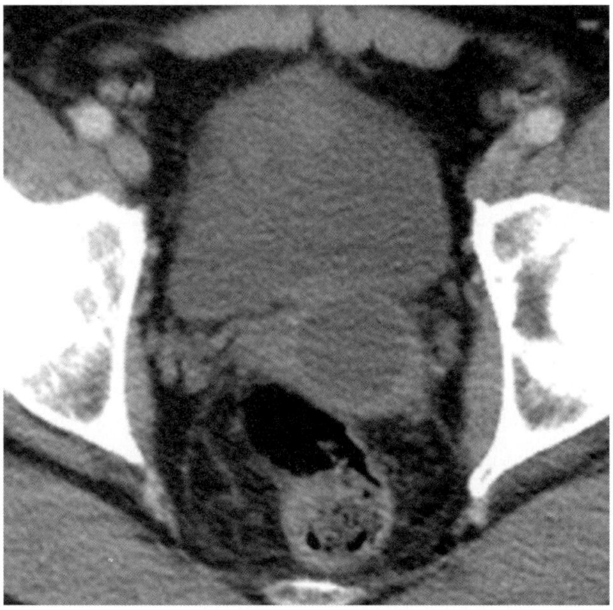

A. 慢性尿潴留　　B. 同侧肾发育不全

C. 沙眼衣原体感染　　D. 前列腺癌

答案与解析

1　**答案 B**。右肾轴位图像显示条纹状改变，结合外伤，考虑为多灶性挫伤和（或）撕裂。由于血管未受损伤，肾门和收集系统完整，肾周间隙仅存在 1 个小血肿，因此，应采用保守治疗。2 年后（下图）随访影像学检查，显示每个损伤部位都有皮质瘢痕，但其他部分完好且肾功能正常。

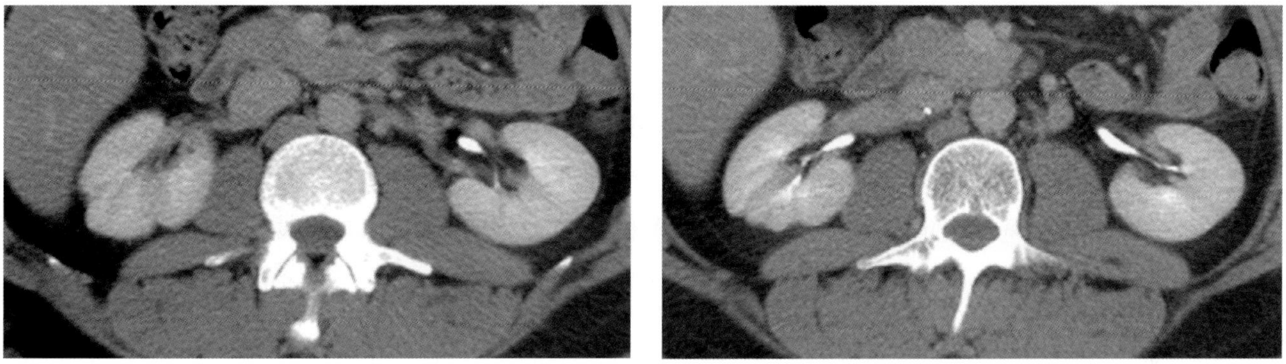

肾脏影像呈纹状改变的其他原因包括：①外周性梗死（例如，结节性多动脉炎）；②中心性梗死（例如，心内膜炎和肾动脉损伤）；③肾静脉血栓形成；④肾盂肾炎；⑤肾小球肾炎；⑥尿路梗阻。

纹状改变的基本表现为延迟后无法完全充填的多发低密度灶，肾脏的某些部位表现比其他部位更明显。因此，对纹状肾改变的鉴别诊断与肾延迟显像相似，并遵循一个非常简单的标准：①血液流入；②血液流出；③尿液流入；④尿液流出。当这 4 个过程中的 1 个或多个过程中断时，可能导致肾显示延迟或呈条纹状。

参考文献：Kawashima A, Sandler CM, Corl FM, et al. Imaging of renal trauma: a comprehensive review. *Radiographics* 2001;21:557 – 574.

Santucci RA, McAninch JW, Safir M, et al. Validation of the American Association for the Surgery of Trauma organ injury severity scale for the kidney. *J Trauma* 2001;50:195 – 200.

Saunders HS, Dyer RB, Shifrin RY, et al. The CT nephrogram: implications for evaluation of urinary tract disease. *Radiographics* 1995;15:1069 – 1085.

2　**答案 B**。选择偏倚（答案 B）对所描述的研究设计是最大的威胁。当一个研究组的患者与另一个研究组有基本的差异而不能直接比较时，就会出现选择偏倚。就题目中的情况而言，平扫 CT 作为常规临床诊治手段的患者往往因某种特定原因而不接受血管内对比剂，其中许多与直接担心引发急性肾损伤有关。因此，我们认为，与常规临床诊治中接受 CT 增强的患者相比，接受平扫 CT 的患者中的肾毒性危险因素更多、慢性肾病的发病率更高、平均肾小球滤过率较低以及非对比剂相关急性肾损伤发生率较高。

验证偏倚（答案 A）是一种影响诊断试验的偏倚。执行的参考标准的决定部分或完全基于诊断试验的结果时会出现这种偏差。因此，并非所有受试者都接受参考标准，使敏感性被高估而特异性被低估。

回忆偏倚（答案 C）是一种影响调查研究的偏倚。当受试者被要求回忆一些往事时，就会发生这种情况。因为记忆是不完善的，所以受试者的回答是不准确的，导致结果偏倚。

领先时间偏倚（D）是一种影响筛查试验的偏倚。当阳性测试结果早期发现某种疾病时就会发生这种情况，但对结果没有任何影响。换句话说，无论是否进行筛查研究，患者死亡的时间都是一样的，但是筛查人群似乎寿命更长，因为疾病被发现得更早。

参考文献：Delgado-Rodriguez M, Llorca J. Bias. *J Epidemiol Community Health* 2004;58:635 - 641.

Gupta A, Roehrborn CG. Verification and incorporation biases in studies assessing screening prostate-specific antigen as an example. *Urology* 2004;64:106 - 111.

3 **答案 A**。图像显示的是"卷曲导管征"，历史上一直与输尿管尿路上皮癌联系在一起。软组织肿块阻塞输尿管，阻止导丝或导管穿过输尿管。导丝或导管通常可以绕过其他类似肿块的输尿管梗阻，例如，结石（答案 B）、血凝块（答案 C）和真菌病（答案 D）。血吸虫（答案 E）通常不呈现为肿块，在美国是罕见的。

参考文献：Dyer RB, Chen MY, Zagoria RJ. Classic signs in uroradiology. *Radiographics* 2004;24:S247 - S280.

Finby N, Begg CF. Carcinoma of the ureter: coiled catheter sign. *NY State J Med* 1963;15:63:2397 - 2399.

4 **答案 B**。该问题描述了伴有显著合并症的患者中的较小的均匀强化的实性肾脏肿块。最好的选择是经皮活检。少量直径 <3cm 且无肉眼可见脂肪的实性肾脏肿块是良性的（例如，乏脂性血管平滑肌脂肪瘤和嗜酸细胞瘤）。当存在某些影像或临床特征时，在确定性治疗前应考虑活检。本例提示可能是乏脂性 AML 的 3 个特性，包括：平扫 CT 中比背景实质更高的密度（50HU 对 30HU）、均匀强化和病灶较小（1.5cm）。尽管肾细胞癌仍是最可能的诊断，但这种肿块的良性可能性约为 20%。因此，忽略（答案 A）和直接确定性手术（答案 C）不是最好的选择。栓塞（答案 D）用于治疗肾动脉瘤，预防直径 >4cm 的 AML 出血，并用于降低较大肾癌患者术前的风险。肿块不太可能是动脉瘤，因为肿块与邻近肾动脉在增强后密度上有很大的差异（180HU - 100HU = 80HU）。

参考文献：Caoili EM, Davenport MS. Role of percutaneous needle biopsy for renal masses. *Semin Intervent Radiol* 2014;31:20 - 26.

Silverman SG, Gan YU, Mortele KJ, et al. Renal masses in the adult patient: the role of percutaneous biopsy. *Radiology* 2006;240:6 - 22.

Silverman SG, Israel GM, Herts BR, et al. Management of the incidental renal mass. *Radiology* 2008;249:16 - 31.

Silverman SG, Mortele KJ, Tuncali K, et al. Hyperattenuating renal masses: etiologies, pathogenesis, and imaging evaluation. *Radiographics* 2007;27:1131 - 1143.

5 **答案 C**。病程长短偏倚是影响筛查研究的一种偏倚，缓慢进展性疾病比快速进展性疾病更容易被筛查试验所识别。快速进展的疾病导致死亡的速度更快，因此，通过筛查发现的概率更少。因为更多的病程长的患者可以通过筛查发现，这种偏差夸大了筛查所提高的生存率。

报告偏倚（答案 A）是一种影响基于调查研究的偏倚。这种情况发生在研究参与者在报告时缩小或夸大事实时。当研究参与者有理由与调查人员串通或向他们隐瞒真相时，就会发生这种情况。例如，一位心理学教授进行的一项基于调查的研究，调查了大学生中的学术不端现象，结果可能会导致对负面行为的报告不足。

领先时间偏倚(D)是一种影响筛查试验的偏倚。当阳性测试结果早期发现某种疾病时就会发生这种情况，但对结果没有任何影响。换句话说，无论是否进行筛查研究，患者死亡的时间都是一样的，但是筛查人群似乎活得更长，因为疾病被发现得更早。领先时间偏倚过度夸大了筛查的生存率提高。

过度诊断偏倚(答案 D)是一种影响筛查研究的偏倚。当筛查试验确定了一种对患者预后没有影响的疾病时，就会发生这种情况。这包括确实是恶性肿瘤但可能并无临床相关性(例如，体积较小的 Gleason 评分为 6 分的前列腺癌)。过度诊断偏倚通过检测不会影响患者生存的疾病来夸大筛查的生存效益。

参考文献: Delgado-Rodriguez M, Llorca J. Bias. *J Epidemiol Community Health* 2004; 58:635 - 641.

Woolfe S, Harris R. The harms of screening. *JAMA* 2012;307:565 - 566

6 **答案 A**。二维 MR 图像的体素尺寸采用以下公式计算:(FOV/相位编码步数)×(FOV/频率编码步数)×层厚。对于 3D MR 图像，最后一项是(z 轴中的 FOV/相位编码步数)，而不是层厚。在体素尺寸计算中不包括层间隙，因为层间隙不参与信号形成，也不是图像的一部分。通过计算得出如下结果:

1. 160mm/168(相位编码步数)=0.95mm
2. 160mm/228(频率编码步数)=0.70mm
3. 3mm 薄片厚度
4. 体素尺寸=0.95mm×0.70mm×3.00mm

注意，平面内分辨率(0.95mm×0.70mm)一般优于平面分辨率(3.00mm)。

参考文献: McRobbie DW, Moore EA, Graves MJ, et al. *MRI: from picture to proton*, 2nd ed. New York: Cambridge University Press, 2007.

7 **答案 D**。CTU 在检测上尿路恶性肿瘤中的准确性远远大于静脉肾盂造影(IVP)。这是临床应用 IVP 向 CTU 快速转变的原因。但是，CTU 也有其相关代价。特别是，CTU 更昂贵，辐射剂量也更高(答案 A)，可以检测出更多与尿路无关的偶然发现的病变(答案 C)。两项研究使用的对比剂剂量接近(答案 B)。CTU 现在被认为是临床诊治血尿的常规手段，而 IVP 在美国已经很少使用。

参考文献: Cowan NC, Turney BW, Taylor NJ, et al. Multidetector computed tomography urography for diagnosing upper urinary tract urothelial tumour. *BJU Int* 2007;99:1363 - 1370.

Gray Sears CL, Ward JF, Sears ST, et al. Prospective comparison of computerized tomography and excretory urography in the initial evaluation of asymptomatic microhematuria. *J Urol* 2002;168:2457 - 2460.

Jinzaki M, Matsumoto K, Kikuchi E, et al. Comparison of CT urography and excretory urography in the detection and localization of urothelial carcinoma of the upper urinary tract. *AJR Am J Roentgenol* 2011;196:1102 - 1109.

Silverman SG, Leyendecker JR, Amis ES. What is the current role of CT urography and MR urography in the evaluation of the urinary tract? *Radiology* 2009;250:309 - 323.

8 **答案 D**。上皮样血管平滑肌脂肪瘤是一种侵袭性的血管平滑肌脂肪瘤，可局部复发和转移到其他部位。因此，对于无并发症的年轻患者，切除(答案 D)是下一步的最佳选择。

观察(答案 A)是不合适的,因为上皮样血管平滑肌脂肪瘤是一个侵袭性肿瘤。重复活检(答案 B)是不必要的,因为诊断已经明确。也不属于栓塞(答案 C)的适应证,因为肿块相对较小,切除是根治性手段。

不幸的是,没有影像学特征能够对上皮样血管平滑肌脂肪瘤做出无创诊断。它可以与肾细胞癌、乏脂肪血管平滑肌脂肪瘤和具有肉眼可见脂肪的经典血管平滑肌脂肪瘤相似。

参考文献:Froemming AT, Boland J, Cheville J, et al. Renal epithelioid angiomyolipoma: imaging characteristics in nine cases with radiologic-pathologic correlation and review of the literature. *AJR Am J Roentgenol* 2013;200:W178 - W186.

Ryan MJ, Francis IR, Cohan RH, et al. Imaging appearance of renal epithelioid angiomyolipomas. *J Comput Assist Tomogr* 2013;37:957 - 961.

Varma S, Gupta S, Talwar J, et al. Renal epithelioid angiomyolipoma: a malignant disease. *J Nephrol* 2011;24:18 - 22.

9 **答案 C**。前列腺囊囊肿是前列腺小囊充满液体的良性扩张。前列腺小囊是米勒管衍生物,位于前列腺尿道后缘的精阜平面,两侧射精管开口之间。因此,前列腺囊囊肿位于中线、无强化。从历史上看,前列腺囊囊肿与多种泌尿生殖系统畸形有关,但 MR 检查发现的老年男性前列腺囊囊肿,一般没有临床意义。

该结构不是良性前列腺增生(BPH)结节(答案 A 和 B),因其位于移行区后方。也不是前列腺癌(答案 D),因其具有典型的前列腺囊囊肿的影像学表现,而且在 T2W 图像上,其信号明显高于背景实质(即前列腺癌在 T2W 图像上的信号通常低于背景实质)。

参考文献:Curran S, Akin O, Agildere AM, et al. Endorectal MRI of prostatic and periprostatic cystic lesions and their mimics. *AJR Am J Roentgenol* 2007;188:1373 - 1379.

Nghiem HT, Kellman GM, Sandberg SA, et al. Cystic lesions of the prostate. *Radiographics* 1990;10:635 - 650.

10 **答案 B**。该题中前列腺的主要伪影是由直肠蠕动引起的。运动只在相位编码轴上可见,因为相位编码轴比频率编码轴需要更多的时间来获取。通过将相位编码轴改为"从左到右",运动相关的伪影也会改变方向,它们对前列腺的影响将被最小化。例如:

通常,腹部和盆腔成像中的相位编码轴被设置为"从前到后",因为这是矩形视野中最短的距离。这使得扫描能够在最短的时间内完成(即相位编码需要时间,频率编码所需的时间非常少,可以忽略不计)。在某些应用中(例如,前列腺 MRI),改变相位编码方向有利于减少感兴趣组织的运动相关伪影。直肠蠕动因直肠扩张和直肠内线圈的使用而加重,而使用抗蠕动剂(例如,胰高血糖素)则可将其降至最低。

参考文献:Hadgire SS, Eberhardt SC, Borczuk R, et al. Interpretation and reporting multiparametric prostate MRI: a primer for residents and novices. *Abdom Imaging* 2014. doi: 10/1007/s00261 - 014 - 0097 - x.

McRobbie DW, Moore EA, Graves MJ, et al. *MRI: from picture to proton*, 2nd ed. New York: Cambridge University Press, 2007.

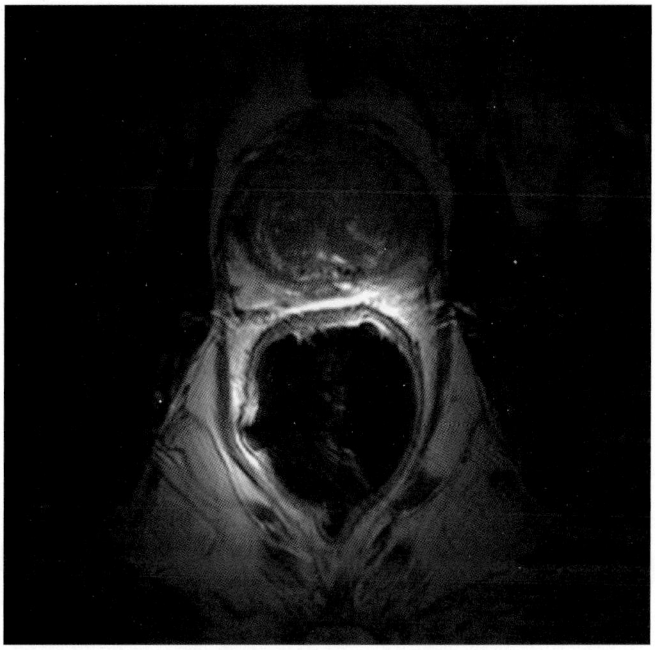

11 **答案B**。肾脏AML是一种肾脏良性肿块,过大有自发性出血的倾向。对于直径≥4cm、无症状的肾脏AML和无论大小、有症状的AML,均考虑栓塞。

肾脏AML的无创性诊断是基于对肾实质肿块内肉眼可见的脂肪的检测。即使是少量的脂肪也是有诊断性的,只有少数例外[例如,肾细胞癌的骨化生(含脂肪的肿块出现钙化或侵袭性生长时需要警惕)]。有些肾脏AML不含肉眼可见的脂肪,称为"乏脂肪AML"。与典型的AML一样,"乏脂肪AML"也是良性的,但在影像学上很难与肾细胞癌区分。因此,常通过活检确诊,或被误诊为肾细胞癌而切除。

参考文献:Davenport MS, Neville AM, Ellis JH, et al. Diagnosis of renal angiomyolipoma with Hounsfield unit thresholds: effect of size of region of interest and nephrographic phase imaging. *Radiology* 2011;260:158 - 165.

Rimon U, Duvdevani M, Garniek A, et al. Ethanol and polyvinyl alcohol mixture for transcatheter embolization of renal angiomyolipoma. *AJR Am J Roentgenol* 2006;187:762 - 768.

Soulen MC, Faykus MH, Shlansky-Goldberg RD, et al. Elective embolization for prevention of hemorrhage from renal angiomyolipomas. *J Vasc Interv Radiol* 1994;5:587 - 591.

12 **答案A**。图像显示左肾周间隙有中等量的液体,左侧肾盂轻度扩张,左侧输尿管近端有结石。这些发现与结石相关的尿路梗阻继发的穹隆破裂和尿性囊肿的形成一致。脓肿(答案B)和淋巴瘤(答案D)不太可能出现其他影像学表现(即阻塞结石)。此外,肾周异常是液体衰减,没有其他复杂的特征。

穹隆是集合系统最薄弱的部位。每个肾盏的配对的穹隆骑跨肾髓质。加压状态(例如,阻塞)可导致穹隆破裂和集合系统减压,尿液漏入肾周间隙。可根据肾周间隙内的液体量将穹隆破裂与反应性肾周水肿(答案C)进行鉴别,反应性水肿通常为少量液体,穹隆破裂的尿液通常为中等量或更多。如果梗阻可以缓解,穹隆破裂通常为自限性,保守治疗有效。如果梗阻进行性加重,则可行输尿管支架术引流,防止尿液继续泄漏。

参考文献:Doehn C, Fiola L, Peter M, et al. Outcome analysis of fornix ruptures in 162 consecutive patients. *J Endourol* 2010;24:1869 - 1873.

Dunnick NR, Sandler CM, Newhouse JH. *Textbook of Uroradiology*, 5th ed. Philadelphia: Lippincott Williams & Wilkins, 2012.

Kalafatis P, Zougkas K, Petas A. Primary ureteroscopic treatment for obstructive ureteral stone-causing fornix rupture. *Int J Urol* 2004;11:1058 - 106

13 **答案 B**。最有证据支持用于预防对比剂引起的急性肾损伤(CIN) 的预防措施是等渗液的扩容 (答案 B,0.9% NaCl 是"生理盐水")。D5 0.45% NaCl(答案 A,半生理盐水加 5% 右旋糖)是一种不适用于扩容的低渗溶液。研究 N - 乙酰半胱氨酸(答案 C)和碳酸氢钠(答案 D)预防对比剂所致急性肾损伤的研究结果不一,尚无定论。

参考文献:American College of Radiology Committee on Drugs and Contrast Media. *Manual on Contrast Media*, 9th ed. Reston, VA: American College of Radiology, 2013.

McCullough PA. Contrast-induced acute kidney injury. *J Am Coll Cardiol* 2008;51:1419 - 1428.

14 **答案 A**。经皮肾脏活检最常见的并发症是出血。事实上,大多数患者会出现一定程度的出血,但通常是自限性的并且没有临床意义。通过套管的持续性出血常可以通过探针放置和(或)使用止血浆来控制。很少发生需要栓塞的假性动脉瘤。

经皮肾脏活检的其他并发症很少见[例如,针道播种(答案 B)、感染(答案 C)、气胸(答案 D)、泌尿系统阻塞(答案 E,通常来自凝块形成)、邻近脏器的损伤(答案 F)]。

参考文献:Silverman SG, Gan YU, Mortele KJ, et al. Renal masses in the adult patient: the role of percutaneous biopsy. *Radiology* 2006;240:6 - 22.

Uppot RN, Harisinghani MG, Gervais DA. Imaging-guided percutaneous renal biopsy: rationale and approach. *AJR Am J Roentgenol* 2010;194:1443 - 1449.

15 **答案 E**。最好的方法是角 C 使用 1cm 的针尖弹射长度。行肝脏活检时,包膜入口部位与靶点之间通常包括正常的实质,而肾脏肿块活检最好的方法通常是尽可能少地经过正常实质 (如有可能,不含正常实质),这与肝脏不同。肾实质穿刺活检的出血风险随着正常实质穿过的厚度和进入肾门的深度增加而增加。使用与肿块相同的弹射长度(2.0cm)沿角 C(答案 F)很可能会突破肿块的远壁,并有损害肾门的危险。

参考文献:Caoili EM, Davenport MS. Role of percutaneous needle biopsy for renal masses. *Semin Intervent Radiol* 2014;31:20 - 26.

Silverman SG, Gan YU, Mortele KJ, et al. Renal masses in the adult patient: the role of percutaneous biopsy. *Radiology* 2006;240:6 - 22.

16 **答案 A**。腹膜后和肠系膜信号异常很可能代表脂肪抑制不完全。脂肪抑制可以使用多种技术获得,每种技术各具优缺点。本例图像上的脂肪抑制显然是不均匀的,请比较肠系膜脂肪与皮下组织脂肪的抑制程度,这表明该序列是使用频率选择脂肪抑制技术的。利用这种技术,脂肪质子可以根据它们的共振频率选择性激发。这是可行的,因为脂肪和水的质子进动频率不同。然而,进动频率依赖于磁场强度(即 Larmor 频率)。如果磁场不均匀,人体的不同区域将有不同的磁场强度,导致这些区域中的脂肪质子以不同于预期的频率进动。当施加频率脂肪抑制脉冲时,受影响区域的脂肪不会以预期频率进动,也不会被抑制。

不恰当的反转时间(答案 B)指的是另一种脂肪饱和方法,其基于脂肪的 T1 时间。该方法采用 180°反向射频脉冲来消除脂肪信号。当脂肪质子从 180°反转的 RF 脉冲中恢复到零点(即零信号)时,施加激励 RF 脉冲,从而产生零信号贡献。这种反转恢复技术(例如,STIR)往往提供比频率脂肪抑制技术更均匀的脂肪饱和,因其不受磁场不均匀性的影响(T1 时间是组织的固定属性而不取决于局部磁场强度)。然而,与选择靶向脂肪进动频率的脂肪抑制技术不同,反转恢复技术影响与脂肪 T1 时间相似的所有组织。因此,反转恢复技术通常不适用于对比增强序列(由于钆对比剂不可预测的 T1 缩短效应)。

腹膜后纤维化(答案 C)和淋巴瘤(答案 D)不是最好的选择,因为尽管跨越组织平面(腹膜和腹膜后脂肪均受影响),但髂血管分叉前方的信号异常不会扭曲邻近解剖结构。

参考文献:Delfaut EM, Beltran J, Johnson G, et al. Fat suppression in MR imaging: techniques and pitfalls. *Radiographics* 1999;19:373 - 382.

McRobbie DW, Moore EA, Graves MJ, et al. *MRI: from picture to proton*, 2nd ed. New York: Cambridge University Press, 2007.

17 **答案 A**。CT 图像中硬化性骨转移灶的增大是非特异性的;它可以代表疾病进展(即转移瘤增大)或对治疗的反应(即所谓的"CT 闪耀现象")。因此,用^{99m}Tc - MDP 骨显像代替 CT 来监测大多数硬化性骨转移瘤的治疗效果。注意,同一患者的^{99m}Tc - MDP 骨显像研究显示,2 个检查之间的变化很小,这与 CT 结果不同。

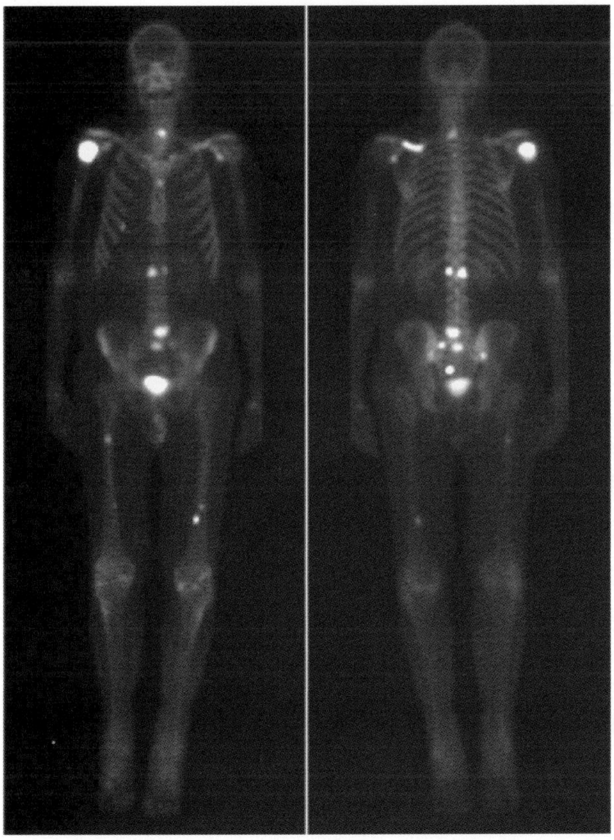

9 个月前

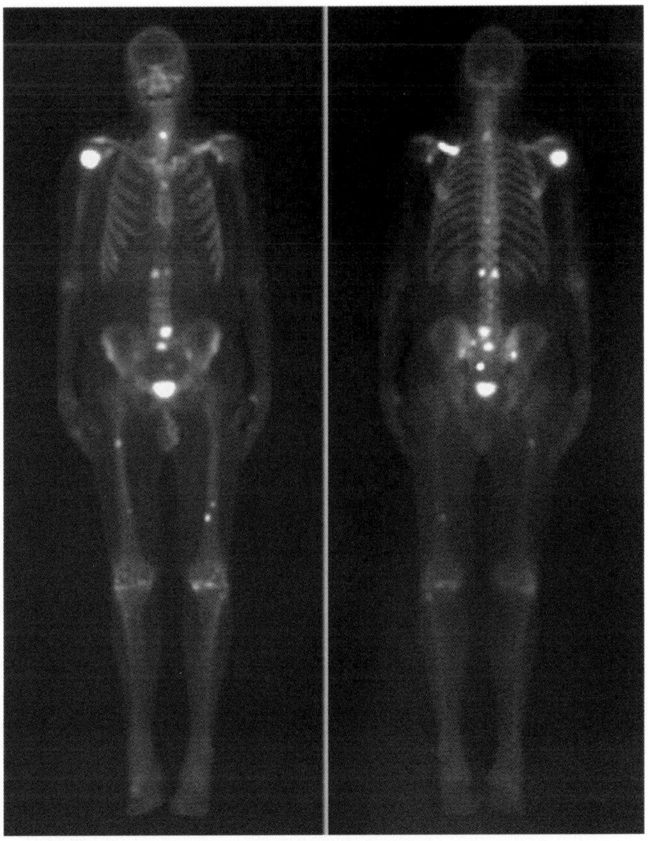

本次复查

一般来说,CT 对骨转移不敏感,难以检测硬化性转移瘤的治疗反应。CT 能可靠地测量和追踪溶骨性病变,因为溶骨区域通常代表一个软组织肿块,有明显的边缘。

RECIST 1.1 标准体现了这一点，将≥10mm 溶骨性病变认为是靶病变，但硬化性骨病变（不论大小）不能作为靶病灶。

参考文献：Costelloe CM, Chuang HH, Madewell JE, et al. Cancer response criteria and bone metastases: RECIST 1.1, MDA, and PERCIST. *J Cancer* 2010;1:80 - 92.

Messiou C, Cook G, Reid AH, et al. The CT flare response of metastatic bone disease in prostate cancer. *Acta Radiol* 2011;52:557 - 561.

18　**答案 D**。在年龄 >50 岁男性中，与精原细胞瘤性（答案 A）和非精原细胞性（答案 B）生殖细胞恶性肿瘤相比，睾丸淋巴瘤（答案 D）更常见。睾丸淋巴瘤通常是一种侵袭性弥漫性大 B 细胞淋巴瘤（>75%），预后较差，淋巴结外复发率较高，特别是在对侧睾丸和中枢神经系统。治疗通常包括同侧睾丸切除术、对侧睾丸放疗和全身治疗。

参考文献：Fonseca R, Habermann TM, Colgan JP, et al. Testicular lymphoma is associated with a high incidence of extranodal recurrence. *Cancer* 2000;88:154 - 161.

Gundrum JD, Mathiason MA, Moore DB, et al. Primary testicular diffuse large B-cell lymphoma: a population-based study on the incidence, natural history, and survival comparison with primary nodal counterpart before and after the introduction of Rituximab. *J Clin Oncol* 2009;27:5227 - 5232.

Huyghe E, Matsuda T, Thonneau P. Increasing incidence of testicular cancer worldwide: a review. *J Urol* 2003;170:5 - 11.

19　**答案 B**。3D 呈现图像显示了马蹄肾，这是一种由肾脏下极融合引起的先天性畸形。这种畸形容易伴发马蹄肾峡部（即连接下极的组织）的钝性损伤、尿路结石、尿路感染和其他先天性畸形。许多马蹄肾有迷走性血管或副肾血管。

交叉融合异位（答案 A）是一种先天性融合畸形，2 个肾脏位于腹膜后（“交叉”）的同一侧。交叉融合异位肾的伴发症与马蹄形肾相似。盆腔肾（答案 C）是一种先天性异常，其中位于下方的肾脏在胚胎发育期间未能升至腹膜后。在患有盆腔肾的患者中，通常会有一个空的同侧肾窝。先天性重复（答案 D）是一种先天性异常，单侧肾脏有两套集合系统。

参考文献：Dunnick NR, Sandler CM, Newhouse JH. *Textbook of uroradiology*, 5th ed. Philadelphia: Lippincott Williams & Wilkins, 2012.

Dyer RB, Chen MY, Zagoria RJ. Classic signs in uroradiology. *Radiographics* 2004;24:S247 - S280.

20　**答案 D**。图像显示多卵泡卵巢扩大伴腹腔积液，提示卵巢过度刺激综合征。卵巢过度刺激综合征是以双侧卵巢增大（即卵巢水肿）、大量卵巢囊肿、腹腔积液和盆腔疼痛为特征的诱导排卵的医源性并发症。尽管大多数接受排卵诱导的患者（65%）出现的综合征表现较轻，但 0.5% ~5% 的患者病情严重、具有潜在的生命威胁，需要住院治疗。第三间隙和毛细血管漏导致腹腔和胸膜渗出，血容量减少，血液浓缩；血栓栓塞并发症可能致命。卵巢过度刺激综合征也会导致卵巢扭转，在这种情况下很难诊断，因为卵巢已经增大和水肿。

影像学表现不正常（答案 C），因为正常的卵巢不会这么大，并且会有较小的卵泡。双侧原发性卵巢肿瘤（答案 A）在这个年龄的患者中是不常见的。多囊卵巢综合征（PCOS，答案 B）可能与增大的多囊性卵巢相关，但卵巢增大程度和腹腔积液的存在使得 PCOS 的可能性降低。

参考文献：Delvigne A, Rozenberg S. Epidemiology and prevention of ovarian hyperstimulation syndrome

(OHSS): a review. *Hum Reprod Update* 2002;8:559 - 577.

Pedrosa I, Zeikus EA, Levine D, et al. MR imaging of acute right lower quadrant pain in pregnant and nonpregnant patients. *Radiographics* 2007;27:721 - 743.

21 **答案 D**。图像显示左肾旁后间隙的分叶性非侵袭性肿块，其中有许多管状结构和类似静脉石的小钙化。组织间隔完整，肿块没有延伸到相邻的组织间隙。最可能的诊断是静脉 - 淋巴管畸形(回答 D)。

尽管淋巴瘤(答案 A)和肉瘤(答案 B)是常见腹膜后肿块，但静脉石或管状构造少见。血管平滑肌脂肪瘤(答案 C)不是最好的答案，因为肿块缺乏肉眼可见的脂肪，有钙化灶，并且与肾脏分开。肾外血管平滑肌脂肪瘤非常罕见，通常不包含钙化。肿块内的脂肪很可能是正常腹膜后脂肪嵌入所致。异物(答案 E)很可能会被慢性炎症浸润，但是这个肿块周围的脂肪是正常的。

参考文献：Burrows PE. Vascular malformations involving the female pelvis. *Semin Intervent Radiol* 2008; 25:347 - 360.

Shanbhogue AK, Fasih N, Macdonald DB, et al. Uncommon primary pelvic retroperitoneal masses in adults: a pattern-based approach. *Radiographics* 2012;32:795 - 817.

22 **答案 C**。平扫图像显示左侧卵巢内的一个 T1 高信号肿块，脂肪抑制 T1W 图像上并未失去信号强度，表明它不是由脂肪组成(即不是皮样囊肿)。因此，主要的鉴别因素是出血性囊肿或子宫内膜异位症。由于出血的存在，在 T1W 图像上两者信号均高于背景组织。在这种情况下，由于 T2W 图像上的低信号外观(“T2 阴影征”)，子宫内膜异位症是最可能的诊断。然而，“T2 阴影征”对于子宫内膜异位并非特异性的，也见于出血性囊肿和出血性肿瘤。

在这个问题中列出的其他可能的答案也缩短了 T1，但在这种情况下不太可能。缩短 T1 的包括：①脂肪；②蛋白；③出血；④黑色素；⑤含钆对比剂；⑥飞行时间流动伪影；⑦钙。

参考文献：Corwin MT, Gerscovich EO, Lamba R, et al. Differentiation of ovarian endometriomas from hemorrhagic cysts at MR imaging: utility of the T2 dark spot sign. *Radiology* 2014;271:126 - 132.

Lee SI. Radiological reasoning: imaging characterization of bilateral adnexal masses. *AJR Am J Roentgenol* 2006;187:S460 - S466.

23 **答案 C**。图像显示以女性尿道为中心的一个较大的坏死性圆形肿块(识别依据阴道内的 Foley 导管)。有时很难定位大块肿块的起源，但本例的盆腔大肿块最可能是尿道肿瘤。

子宫颈癌(答案 A)不太可能，因为附近的子宫颈不受影响(参见矢状位 T2 图像)。阴道与肿块毗邻(答案 B)，但肿块的中心是尿道。同样，肿块紧邻膀胱(答案 D)，但肿块大部分低于膀胱颈的水平。因为是女性患者，本例考虑前列腺癌(答案 E)是不合理的。

参考文献：Del Gaizo A, Silva AC, Lam-Himlin DM, et al. Magnetic resonance imaging of solid urethral and peri-urethral lesions. *Insights Imaging* 2013;4:461 - 469.

Fisher M, Hricak H, Reinhold C, et al. Female urethral carcinoma: MRI staging. *AJR Am J Roentgenol* 1985;144:603 - 604.

Grivas PD, Davenport M, Montie JE, et al. Urethral cancer. *Hematol Oncol Clin North Am* 2012;26: 1291 - 1314.

24 **答案 B**。直径 <3cm 的肾细胞癌很少出现转移。此外,大多数肾细胞癌发展缓慢,平均每年的生长率约为 3mm。这些事实促使人们改变了对小的实性肾肿块治疗的观点。现在更多关注经皮穿刺活检和积极的监测。许多患有小的实性肾肿块的老年患者死因与肾脏肿块无关,即使最后确诊该肿块是恶性的。

参考文献:Chawla SN, Crispen PL, Hanlon AL, et al. The natural history of observed enhancing renal masses: meta-analysis and review of the world literature. *J Urol* 2006;175:425 - 431.

Thompson RH, Hill JR, Babeyev Y, et al. Metastatic renal cell carcinoma risk according to tumor size. *J Urol* 2009;182:41 - 45.

25 **答案 A**。急性肾损伤时,eGFR 是不可靠的,因此,答案 A 中的患者所列出的 eGFR 是不准确的。肾性系统性纤维化(NSF)的 2 个主要危险因素是 eGFR <30mL/(min · 1.73m^2)和急性肾损伤,如果有其中 1 个或 2 个危险因素的患者,钆对比剂相对或绝对禁忌;那些透析和接受"高风险"药物的患者风险最大。FDA 和 ACR 定义的"高风险"药物包括:钆双胺(欧乃影)、钆派酰胺(OptiMARK)和钆喷酸葡胺(马根维显)。

在没有急性肾损伤或 eGFR <30mL/(min · 1.73m^2)的情况下,慢性肾病(例如,答案 B、C、D)的风险因子与 NSF 无关。

参考文献:ACR Committee on Drugs and Contrast Media. *ACR Manual on Contrast Media* v. 9. Reston, VA: American College of Radiology, 2013.

U. S. Food and Drug Administration. Information for healthcare professionals: Gadolinium-based contrast agents for magnetic resonance imaging. Accessed 4, 2014. http://www.fda.gov/drugs/drugsafety/postmarketdrugsafetyinformationforpatientsandproviders/ucm142884.htm

26 **答案 B**。在列出的选项中,kVp 减少 20% 将最大限度地减少辐射剂量。这是因为 kVp 与剂量呈指数关系,而与 mA(答案 A)、螺距(答案 C)和 *z* 轴覆盖率(答案 D)呈线性关系。降低螺距(答案 C)会增加患者的辐射剂量,因此,不应降低。

参考文献:Costello JE, Cecava ND, Tucker JE, et al. CT radiation dose: current controversies and dose reduction strategies. *AJR Am J Roentgenol* 2013;201:1283 - 1290.

Maldjian PD, Goldman AR. Reducing radiation dose in body CT: a primer on dose metrics and key CT technical parameters. *AJR Am J Roentgenol* 2013;200:741 - 747.

McCollough CH, Primak AN, Christner J. Strategies for reducing radiation dose in CT. *Radiol Clin N Am* 2009;47:27 - 40.

27 **答案 A**。膈脚后间隙内水样密度的椭圆形肿块与扩张的乳糜池一致,这是一个正常的变异。乳糜池是一种"淋巴水库",收集从腰部和肠道上升到胸部的胸导管之前的淋巴。通常在轴位图像上可见。不需要进一步的影像检查或处理。这一发现的重要性在于将其与实体组织区分开,如肿大的膈脚淋巴结(答案 B 和 C)或后纵隔肿块(答案 D 和 E)。在这两种情况下(肿大的淋巴结或纵隔肿块)的 CT 值通常 >20HU。

参考文献:Pinto PS, Sirlin CB, Andrade-Barreto OA, et al. Cisterna chyli at routine abdominal imaging: a normal anatomic structure in the retrocrural space. *Radiographics* 2004;24:809 - 817.

Restrepo CS, Eraso A, Ocazionez D, et al. The diaphragmatic crura and retrocrural space: normal imaging appearance, variants, and pathologic conditions. *Radiographics* 2008;28:1289 - 1305.

28 **答案 A**。该患者为医源性阿片类药物引起的呼吸抑制。下一步最好是在 30s 内注射 0.2mg纳洛酮,每 2 ~ 3min 再给药 1 次,直到患者的呼吸频率 >10 次/分。

纳洛酮是阿片类药物(如芬太尼)的逆转剂,氟马西尼是苯二氮革类药物(如咪唑安定)的逆转剂。成人治疗过度镇静的初始剂量为:纳洛酮 0.2mg(每 2 ~ 3min 重复 1 次),氟马西尼 0.1 ~ 0.2mg(每分钟重复 1 次,最大剂量 1mg)。相比于对超剂量的治疗,两种药物治疗过度镇静的剂量都较低。另外,氟马西尼的剂量要谨慎,因其可以诱发苯二氮革依赖和(或)有癫痫病史的患者的癫痫发作。纳洛酮的剂量可以更大一些,尽管阿片依赖的患者在使用后会有明显的疼痛。

参考文献:ASA Task Force on Sedation and Analgesia by Non-Anesthesiologists. Practice guidelines for sedation and analgesia by non-anesthesiologists. *Anesthesiology* 2002;96:1004 – 1017.

Johnson S. Sedation and analgesia in the performance of interventional procedures. *Semin Intervent Radiol* 2010;27:368 – 373.

Martin ML, Lennox PH. Sedation and analgesia in the interventional radiology department. *J Vasc Interv Radiol* 2003;14:1119 – 1128.

29 **答案 C**。国际放射学协会(SIR)认为肾活检是一种具有"重大出血风险"的操作;因此,推荐的肾活检的 INR 指标为 <1.5。

2012 年,SIR 发布了关于在经皮影像引导下患者凝血状态和止血风险的围术期管理的共识指南。所有影像引导的经皮穿刺手术均分为 3 大风险类别:①低出血风险(例如,胸腔穿刺术和导管交换);②中度出血风险(例如,肝组织芯活检和引流放置);③出血风险显著(例如,肾组织芯活检和 TIPS 置入)。一般管理建议针对每个类别,但需要注意的是,临床因素可能影响决策制订(例如,急诊操作、多种合并症患者和使用止血药)。

下面列出了各类风险的 SIR 管理建议:

参数	低风险	中等风险	高风险
国际标准化比率(INR)	纠正后 <2.0	纠正后 < 1.5	纠正后 < 1.5
部分凝血活酶时间(aPTT)	尚无共识	尚无共识	如 > 1.5 倍正常值,停用肝素/肝素拮抗剂
血小板	如 <50 000,则输血小板	如 < 50 000,则输血小板	如 <50 000,则输血小板
氯吡格雷	5 天前开始停用	5 天前开始停用	5 天前开始停用
阿司匹林	不停用	不停用	5 天前开始停用
低分子肝素	术前停用一剂	术前停用一剂	术前 24h 停用或停用两剂

参考文献:Patel IJ, Davidson JC, Nikolic B, et al. Consensus guidelines for periprocedural management of coagulation status and hemostasis risk in percutaneous image-guided interventions. *J Vasc Interv Radiol* 2012;23:727 – 736.

30 **答案 B**。影像表现为起源于左侧精囊的局限性囊肿(注意其内外缘的"爪"征),符合精囊囊肿。60% ~70% 的病例与同侧肾发育不全或发育不良有关。精囊囊肿的其他相关因素包括:①输精管发育不全;②输尿管异位开口;③常染色体显性多囊肾病(ADPKD)。在 ADPKD 中,精囊囊肿多为双侧。

慢性尿潴留(答案 A)与膀胱憩室有关,类似于膀胱周围囊性病变。本例的软组织"爪"征沿着囊肿的内外缘并与精囊连接,有助于鉴别诊断。精囊囊肿可在出生后形成,但与沙眼衣原体感染没有明确的关联(答案 C)。前列腺癌可以侵入精囊(答案 D),但通常表现为实性肿块,而不是囊性结构,而且前列腺癌发生于 20 岁的患者是罕见的。

参考文献:Kim B, Kawashima A, Ryu JA, et al. Imaging of the seminal vesicle and vas deferens. *Radiographics* 2009;29:1105 - 1121.

Shebel HM, Farg HM, Kolokythas O, et al. Cysts of the lower male genitourinary tract: embryologic and anatomic considerations and differential diagnosis. *Radiographics* 2013;33:1125 - 1143.

(杨民霞 张建军 译　赵振华 夏瑞明 校)

索 引

K

L

M

N

P

Q

R

S

T

X

Y

Z

其他